治療文化の考古学（アルケオロジー）

森岡正芳＝編

臨床心理学
増刊第13号
Ψ 金剛出版

目次

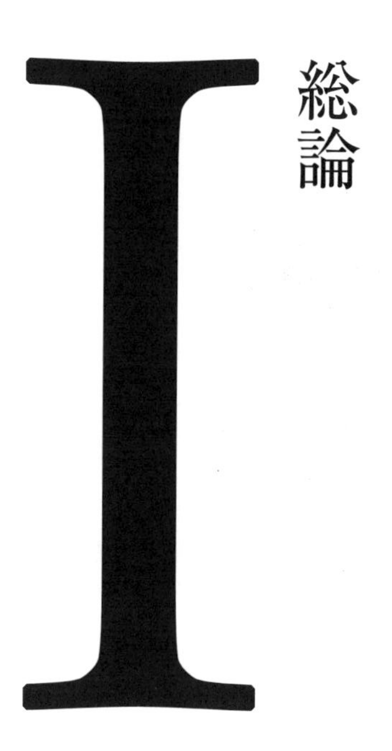

I 総論

痕跡から構想する力──企画にあたって

立命館大学
森岡正芳

『臨床心理学』増刊第12号として，「治療は文化である」という企画を世に問うたのはちょうど1年前のことである。その直後に生じた新型コロナ禍は現在も世界中を席巻し，とどまるところを見せない。医療者，病の当事者のみならずこの時代に生活する私たちは，くじけそうになる心を何とか支え合って生きているのが，今この時である。支え合い生き続けるために「治療文化」がある。治療文化という観点は，気づかれず埋もれている心身の理と治癒に関わる知恵を掘り起こすことに関わる。

徴候を読む

臨床の場に身を置くときに感じられる，まだ形が定まらない予感や兆しのようなもの。このような微かなものを介して，その人の心の内に入っていく。私たちは，人とともにいるこの場所から考え，体験を掘り起こす。起点は今ここである。今ここが「生きた体験」となるよう配慮する。「治療文化の考古学」とは，多様な臨床の場でひそかに行われていることを文化の観点から見直し，それまでは見えなかった，はっきりしなかった心的世界と構造に接近するものである。

徴候は兆しでもあり，微かなもの，痕跡つまり全体のごく一部として現れる。何らかの病気や外傷を負ったとき，その最初の訴えとなる患部の痛み，違和感といった状態像は，生物科学的にも徴候（sign）として捉えられ，科学的に裏付けのある検査を通して，病気や障害として読み解かれる。身体医学では妥当なところであろうが，それが心理臨床の領域でそのままあてはまるだろうか。

文化をテクストとして読解する基盤を作った記号論（semiotics）は本来，症候論（semiology）を源流のひとつとしている。徴候は微細ではあるにしても，感知可能なものとして現れている。それは感知できないものの記号（sign）あるいは痕跡である。見えるもの（徴候）を通じて見えないもの（疾患）を探る経験知が体系化され症候論となった。徴候はここで記号としてある。そして，記号論＝症候論という発想は，西洋医学にかぎったことではない。各民族・文化で展開してきた医学にも固有の症候論が成立している。

記号論的視点を導入すると，医学・心理学的文脈を背景に，ある症状を一連の記号関係のなかに置いてみることができる。症状という記号活動を一つのテクストとして綴ることができ，またテクストが複数存在する可能性が出てくる。それらのテクストから病気と生の間の意味連関を捉えることが可能となる。患者が自分の症状を生活のなかでどのように体験し，述べるかということ。これも重要なもう一つのテクストである。症状についての複数のテクストを対比し，そこに記号論的対立関係や意味論的連関を読みとることはセラピーの指針や見立てを底支えする。多様な検査データを収集し，それまで見えなかった生理学的あるいは物理化学的な要因を読みとろうとする。それによって診断を確定し，エビデンスに即した処方，医療サービスが提供される。このような一連の医学・心理学的文脈は圧倒的に有力である。

情念=受苦

記号の意味生成活動というと，豊かで創造的なものを前提にしがちであるが，臨床場面はむしろ逆である。他人から被った暴力的な言葉や行動，あるいは悔やんでも悔やみきれない失敗の場面など，強い情動を伴った刺激は，記号・徴候として心に植え付けられ，時間を経ても，その記号・徴候がはらむ感情の強度は変化しない。記号・徴候には情動が付着しているのが臨床の場である。その記号活動には，言葉が追い付かない。

相談に来られる方は多かれ少なかれ，そのような情動を喚起する徴候の動きに受け身にさらされ，自らの心の動きのままならぬことに苦しんでいる。あるいは戦乱，暴力，予期せぬ災害にてそこから癒えない傷を負うことがある。ある女性との面接場面を思い起こす。「つらいというより痛いんです」――息子を自死で亡くされ，5年を経過している。それでもこの女性は，胸に突き刺さる痛みを感じる。胸をじっと抑えながら語られる。その痛みは聞いている私の胸に直接刺さる。そして自らの身に起きた家族たちとの別れの場面が，ふと心中をよぎる。

人を苛み，つき動かす情念＝受苦（パトス）の働きこそ，臨床医学・心理学の中心課題の一つである。これまでも，感情の働きを明らかにし，その制御と鎮静に寄与してきたが，苦悩する心の襞に分け入るような作業のなかに，どのような筋道，論理を見出してきたのだろう。パトスすなわち，受苦に声を与えること，パトスのただなかにあってそれでもロゴスを立てる道を，臨床医学・心理学はどのように探ってきたのだろうか。

感情体験には分厚い歴史がある。古来人々は痛みや悲しみ，怒り，嫉妬や恨みを抱えつつ，心の内にパトスを秘めつつ，生き抜いてきた。そして，このような人の在りように応答する他者からの慈しみの感情が呼応するのも事実である。受苦を被る人のそばにいる。それは倫理的な営みである。2001年9月11日のニューヨーク同時多発テロを前にして，かつて吉本隆明は「人間が存在すること自体が倫理を喚起する」とし，それを存在倫理と名づけた（吉本・加藤，2002）。「そこに『いる』ということは，『いる』ということに影響を与える」「生まれてそこに『いる』こと自体が，『いる』ということに対して倫理性を喚起する」。このような意味での「存在倫理」が現在の私たち一人一人に問われることは，その後の幾多の大災害，大事件，そして今全世界が被っているパンデミック禍中においてリアルに迫る。

臨床の場で対峙する困難は往々にして，ナマの事実，むき出しの事態に立ち向かわざるを得ない。患者当事者は手持ちの「記号活動／言葉」では対応できない出来事，意味化できない状況に巻き込まれた状態で，来談される。それに応じる私たちは，限界を自覚しつつも何らかの媒介による伝達可能性を探り接近する。徴候とそこに伴う情動が，言葉やアートなどふさわしい記号媒質を介して感受されたとき，現実の客観的な目安を人に与え，安定を導く。そのためにも，徴候という痕跡を遊離させず，つなぎとめる努力がいる。そして痕跡から元の姿を描き出す構想力が求められるだろう。「考古学」はその力の達成ではないか。

「と」が結ぶ隣接関係

人の行為や営みのなかで，感情は歴史性を持つ。痛みや悲しみ，哀れみや涙，笑いや怒りだけでなく，においや音，味覚や触覚，これら感官を響かせる身体体験そのものにも歴史がある。時代を超え世代を超えて，共同意識が芽生えることがある。過去の人々の生活を知るとき，場所を隔て，時を超えても胸を打ち，十分に共感可能なのは，それを受け取れる私たちの心の場所があるからであり，それを拓く何らかの媒介物があるからであろう。

先日，大津市馬場にある義仲寺を訪れる機会があった。別名無名庵と呼び，芭蕉の生前，句会も盛んに行われたという。大阪南御堂で臨終を迎えた芭蕉は「骸は木曽塚に送るべし」との遺志により，その遺骸は元禄7（1694）年10月，義仲墓の隣に葬られた。大津市の歴史博物館では，義仲寺を再興した文人僧蝶夢が芭蕉の100回忌を記念して，狩野家の絵師至信に依頼し完成した『芭蕉翁絵詞伝』が全幅公開され，なかなか見どころがあった。絵巻は芭蕉の人生が，名高い句と詞書を添えて，描かれている。なぜ木曽義仲の隣を芭蕉は所望したのだろうか。それはさておき，ここで隣接という関係に注目したい。

絵巻の一枚，四条河原納涼の図は，現在も続く京都鴨川夏の風物詩である川床にて夕涼みし，会食に興じる人々の姿が印象的である。芭蕉が生きていた元禄期の一風景である。旧暦6月7日の夕月夜から18日の有明過ぎまで，鴨川のなかに床を並べ，夜通酒食をして遊ぶ。「河風やうすがききたる夕涼」。人々は川床のあちこちで，表情豊かにおしゃべりを交わしている。男女共々，老いも若きも，僧も武士も隔てなく情緒豊かな時を過ごしている。人生のそこかしこに隣接関係がある（写真）。

隣接関係は「AとB」，接続助詞「と」によって結ばれる。「と」という小さな語に注目したい。「と」は，AとBを並置する。そこに前後や順序関係もない。因果関係もそれだけでは派生しない。個別と個別，部分と部分が並び置かれ，全体は個人の視野を超えたところにあって，あくまで個々の並びが連ねられる。この並びだけでは見通しははっきりしない。ここでうっかりすると，性急に「と」で結ばれる二項に因果や順序関係を求め，そのあげく，既存のストーリーが忍び込む。突然の災難，厄介に見舞われたとき，出来事のショックから，その当座何に遭遇

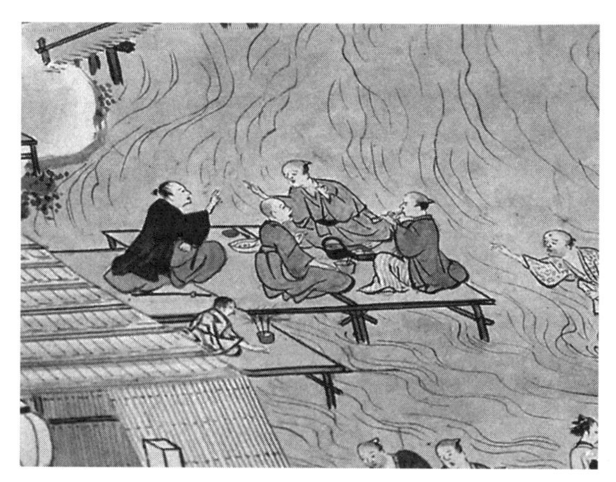

写真　『芭蕉翁絵詞伝』より「四条河原納涼の図」部分
（大津市歴史博物館）

したのか不明ということがある。物語りうる以前の状態である。出来事の個々の関係を意味付けることを急ぐのではなく，一つ一つの出来事に伴うイメージとしばらくいっしょにいる。出来事の微細な部分，痕跡のそばにあって，かろうじて喚起される体験がよりどころになることがある。それを通じて，結果的に緊張を和らげ寛ぐ世界と通じる道筋が見えるかもしれない。「と」で緩やかにつなぐ。隣接することによって喚起される余情，相乗の効果を待つ。一息の「間」が生まれる。

考古学という作業

考古学というメタファは，とくに心の深層へと遡及する精神分析実践において，説得力を持つ。患者の夢のイメージ断片からの連想の跳躍，正史に残りにくい錬金術や占星術の古文書を掘り起こすC・G・ユングの姿がすぐに思い浮かべられる。一方，治療文化において考古学とは，心身の太古の層を掘り起こすということだけではない。本特集号の表題から，M・フーコーの「知の考古学」を連想する人も少なくないだろう。フーコーの場合，私たちが語り述べる言葉が考古学の対象である。ある言説を，特定の方向に従う形で読むのではなく，他の言説との「関係，枝脈，派生」といった連関のなかで捉える。それによって，通常の学説史や思想史からはこぼれ落ちるような「断絶，断層，空洞，実定性のまったく新しい形態，突然の再区分」を発掘する方法である（Foucault, 1969）。臨床の場で私たちが目前の人の声に耳を傾ける試みもまさにこの作業に近接する。

ここで認識作用の持つ客観性や中立性そのものが問われる。言語活動はそれ自体が生の表現である。何よりもフーコーによって根本的に問われたのは，「病気の制度的空間化」の問題である。病気は分類され，病気の原因は特定の身体部位に位置付けられる。それによって医療制度に登録される。区分し分類することが認識の基本の働きである。その作業を通じて整然とした「統一体」が構成される。医学診断の分類法はその最たるものである。しかしこれも歴史的な産物なのである。

有力に方向付けられた思考のパターンをいったん置いておくこと。「あらかじめ定められた連続性の諸形態，当然のこととして価値づけられたままになっている総合を，宙づりにしておき」，「その自明性から引き離す」こと（Foucault, 1963）。フーコーのいうこのような態度は根源的である。現場においてそこから，派生してくるものを見極めたいものだ。

精神病理学は症状を記述し，心的状態を分類し，操作的診断として可視化する方向へと展開する。DSMの各バージョンの発展がその典型である。松本（2008）は心的事象のこのような把握の仕方を「空間的把握」と名づける。ところが臨床の場は，「患者と治療者との相互の関係が絡み合いながら，過去・現在・未来の流れを生きているアナログ的事態」である。この関係性を記述していく営みを松本は「時間的把握」とする。松本は陳旧性の患者たちの「隣に」居て，週2回，30分を完全に割くという体験を自らに課し，長年続けてきたという。沈黙の支配するなかでの二人の姿ははたから見ると，「ともども亜昏迷に近い状態に映っているかもしれない」。そこでは退院や社会復帰の問題も，治すという意識すら治療者から完全に消滅している。こうした「時間」が重なっていくと，ふと「寛ぎに似た時間」が芽生えるようになると述べている。

臨床の場での支援者の姿勢には，空間的把握と時間的把握，この両方がつねに求められる。前者を患者の徴候を読み，疾患を定位する作業とすると，後者は隣接関係のなかで時間の流れに，しばらくまかせてみる態度である。すなわち臨床面接では「体験を聴き，徴候を読む」両方の作業が必要である。クライエントの体験文脈にそって話を聞くことと，そのなかに「問題」（徴候）を読みとることは，並行して同時に進む。言い換えると，臨床面接に携わるとき，私たちの注意の働きはつねに二重性を含んでいる。つまり，相談に持ち込まれた問題は，生物－心理－社会的な観点から，徴候・記号として見極める。一方でその人の心身の変化に伴う体験に耳を傾ける。ある人の心身の失調は機械の故障ではない。生命を持ち，生活する個人（person）である。このような二重の眼から得られた知見をどのようにつなぐか。フロイトの認識とその記述の方法にいまだ影響力があるのは，まさにフロイトが「生命機能的・非人格的体制的な提示方法と，生活史的・人格的な寓話的提示方法を，とくに心的葛藤説の中で，統合させた」という点にある（Binswanger, 1956）。フロイトの学説には，自然（生命）科学的要素と意味論的要素が混在している。それはいまだ十分に乗り越えられたとはいいがたい。

歴史化されない記憶層

自己の成り立ちは，出来事を歴史化していく行為に沿うものである。個人が被る出来事を語り，形にしていく，つまり歴史化することによって主体が成り立つ。病気になったとき，当面の治療回復に専念した後，ちょっと間ができたとき，「なぜこんな病気になったのか」と自らに問う。人生の何かの変わり目であることにうっすらと気がつく。すでに変わりつつあるのに，旧来の自分にこだわろうとあがいてきた。病気はまさに身をもって，身体が自らの状況を直接示すその表れである。この「なぜ」にどのような答えが見出せるか。自分の身に起きていることを，過剰にも過小にでもなく実感し，それを自他に伝えうる言葉にできるかどうか。

しかし，個人において歴史化という作業は，そう単純ではない。個人の歴史は，過去から現在に向かって直線的編年体で編み合わされるものではない。とくに喪失や被害などを経験した場合，結果として起きてしまった理解しがたい事態をどのように納得するか。

先の女性は，息子の自死の予兆を十分にくみ取れなかったことを悔やむ。その悲しみのもとでは，思い起こされる過去の出来事の色合いは変貌する。起きてしまった現実の事態を起点に過去の出来事の意味を探ろうとする。鈴木（2005）は「結果の事態が逆に原因であったかのように，それを引き起こした連鎖に遡行的に影響を与えている」と述べる。この情態は，出来事と出来事の連鎖に読み込まれうる因果関係を逆転させる。ここで鈴木は，歴史における因果連関が，自然の因果連関から切り離されると言い換えている。心的現象において，原因と結果の関係がえてして逆転する。結果が起こってしまった後で，原因が空想されるというのが，内的経験の論理である。

一方，私たちは歴史化されない記憶，語りとならない過去の層を背負っている。「思い起こすことで現在となるような過去」だけで，個人の歴史が構成されているわけではない。心理療法の場面で，このような記憶層に触れる瞬間がまれにある。これらの記憶は個人の歴史のどこかに位置付けることができない非局在的なもので，意識的に想起しようとしても出てこない。偶然のきっかけから断片的に浮上し，しかも予感や兆しとして微かにキャッチされるにすぎない。「治療文化の考古学」はここに接近する。それはどのように現れるか。この増刊号の各論考に手掛かりを得ることができよう。

D・カルフの箱庭療法を紹介したビデオ（Kalf, 1984）で，印象に残る場面がある。ある少年が箱庭を作ってみて少し違和感があったようだ。少年が「でもこんなふうに作るつもりじゃなかったんだ」とこぼすと，カルフが「そうね。ときどきまったくちがったものができることもあるわよ」と受け取りながら，「もし，そう思っていなかったら，何か変わりかけているのよ」「何か変わりだしているから，突然ちがったものを作ったのね」と少年に語りかける。あらためて「意外なものに出会ったときはどうするの？」とカルフが少年に聞くと，「あまりうまくやれないね」と少年が首をかしげながらつぶやく。カルフは「それじゃやってみましょう。これからちがうことがはじまるかも」。このように語りかけ少年を次へといざなう。

クライエントが「こんなもの作るつもりじゃなかった」とつぶやいてかまわない環境と素材を，私たちは面接室で用意する。何気なく箱庭に置いたものだが，他のアイテムとの連関がわからない。セラピストはあえてその連関を求めない。先に行ってからわかることがあるという姿勢で関心を維持しつつ，経過を共にする。ときにクライエントが「今はじめて気がついた。気づいてみると，はじめからそうだった」と納得することがある。こういう気づきは意味深く，人を変化させる原動力となる。サイコセラピーにおいて，気づき（awareness）の体験は，このような独自の時間性を持つ。

過去は，自己を形作るときに暗黙の内に働く，可能性の貯蔵庫としてあるようだ。体験のなかで自己のストーリーに取り込めないものが残る。セラピストは，そこにこそ焦点を当てるだろう。ストーリーの周りにはつねに生きた体験の素材があり，そこには私たちがまだ発展させていない潜在力が含まれている。人の体験や記憶は単純な因果連関では説明できない。何かの対象に出会ったとき，そこには大切な何かがあるということが，後になってわかるということもある。私は今ここにあるということと，その対象とはどこかでつながっていたのだと気づく。

むすびに

コロナ禍が続く。人とは社会的距離を維持する。ふだん交わしていた付き合いは途絶えがちである。家族ともスマホでやり取りする時代である。黙食の励行ゆえ，隣人との会話も避ける。人と出会い，語り合う機会は確実に奪われていく。

自分の人生のそばに，「と」という言葉で並べ置くもの。好きな音楽，アート，写真や映画，思い出の建物や風景，そしてコレクション，書物たち。すべてが個人の大切な環境を作る。文化は個人を取り巻く環境を作っている。一人一人が自らを支えてきた無形の文化的環境を保持している。隣り合わせの人と無言でやり取りをしているとしても，無形の環境はどこかで交差し合っているのかもしれない。すると二人の間に空間が生まれる。互いの積極的なアクションが可動的な空間を作り出す。それは物差しで測ったような社会的距離の固定した空間ではない。私たちは今こそ生きた公共空間をつくりたい。ここで深く呼吸できる。

◉文献

Binswanger L (1956) Erinnerungen an Sigmund Freud. Bern : Francke.（竹内直治，竹内光子 訳（1969）フロイトへの道——精神分析から現存在分析へ．岩崎学術出版社）

Foucault M (1963) Naissance de la clinique. Paris : PUF.（神谷美恵子 訳（1969）臨床医学の誕

生――医学的まなざしの考古学．みすず書房）
Foucault M (1969) L'Archéologie du savoir. Paris : Gallimard.（慎改康之 訳（2012）知の考古学．河出書房新社）
Kalf D (1984) ビデオ 心理療法としての箱庭と子どもへの適応の方法――カルフ夫人と共に（ペーター・アンマン 構成・監督／日本総合教育研究会 日本版制作）．千葉テストセンター．
松本雅彦（2008）言葉と沈黙――精神科の臨床から．日本評論社．
大津市歴史博物館（2021）企画展「芭蕉翁絵詞伝と義仲寺」パンフレット．
鈴木國文（2005）トラウマと未来――精神医学における心的因果性．勉誠出版．
吉本隆明，加藤典洋（2002）存在倫理について．群像（2002年1月号）; 190-225.

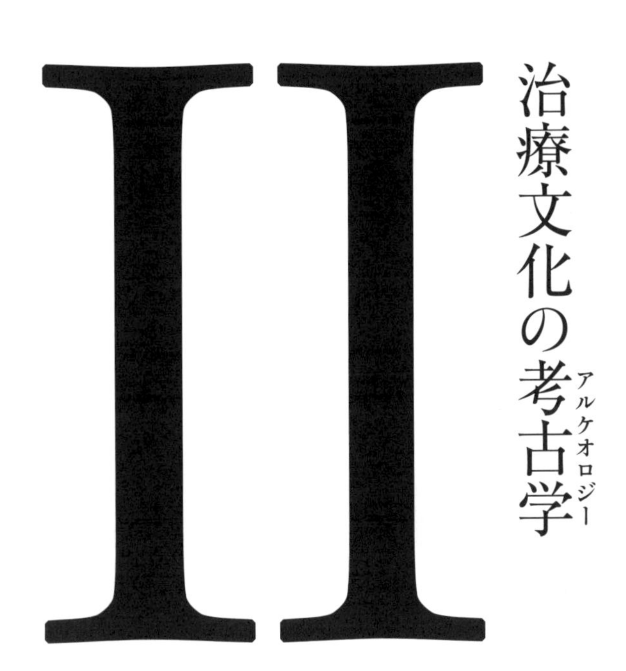

II 治療文化の考古学（アルケオロジー）

［対談1］

歩行の思索
——見出された痕跡／象られていく星座

森岡正芳+江口重幸

対談1

歩行の思索

見出された痕跡／象られていく星座

立命館大学
森岡正芳

一般財団法人精神医学研究所附属
東京武蔵野病院
江口重幸

文化を書くために

森岡　昨年刊行した『臨床心理学』増刊第12号「治療は文化である」は，書き手にも恵まれ，好評を得ました。これを受けて，今年の第13号は「治療文化」と「考古学（アルケオロジー）」をつなぐ大胆なテーマに挑戦することになりました。コロナ禍において世界の状況は大きく変動し，医療をはじめとする臨床現場にも課題が押し寄せるなか，これまでに類を見ない特殊な文脈においてこそ，あらためて「治療文化」を探究したい。この思いがこの企画の契機となりました。

江口重幸さんをお招きしたこの対談では，2つの主題系について語り合いたいと考えています。

第一に，「治療文化」という観点について，長きにわたって臨床医学の歴史的系譜を掘り起こしている江口さんの研究から，われわれが考えていくヒントをいただきたいと考えています。私が師事していた河合隼雄は90年代に「臨床の知」（河合，1992）を論じ，また中井久夫は「治療文化論」（中井，1990/2001）を世に問い，まさに学際知が探求されていた時代がありました。そして今，「考古学」というメタファーによって改めてそれらを語り直せないだろうかと考えています。

実証された歴史的事実だけでなく，痕跡や断片，あるいは記録にも残らないまま眠った過去を掘り起こす作業は，臨床の仕事のある側面にも近いのではないでしょうか。「心」に関わる諸概念の歴史的検証は，個人史や家族史に眠った過去の痕跡を掘り起こす点で臨床現場にも通じていることを，私は江口さんの論文「ケアをめぐる北西航路」（江口，2020）から教えられました。とくに「余白部分に広がっていくケア」という印象深い概念から，ケアが生成される「余白」とは何か，そのようなケアの空間はどのように構成されるのか，ケアの公共圏をどう考えることができるのかといった問いが，導かれます。さらにこの論文で語られた人類学における現地人の観点は，「当事者」の観点でもあります。それは果たして共同体の内部にあるのか，それとも外部にあるのか，またそのとき支援者はどこにいるのか――このような主題系についても語り合っていきたいと思います。

そして第二に，「受苦（パトス）」という主題です。パトスは「情念」にして「受苦」であり，同時に「病理」を意味する言葉でもあります。コロナ禍という誰しもが共有している受苦を，われわれはどのようなスタンスで生き抜くのか，医療者あるいは心理専門職の実践はいかにあるべきか，そしてどのように「受苦を被る人」と伴走していくのか。パトスという古くて新しい主題についても，江口さんとの対談でぜひ話題にしたいと考えています。

「地図が分割するところを，物語は横切っていく」――物語論の系譜学

森岡　治療文化論の森へと分け入るための助走として，まずは江口さんが深い関心を寄せているピエール・ジャネについて伺いたいと思います。ジャネが提示した「仮構（fabulation）」は，記憶は個人に内在するのではなく他者や社会と共有されるとした点で，アンリ・ベルクソンの『物質と記憶』との理論的対立を内包しており，実に射程の広い概念です。また精神医学研究に端を発していることもあって，人間の受苦や情念への視座を与えていますね（Janet, 1928/2006）。

江口　今から6～7年ほど前になりますが，森岡さんや研究生のみなさんに私の病院にお越しいただいたとき，ピエール・ジャネの話をしながら，彼の『記憶と時間概念の発達』第2巻に折込みページで入れられた，16世紀のメキシコの絵画（図1）についてお話ししました（江口・森岡ほか，2014）。その後に知りましたが，あの絵画は修復されていて，*Cave,*

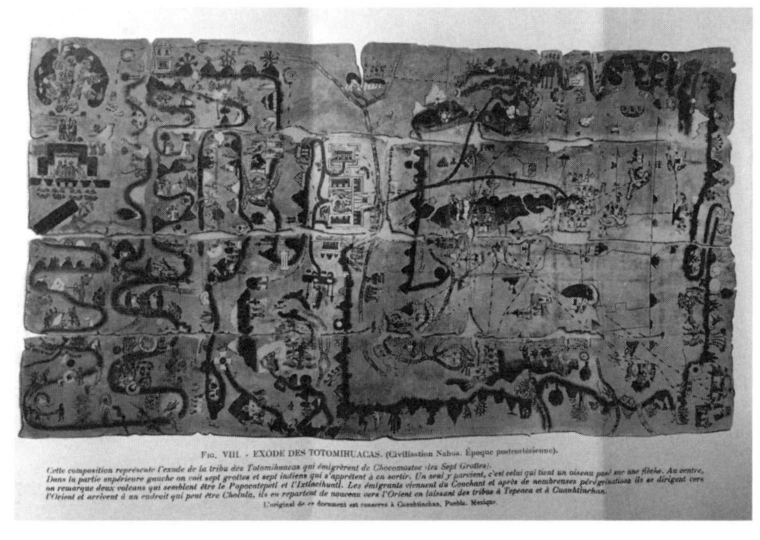

図1　ピエール・ジャネ『記憶と時間概念の発達』第2巻（Janet, 1928, pp.284-285）

*City, and Eagle's Nest*という，5kgほどある大型の美しい研究書になって刊行されています（Carrasco & Sessions, 2007）。実物は2m×1mにもなる地図のような絵画ですが，これが，きれいに彩色されて細かい部分まで一つひとつ研究され，解説が付されています。地図の左上に描かれた洞窟（cave）に7つの部族が描かれ，そこから先祖が歩き出し，下方に曲がりくねった道を渡河や狩猟や戦闘などのおよそ700近い「出来事」を経てたどっていくと，その先にチョルーラという街（city）があり，さらには「Eagle's Nest（鷲の巣）」と呼ばれるものに繋がっていく。この地図は，「クァウチンチャン2（Mapa de Cuauhtinchan No.2）」という名でよばれていて，まさにこの絵画を中心にジャネの物語論が展開されていく。それがジャネの1928年の講義録です。100年ほど前に出版されたジャネの講義録の折込みページでは何が描かれているのかはっきりしなかった部分が，この本では鮮明に描かれていて感激しました。

この地図を眺めながら，いくつか驚いたことがあります。ひとつは，この地図上の道に，人が歩いていく様子を模した足跡が，細かく点々と描いてあることです。そしてもうひとつは，メキシコに実在する2つの5,000m級の実在する火山，「メキシコ富士」と言われるポポカテペトル山と，女性が横になったように見えることから「眠れる美女」と称されるイスタシワトル山が描かれていたことです。ポポカテペトル火山は15世紀の地図でも噴火している様子が描かれ，人や時代や社会が変わっても不変・不動の山，しかもまだ今日もまだ噴火している活火山です。これを見ていると当時の人々の生活や営みがメキシコ版庶民生活誌絵巻（宮本，1981）のように描き出され，さらには，日本においてもそうですが，なぜこの山岳が信仰対象になるのかがリアルに感じられます。

先ほど森岡さんがおっしゃった，1928年の講義の仮構（fabulation）を論じた第7講でこの地図が現れます。さらにそこからジャネは「存在（être）」と「出来事（événement）」を分割して，「存在」とは，いわば人が信じるものであると述べ，一方「出来事」とは人が物語るものであるという議論を展開しています。ここにジャネの物語論の出発点があると僕は思っています。さらに遡れば，1925年に交換教授としてメキシコに渡った異文化体験が，ジャネをこの絵画に引き合わせ，この着想を与えたとも言えるでしょう。

ジャネの物語論をはじめて正当に評価したのは，ミシェル・ド・セルトーだと思います。『日常的実践のポイエティーク』（セルトー，1987/2021）のなかで彼は，先ほども紹介したメキシコの地図は，実際には道路の見取り図などではない，足跡が細かく描かれていることからも，自分たちの行動を伴った「旅日記」なのだと言います[註1]。さらに，全体を捉えようとする鳥瞰図ではなく，自分たちが行動した出来事・経験をまとめたものであり，「地理的地図」ではなく部族たちの「歴史書（livre d'histoire）」であり，要するに「物語の断片のように，その地図をあらしめた歴史的操作の数々を地図中にしるしている」とまで言っています[註2]。

ジャネの物語論の展開を考えるうえで，これは実におもしろい視点です。ジャネが歴史的事象も参照しながら独自の物語論を形成していく動きが垣間見える。ジャネの後期作品に当たる1928年講義は，彼の最も優れた部分が味わえる著作のひとつだと思います。

森岡　以前，大学院生たちと一緒に伺った話が腑に落ちてゆく思いです。足跡を記したこれは単なる絵地図ではないのですね。歩行しながら思索し，立ち止まって足跡を振り返る。

形象（figure）を描きとめようとするフィギュレーションの作業そのものですね。ナラティヴの原形と言えるかもしれません。しかもそれは単に実在した客観的事実の積み上げではなく，事実の客観性を測る基準とは別の理路をもつ。たとえば活火山は不動の存在として描かれているけれど，前後関係や因果関係を確定する類の時間概念とは別に，活火山を巡る体験の軌跡を描写する方法を当時のアステカの人たちは編み出していた――ジャネはそのことに気づいていたんですね。

江口　そうですね。そしてセルトーはさらに「地図が分割するところを，物語は横切っていく」と書きました[註3]。これは僕の大好きなフレーズのひとつです。要するに，地図が空間的に分割していくところを，物語行為は一方と他方を分割しながらも，同時に両者に橋を架けて横断していく。そういう着想をもたらしたのがクァウチンチャン（鷲の巣）の絵図なのであり，物語とはまさにそういうものだとセルトーは言っているわけですね。

森岡　「考古学（アルケオロジー）」というテーマにも響き合うところですね。ナラティヴは一般的に，語ることを通じて記憶を再構成することを基盤としますが，先ほどの話は時間のスケールそのものが大きく異なります。さらに注目したいのは，絵地図という画（tableaux）に仕上げたことで，物語が「伝承」されていく側面です。彼らアステカの民は果たして誰に伝えようとしたのでしょうか……

江口　「ここで川を渡った」「ここで猛獣と戦った」といったことが本当に細かい絵で表象されていますから，おそらく自分たちの部族や民族が侵略で敗れ去った後の世にも，みずからの来歴を物語／歴史（histoire）として伝えたかったのでしょうね。

森岡　自分たちの痕跡を刻み込み未来の人々に伝えていく――それはある種の「証言」でもありますね。アステカ人によるフィギュレーションに出逢ったジャネ，そこにジャネの物語論への糸口を発見したセルトー，そしてそのことを読み取った江口さんへとつながる，ひとつの「系譜」を見る思いです。以前，江口さんは医者と同時に人類学者・民俗学者になりたかったとおっしゃっていましたね。フィールドワークが，ある地域に入り込んで歩きながら他者の足跡をたどることだとすれば，江口さんもやはり歩行の人なのでしょうか。

江口　いえ，それがまったく歩かない「座っている人」なんですよ（笑）。

森岡　なるほど（笑）。しかし身体は座っていても思考回路は駆け巡っていて，ジャネが分析したアステカの図像を見ながら，一緒にあの時代の現地を駆け巡っていたのではないかとさえ思えてきます。

　みずからの民族に起こった出来事を，図像を通じて心のなかで振り返り，なおかつそれが世代を超えて伝承されることは，民族の「共同想起」と呼べる作業でしょう。ナラティヴが他者・共同体と共有されて感化力を帯び，浄化（カタルシス）をもたらす作用は，文化圏を越境して認められる特徴であり，宗教の源泉のひとつとも言えるかもしれません。

ロールシャッハ『精神診断学』刊行100周年――ボーデン湖と治療文化の源流

森岡　空間を分割して越境する物語の力については，かつて中井久夫が力動精神医学の原点とし，江口さんも関心を寄せている，ドイツ，オーストリア，スイス国境にあるボーデン湖畔の治療文化について解説していただきたくなりますね。折しも今年2021年は，彼の地で活躍したヘルマン・ロールシャッハ――われわれ心理職にとっては心理検査を通じて親しんでいる――が著した『精神診断学』出版

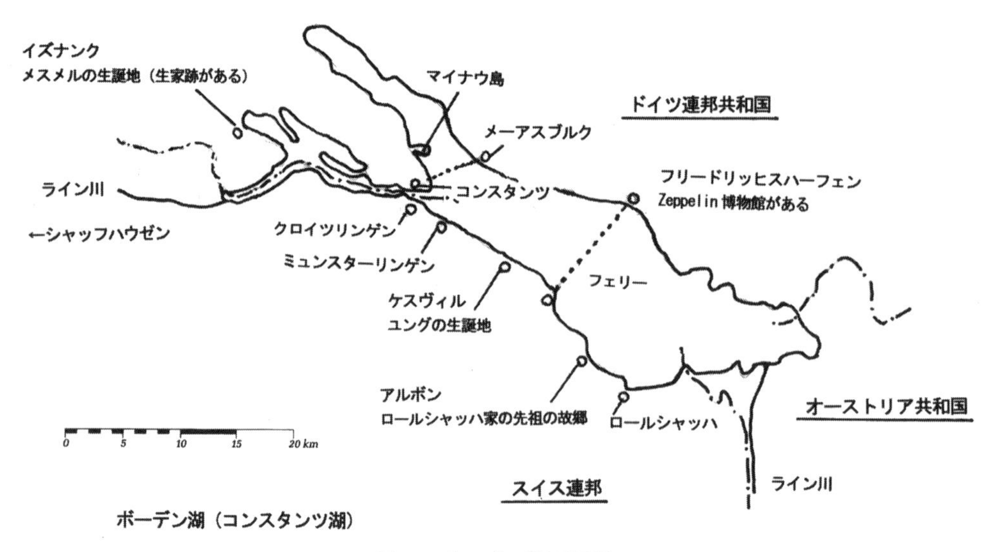

図2　ボーデン湖周辺図

100周年にあたります。

江口　実は僕も，ロールシャッハの話をしたいと思っていました。本題に入る前に少し個人的な話となりますが，一昨年の2019年夏，ボーデン湖の北（メーアスブルク）にあるアントン・メスメルの墓参りをしたいという，昔からの夢がやっと叶いました。中井久夫の『治療文化論』（中井，1990/2001）では，力動精神医学には複数の発祥地があり，その最初の発祥の地が「ボーデン湖畔・ライン河流出口複合」とされています。要するに，ボーデン湖周辺に力動精神医学関連の場所が固まっているという説です。ちなみにメスメルが生まれ，没した地域はまさにこの圏内です。エレンベルガー（エレンベルガー，1980上巻，p.61以下）は，近代力動精神医学の誕生を1775年に置き，宗教治療者ヨハン・ヨーゼフ・ガスナー神父に対するメスメルの勝利に見たのですが，そのガスナーは，コンスタンツなどで祓魔術（エクソシズム）による治療を行っていました。

森岡　実にユニークな立論ですね。

江口　ええ，本当に刺激的な説です。ボーデン湖周辺は南や東はアルプス山脈，西には黒い森（シュヴァルツヴァルト）が迫っていて，人間の住むところは限られ，しかもキリスト教化以前の文化が残っているから力動精神医学が生まれた，まさにそういうところに治療文化は誕生するのだと，『治療文化論』では述べられています。ボーデン湖は琵琶湖を90度右回転させたような形で，大きさもちょうどそのくらい，そしてドイツ，スイス，オーストリアと国境を接しているんですね（図2）。周辺には15世紀に宗教会議が開かれたコンスタンツがあり，メスメルの墓があるメーアスブルク，また彼の生地のイズナンクもあり，カール・G・ユングの生地ケスヴィルもスイス側の湖岸にあります。

僕がずっとメスメルの墓参りに行きたかったのは，晩年の彼のことを知りたかったからです。動物磁気説の怪しさを追及された彼はパリから姿を消し，名もなき土地で最期を迎えたことになっているわけですが，果たして晩年，幸せだったのかということがずっと気にかかっていました。2019年の夏，畏友吉田稔先生に教えられたルートを経て，現地でメスメル通りを探し，三角柱の墓石にたどりつきました。メーアスブルクはフェリーで行くのですが，港にメスメル像が立って迎えてくれる。メスメルの伝記などを読むと神話的なことがたくさん書かれているんですね。近くにある「花の島」という今日の観光地マイナウ島に行くと鳥の群れが舞い降りてきたり，彼自身，鳥が好きでカナリアを飼っていたけれど彼の死とともにそのカナリアも食べなくなり死んでしまったり，というエピソードもメスメルらしいなと思っていました。メーアスブルク周辺に赴く前は，パリから落ち延びた先だからさぞ陰惨な雰囲気だろうと思っていたのですが，実際は風光明媚なワインの名産地なんですね。宮崎駿のアニメ『魔女の宅急便』には最後に港と飛行船が登場しますが，飛行船製造で有名なフリードリヒッスハーフェンもこの湖の北側にあり，今でも飛行船観光ができる。『魔女の宅急便』はメーアスブルクの湖岸の街並みをヒントにしたのではないかと思うくらい美しい場所でした。

ボーデン湖周辺の地図をさらに詳しく見ていくと，ロールシャッハという名をもつ町があります。コンスタンツからほんの少しスイス側に行ったところにクロイツリンゲンという町があり，そこにはかつてビンスワンガー家が4代にわたって経営したサナトリウム・ベルビューがありました（1980年代に閉院）。さらに3kmほど東へ進むと，初代のビンスワンガーが勤務し，ベルビューと長らく連携を保っていた州立精神病院があったミュンスターリンゲンの町が見えてきます。

クロイツリンゲンのサナトリウム・ベルビューを私たちがなぜ知っているのか。よくよく考えてみると，フロイトの患者だったアンナ・Oが，ウィーンでの治療がうまくいかずこの地に送られ，すっかり回復した乗馬姿の写真をエレンベルガー（エランベルジェ，1999）が見つけ，ここに入院しているに違いないとカルテの存在を突き止めたからです。さらにエレン・ウエストをはじめ，ルートヴィッヒ・ビンスワンガー『精神分裂病』（ビンスワンガー，1982）に登場する5例の代表的症例は皆，このベルビューに入院していたこともわかっています。その後，バレエ（リュス）で有名なニジンスキーも，画家のキルヒナーも入院していますし，同じくアビ・ヴァールブルクもここに入院し，回復後の退院前に彼の地で披露した「クロイツリンゲン講演」は『蛇儀礼』（ヴァールブルク，2008）として今でも読むことができます。要するに，この時代の特定の階層で，精神的に不調に陥った人たちがまず救いを求めたのが，ビンスワンガーのサナトリウム・ベルビューだったようです。

森岡　入院中のヴァールブルクがそんなレクチャーまでしているのですね。

江口　『蛇儀礼』のドイツ語版解説には詳細に記されています。当時のサナトリウム・ベルビューの様子を伝える写真や展覧会カタログの解説（Wischnach, 2003）からも，ヨーロッパにおける治療文化の中心地だったのだろうと僕は思っています。中井久夫が「ボーデン湖畔・ライン河流出口複合」を治療文化の中心としたのは卓見で，メスメルが没したことや力動精神医学の発祥に始まり，この地にはあらゆるものが結びついてくる。さらに言えば，ヘルマン・ロールシャッハが働いていたのはミュンスターリンゲン，ヴィシー政権による抑圧を恐れてパリからスイスに逃れたエレンベルガーが働いていたのも，ボーデン湖西にあるシャッフハウゼン州立精神病院です。エレンベルガーはもともと祖父の出自がスイスですが，この病院に在院時，すでにロールシャッハの存在にアンテナを立てて研究を行っており，後に米国に渡りますが，そのメニンガークリニック（トピーカ）で初めて執筆した論文が「H・ロールシャッハの生涯と業績」でした（バァッシュ，1986）。この論文では，ロールシャッハの遺族を訪ね，彼の人柄や瞳の色に至るまでを聴き取るという，フィールドワークともいえる独特な研究法で，その人物そのものを浮かびあがらせる方法をとります。

ヘルマン・ロールシャッハについてはさらに興味深い後日譚があります。1921年に『精神診断学』（ロールシャッハ，1958/1976）を刊行した翌年，彼はわずか30代の若さで亡くなってしまいますが，もし彼が『精神診断学』を刊行しなかったら，スイスの小宗教集団の研究，とくにその教祖の精神病理にまで踏み込んだ研究をしていたのではないかと，エレンベルガーは論文に書いています。娘と近親姦をしたり，自分のペニスを信奉対象としたり，さらには自分の小水を治療薬として信者に分け与えて逮捕された教祖（ヨハネス・ビンゲリ）を訪問し，ロールシャッハはインタビューを行っています。自分で歩きながら探求するエスノグラフィーとインクブロット研究が，どのような思考系列で共存しているのか，僕には到底わからないけれど，まるで相容れないように見える両者に関心をもっていたのが，ヘルマン・ロールシャッハという人物なんですね。

森岡　40～50km四方ほどの狭いエリアが，まさに治療文化の坩堝だったわけですね。時代としては1900年前後から第一次世界大戦の頃でしょうか。それが偶然の産物だったのか必然的な環境因があったのかは気になるところですが，おそらくは歴史的変遷における諸要因が絡んで奇跡的な出逢いが実現した，いわば星座＝布置（constellation）のようなものだったのでしょうね。そしてそれを中井久夫の天才的な慧眼が見抜いた。

そこから連想して，同時代のオーストリア・ウィーンにも，もうひとつの星座＝布置があったように思えてきますね。世紀末から第一次世界大戦後の1920年代にかけて大きく変貌していくウィーンでは，美術や音楽や文学などさまざまな文化が興っています。調性を解体し十二音技法に達したアントン・シェーンベルクやアルバン・ベルクが新たに作曲した音楽が，オペラハウスで上演され，破壊と再構成を繰り返す作業が行われていたことも象徴的です。

こういった文化比較を通して見ていくと，ヘルマン・ロールシャッハという人物が，単にロールシャッハ・テストを発明しただけでなく，対極的にさえ思える研究領域にも着想を発揮したのが「ボーデン湖畔・ライン河流出口複合」という環境，当時の治療文化の中心域だったということは，ますます興味深い現象ですね。

フーコーの痕跡（trace/Spur）へ
――臨床の知の二重性

森岡　治療文化論の考古学を考えていくうえで行き当たるもう一人の人物が，ミシェル・フーコーです。ポワチエの高名な外科医の息子だったフーコーは，サンタンヌ病院で精神科医ジャン・ドレに師事した後，リール大学で心理学者として仕事を始めます。心理学者フーコーのロールシャッハ・テストへの関心は後年まで続き，テストをよく使っていたとも言われています。また『仮面の現象学――ロールシャッハ・テストを通じて』（Kuhn, 1957/1999）を著わしたローランド・クーンはフーコーと交友関係にあり，この本にはロールシャッハ・テスト研究という側面もありますから，彼の影響下でフーコーがロールシャッハ・テストに関心をもったとも推測できます。さらにフーコーはビンスワンガー『夢と実存』

のフランス語翻訳に，本文を優に超える長大な序論を書いていて（ビンスワンガー，1992），ボーデン湖畔に花開いた治療文化の坩堝の余波を感じ取ることができます。

江口 いくつかの文献を読むと，当時フランス語圏ではビンスワンガーよりローランド・クーンのほうが著名な存在だったようです。心理学者であり翻訳家でもあったジャックリーヌ・ヴェルドーは，フーコー一家と懇意にしていて，若きフーコーは自らの精神的危機の際にも，パリのヴェルドー家に支援を受けています。フーコーがリール大学の心理学の職を得ていた当時，このヴェルドー夫妻はあるとき，ミュンスターリンゲン州立精神病院にいたクーンを訪問し，『仮面の現象学』の翻訳を提案するなかで，ヴェルドー夫妻の友人が訳したロールシャッハ『精神診断学』フランス語版（Rorschach, 1947）の翻訳の質を尋ねているらしいんですね。実際，夫妻がクーンと会って話している写真が『ミュンスターリンゲンのフーコー』（Bert & Basso, 2015）という本に残されています。ほかにもこの本には，フーコーの取ったロールシャッハ・テストの手書きの検査結果の写真や，当時のミュンスターリンゲン州立精神病院でのカーニバルの写真も掲載されています。ヴェルドー夫妻がフーコーと共にクーンを訪ねたところ，彼は自分より興味深い現象学研究者としてビンスワンガーを紹介している。要するに，『夢と実存』フランス語版が，ジャックリーヌ・ヴェルドーの翻訳，フーコーの解説で出版された「舞台裏」というわけですが（エリボン，1991），ヘルマン・ロールシャッハから続く糸で結ばれていく，とてもおもしろい現象だと思います。

さらに興味深いのは，クーンは精神医学史に名を残していますが，それは彼が精神薬理学において，最も効果的と言われる抗うつ剤イミプラミン（トフラニール®）の抗うつ作用を発見した人物としてです。フーコーが訪問した1953年は，まさにこのミュンスターリンゲンの病院において患者に試薬投与が行われていた頃でしょう。そこで，統合失調症の患者に効果がなかった薬剤を，うつ病患者に試したところ，劇的な効果が認められた。その薬効をスイスの製薬会社ガイギー社に伝え，数年後に抗うつ剤のトフラニール®を市場展開することになる。ローランド・クーンはそういう人物です。

森岡 実に興味の尽きない二重性です。この時代の精神医学は，生物学的方向と心理学的方向，この2つの系列が「並列」と「交差」を繰り返していたわけですね。臨床の知の二重性と言ってよいと思います。遡ればフロイトは失語症研究と神経学という2つの系列を混成させながら，最終的に精神分析という独自の学問を打ち立てた――このようなビンスワンガーのフロイト読解にも，同様の兆候を見て取ることができます。たとえば，近年になって紹介されているニューロサイコアナリシス（神経精神分析）という研究領域は，フロイトの二重性を統合する試みとも言えるかもしれません（岸本，2015）。さらに2つの系列の同時並行現象は，現在の心理学にも当てはまる部分があって，神経学的基盤を問うバイオロジー系統の進化心理学と，個人史やナラティヴを重視するバイオグラフィ系統の心理学は，並列しながら交差しています（Morioka, 2020）。

江口 かつて邦訳が日本でもよく読まれた，アメリカの心理学者ロロ・メイ編の『実存――心理学と精神医学の新しい視点』（メイ，1977）という本があります。原書にはビンスワンガーの論文（エレン・ウエストやイルゼの症例と現存在分析の論文）を中心に，クーンの論文も収載されています。ところが日本語版では4つの論文がカットされ，エレンベルガーとロロ・メイたちの本のように編纂されることになって，現存在分析の系譜にいるクーンの相貌が十分に知られずにきました。しかしクーンは，イミプラミン発見後も，ビンスワンガーと共に現存在分析への関心をもちつづけ，現象学を捨てることは生涯なかった――つまり，クーン自身のなかにずっと2つの面が宿っていたわけですね。1950年代はじめに現代の精神薬理学は誕生するわけですが，クーンが宿した二重性は決して排他的ではなく共存可能だったということでしょうね。

エスノ精神医学のジョルジュ・ドゥヴルーの言葉を借りれば――彼は心理学と社会学・人類学の関係をそのように言ったのですが――「相補的（complementary）」な関係ということができるでしょう（Devereux, 1978）。要するに，生物学的なものはあくまで生物学的なレベルで説明可能であり，心理学的レベルのものはまた別の平面で説明可能である。それらは，混ざり合わない。2つの側面ないし2つの切り口で切り取ったときに初めてそれぞれによって説明可能となる独立の項であり，両者は相補的関係にあるということです。ですから，たとえばバイオ－サイコ－ソーシャルモデルのように，複数の要素を学際的に組み合わせて全体像を形成するというのではなく，バイオロジーの観点から見るとバイオロジカルに説明ができる，そして人文科学の観点から見ればその側面から説明できるといった具合に，双方が個々の理路を探求していくほうが，両者がうまく頂上において出逢える気がします。

森岡　私もそう思います。実際に臨床家たちは誰しも，複数の相異なる観点を行き来しながら，日々の現場で格闘しているわけですからね。

死（者）との対話
――地霊とコスモロジー

森岡　傷ついた人々が集まり癒しの場となった，ボーデン湖周辺を巡る着想を展開した中井久夫は，『治療文化論』のなかで，実はもうひとつの治療文化論を紹介しています。天理教教祖・中山みきを論じた「『個人症候群』という概念に向かって」（中井，1990/2001）に掲載された，彼の出身地でもある奈良盆地を題材とする手描きの絵地図「奈良盆地のコスモロジー」は，かつての16世紀メキシコ人たちの作業にどこか似ているようにさえ思えてきます。あの絵地図を見ていると，奈良に長く勤めてきた私としては，さまざまな連想が浮かんできます。

大和盆地（奈良盆地）は琵琶湖とほぼ同じ面積をもつ日本最大級の盆地で，中心はもともと湿原で人が住むには適しておらず，古代人たちは山裾に暮らしていたようです。山裾は，山肌が崩れやすいがゆえに水量も多く，多様な生物も生まれ，また食糧の収穫量も多い，いわば里山のような環境になっています。さまざまな自然の恩恵に与れる場所ですから信仰が生まれたのでしょう，今でも山沿いに神社や祠が並んでいます。大和盆地の中央から見える美しい円錐形の三輪山はそれ自体がご神体ですが，大神（おおみわ）神社とも呼ばれ，国造りを為したとされる大物主（おおものぬし）の神が祀られ，さまざまな伝承や祈りの場にもなっています。

さらに大和盆地の周囲には，香具山（かぐやま），畝傍山（うねびやま），耳成山（みみなしやま）からなる大和三山に加え，大和盆地の西側には，葛城山，金剛山，二上山という修験道の場も聳えている。修験道は日本文化の「闇」の基層でもあり，大和申楽をルーツとする能楽の着想源にもなった側面があります。さらに，吉本伊信が修養法として体系化した内観法は奈良の大和郡山に道場があります。こうやって歴史の古層を掘り起こすなかで治癒の源泉に行き当たり，「ボーデン湖畔・ライン河流出口複合」にも通じる日本の治療文化圏といったものがあるのではないかと，連想が働いていきます。

また，修験道の場である葛城山は，『古事記』によれば雄略天皇が「一言主（ひとことぬし）」というドッペルゲンガーのような土着神に出逢う場所でもあります。さらに日本最初の公道であった竹内街道をへて二上山を西側に越えると，仁徳天皇陵や応神天皇陵など百舌鳥・古市古墳群が，まるで異界・冥界のごとく鎮座している。古代人が生きたコスモロジーの痕跡は今も確かに残されていて，「地霊（ゲニウス・ロキ）」という言葉を頼りに，宗教性と治癒が交わる領域を考えることもできるかもしれません。

私は心理学を研究する前から，救い，癒し，祈り，脱魂，憑依といった心と躰と魂の交差領域に長く関心を寄せてきました。京都鞍馬寺で5月の満月の真夜中に開かれる神降ろしの「ウエサク祭」や，世阿弥が残した鎮魂（たましずめ）を主題とする能楽――これら宗教性と技芸が交わる領域では，失われたもの，傷ついたもの，滅んだものを鎮め，浄めるという点で，ある種のケアの公共圏が開かれていたのではないかとも考えられます。

江口　私も奈良で1年ほど働いたことがあるので，少し感じることができます。日本における治療文化というのはとても面白いですね。二上山は折口信夫『死者の書』の舞台になったところで，当麻曼荼羅と中将姫伝説に結びついています。死者のよみがえりや薬の中将湯にもつながっていきます。三輪山近くの女性で，白蛇が憑依して男性の野太い声で語りだした患者さんも忘れられません。鞍馬山に関して，僕はかつての論文（江口，1988）で，彼の地で修業をした行者の治療者による憑き物落としの事例である「魔王憑依」を探りあてたことがあります。実際に当時の鞍馬山の奥の院魔王殿へ足を運んでみると，金星から遣わされたという魔王尊の説明が記され，その隣りに，「良識ある行為こそが正しい信仰の第一歩です。迷信にとらわれたり非常識な行をして身を亡さぬようご注意ください」と説く，なんともすごい寺の立札があって驚きました。実際に過激な行をする人がいたのでしょう。もう30年ほど前のことですが，これはたしかに大変なところだと思いました。

森岡さんが関心をもっている鎮魂や追悼ということに関して，先ほどメスメルの墓参りに行ったことをお話ししたように，僕はこれから研究しようとする人の墓にはお参りをすることにしています。以前，パリでジャン＝マルタン・シャルコーの墓参りをと考えたとき，サルペトリエール病院にあるシャルコー図書館で場所を聞いても誰も知らなくて驚きました。同じ日本人に聞いたりするほうが余程わかる（笑）。こんなアプローチは時代錯誤に見えるかもしれませんが，日本では，墓前に参ればその人の遺香といったものに触れられる物理的感覚があるけれど，欧米では感覚がちょっと違うのかもしれませんね。墓前に行くと雑念が消えて，その人のことだけを思い浮かべることができるので，僕はそのために行っているようなところがあります。故人が眠る場に行ってその人の思い出やその人との関係を回想する――つまり，自分のなかにある故人のネットワークの欠落部分，忘れそうになっていた記憶が復活して，ありありとその人の存在を回想できることが僕にとっては重要なのですね。

実は以前，調査やフィールドワークという意図はまったくなく，一人のクライエントとして八戸のイタコさんを訪れ口寄せをお願いしたことがあります。自分の知っている限りでの故人ならそうは言わないだろうと思う部分もありましたけれど，それでも，亡くなった人を思い浮かべて，気持ちを通わせたいという部分は不思議と満たされていきました。調査者としては三流以下ですが，自分はクライエントとしては向いているのかなと思っています（笑）。今でもこうした口寄せや神降りが繰り返されている理由が実感できた気がしています。

森岡　実は私も数年前，沖縄のユタの方と話をしたことがあるんですよ。まさに「クライエントになる体験」で，対坐すると私のほうを見ながら目線を少しずらして，私の心内が見通されていると感じる瞬間がありました。ちなみにその方からは冒頭「わぁ文字がたくさん見える」と言われまして，本ばかり読んでいるからでしょうね……きっと江口さんもそう言われるんじゃないでしょうか（笑）。

　私たちは，自分の生きているのは目に見える世界であり，可視的世界だけを現実だと思ってしまうけれど，実は別の現実がありうるということですよね。殊にクライエントのなかには，不可視の世界にこそリアリティがある方もいらっしゃいます。治療文化を考えていくうえでは，このような観点も不可欠になるのでしょうね。

接近と離反
――治療文化のオルタナティヴ

江口　ここまでの話題にも関連して，僕にはずっと，論文にしたいと思っているテーマがあります。それは20世紀初頭のアメリカにおけるサイコセラピーの黎明期のことです。

　なかでも関心があるのが，メアリー・ベーカー・エディによってアメリカ・ボストン市に創設された「クリスチャン・サイエンス」です。20世紀初頭，信者はものすごい数にのぼりました。彼女はいわゆる宗教者ではなく，病気などというものはすべて錯誤であり，医者や医療はそれに手を貸しているだけである，そして人間は死んでしまうわけではなく，見えないところに去っていくだけ――こういった説を唱えたとされます（ツヴァイク，1973）。これは要するに，人間はもともと守られて生きているポジティヴな存在で，ネガティヴに考えること自体が問題であるという説です。人間は最後の審判で罪を問われることもない，だから現世でいくら経済活動を旺盛にしてもいいと説いたことで，クリスチャン・サイエンスには，オプティミスティックな信者が集うようになります。

森岡　エディのストーリーには圧倒されますね。

江口　ただ，一方で，聖書や教会の伝統を背負って，人間はいかに生き，いかに死すべきかを説いてきた伝統的宗教者たちは，当然，彼女の説に強く反発することになります。ではどうしたらいいだろうかと考えた彼らは，サイコセラピーに打開策を求めるわけです。同じボストンのエマニュエル教会から生まれた「エマニュエル運動（Emmanuel Movement）」は，ウースターとマコーム牧師が主導した神経症性障害治療の実践で，心理学をその中心に組み込もうとした。

森岡　ある意味では反精神医学を唱えたともいえるクリスチャン・サイエンスのストーリーに共感し，あるいは呑み込まれ，そして救われた人が大勢いたわけですね。クリスチャン・サイエンスに関して，精神医療の視点からはどのように考えられるのでしょうか。

江口　まず，やはり基本的に医療は科学性や実証性に軸足を置いているべきだということです。そうでなければ，クリスチャン・サイエンスのように，病気はないし，みんなハッピーだし，誰も死なないと言われてしまうと，反論のしようがないですね。もちろんナラティヴや物語やシャーマニズムといったことも大切ですが，もうひとつ別の軸として，物質的なものが基礎になくてはならない――メディカルの立場から僕はそう考えています。要するに，どちらか一方だけがあればよいのではなく，先ほども話題に上ったように，二重性・相補性こそが重要だということでしょうね。

ちなみに，エディが影響を受けたのは，時計職人で透視で人を治すクインビーという人物で，このクインビーが実はメスメルの信奉者だったんですね。ですから当時のクリスチャン・サイエンスはきっと，楽天的メスメリズムといった装いを帯びていたのではないでしょうか。今では，科学的要素も医学的知識も取り入れてアップデートされ，かつてシュテファン・ツヴァイクの評伝『精神による治療』に書かれたようなエディの教義は表に姿を見せませんが，もともとはそういう要素が盛り込まれ，ハッピーで健康に働いて世を去っていくというストーリーに，人々が傾倒したわけですね。

森岡　病気は存在しないというストーリーに支えられた人々は，むしろ医療が加担して病気を作り出していることに気づいていた，とも考えられますね。わたしたちが実践するサイコセラピーにも，病理を再生産し，構造に組み込んでいる部分があるのかもしれない。セラピールームに来談された方々も，サイコセラピーが最良の選択肢だったとは言い切れず，あるいは別の治癒の可能性や方法があったのかもしれません……

江口　もし現在のサイコセラピーが，治療と病理化のディレンマによって身動きが取れなくなっているとすれば，クリスチャン・サイエンスとエマニュエル運動と医療との緊張感には，やはり普遍的な要素があるようです。心的治療をめぐっては，宗教治療者と医療者がガスナーとメスメルの時代，つまり200年以上前から，「接近」と「離反」を繰り返してきたわけですね。

開かれた余白へ
――パトスとトラウマ

森岡　ここまで，サイコセラピーの根源に迫ろうとする江口さんの探求の足跡から，実にさまざまなテーマを語り合ってきました。そこから派生して，この増刊号で焦点を当てているパトス（受苦・情動・情念）というテーマについても論じてみたいと思います。

心理学という学問領域は，もともと感情の世界とそのコントロールを大きな主題としてきたはずです。症状の軽減だけでは終わらないクライエントたちは，パトスに衝き動かされる形で，救いのストーリーに接近していきます。人が強い情動や情念に受け身にさらされるとき，病むことは，強い作用を持ちます。つまり，病理化は生の感覚に触れることでもあります。内的世界が開いているわけですから，危機にも好機にもなります。こういった場合，内界の根底にある生の律動（アフェクトス）にまでおりて，回復の自助の力を共に見据える時間を保つ必要があります。そして，このような「開かれ」の瞬間にこそ滑り込んでくるストーリーというものがある。このストーリーはもちろん善きものでもあるし，傷つき，病み，苦しみをもたらす悪しきものでもありうるでしょう。

パトスによる「開かれ」という観点から，オープンダイアローグの実践を見直すことができるかもしれません。オープンダイアローグでは，クライエントや家族から連絡を受けた医療チームが24時間以内に駆けつけてミーティングを開くことになっています。急性期は「開いている」から，クライエントや家族に言葉が伝わる。ところが，少し間を置いたり慢性期に入ったりすると，この「開かれ」

が閉じてしまう。内面世界の扉が開いているときは大きなピンチでもあるけれど，対応如何によってチャンスにもなりうるから，その瞬間に対話を重ねるわけですね。また，心的外傷からの回復もまさにこの理路をたどる部分があって，ピエール・ジャネの「心的緊張論」（ジャネ，1981）は，心的緊張の水準論であり，心的外傷による水準の急激な変動，麻痺状態を立て直す段階的な治療法を提示しています。

このパトスとトラウマというテーマについて，江口さんはどのようにお考えでしょうか。

江口　なかなか難しいテーマですね……まず，現代のトラウマをめぐる考え方は，強い時代的影響を受けていると考えています。ジャネの論文を読んでいると，彼の生きた時代背景もあるかもしれませんが，「患者（の外傷）に寄り添う優しい人」という治療者像は決して出てこない。「外傷性記憶」とはもともとシャルコーの時代の「外傷性ヒステリー」，つまり具体的には鉄道事故や工事現場や馬車にはねられるなどの打撲で意識を消失し，その際に夢中遊行状態などにいたるという，文字通り身体的な「外傷」概念から派生しています。それでこれは，やはりもともとそうした遺伝的素因を持っている人が，そうした刺激（「誘発因子（agent provocateur）」）によって，人生のある時点で待ち受けられたように解発，つまり発症するという考えをもとにしていました。ジャネはこうした医学的視点の多くを心理学的に再解釈していきました。それでも身体性というか，あいまいな言い方になりますが，「コト」ばかりではない「モノ」の部分が残っている感じがします。

ジャネはたとえば『人格の心理的発達』（1929/1955）の「社会的人格」を論じた部分で，「臆病者（timide）」について詳細に心理学的分析を加えています。サロンなどに引っ張り出されても緊張し，不安となり，何も話せず，階段のところで初めて自分の言うべきことを発見する人たちです。ジャネはそうした例を「社会的機能不全者」「社会的闘争において戦う術を知らない弱者」「社会的評価の敗残者」などと記しています。コレージュ・ド・フランスにおける講義なのでやや一般向けに語られていますが，あくまで大人の論理なのですね。

森岡　今の私たちからすると，随分ドライに映りますね。

江口　ええ，現代の価値観に照らすと「優しい人」ではないですよね（笑）。ジャネはもっと外傷体験に寄り添い，社会的レベルでの心的緊張を低減させるべきだったと批判されかねないけれど，実際当時の治療者はそのようなものだったのではないかと僕は思っています。これは政治的に正しい表現ではないかもしれませんが，現代は，一方では治療においてやや過剰に近寄っていくべきであるという命法があり，他方では心的には距離を置くべきであるという規範がある。たとえば，虐待の通告義務は厳しく課されているけれど，しかし見知らぬ小中学生に近寄って言葉をかけると警笛を鳴らされてしまうというように。要するに，限りなく優しくしなければいけないけれど，現実ではきわめて厳しい自己と他者の間に線引きがなされていて，ダブルバインドともいえる世界に私たちは生きている。ですが，おそらくこの部分に，大きく社会的に対処しない限り，症状に関連するトラウマというものを，なにか特定の技法によって手当するだけでは解決しないのではないかと僕は思っています。

それはもちろん，かつての家父長制のようなシステムを呼び戻すべきだという話ではありません。日常的な身体技法のレベルから文化のレベルまで，この世界は加害／被害の世界観が蔓延している。けれど果たして世界はそういうものだと語るだけでいいのか，逆に，世界の捉え方や人間のあり方をもう少し別の形で考える必要もあるのではないか。そんなことを思っています。

森岡 「ケアをめぐる北西航路」（江口，2020）には，今の話に触れる部分が含まれていましたね。特に「感情移入（empathy）と距離（distance）」の節で，クリフォード・ギアーツがハインツ・コフートの対比概念――「経験に近い（experience-near）」と「経験に遠い（experience-distant）」――を参照しながら語った，臨床家ならば誰もが抱えるであろうディレンマが論じられている。おそらく現在は医学教育でも「感情移入」をより重視していると思いますし，心理専門職の出発点でもあるのですが，適切な認識のためには「距離」も欠かせません。経験を言葉にする作業はまさに「距離」を取ることですから。トラウマ治療や，加害／被害や暴力のインパクトなどは，たしかに研究が蓄積されているのですが，おそらくはそこから逸脱するところ，いわば「余白」にケアは誕生するのでしょうね。

江口 そうですね。もしかしたら僕はあの「距離」の取り方に魅かれて，そのたびごとにピエール・ジャネに還っているのかもしれません。

*

江口 今はコロナ禍による閉塞的な時代状況ということもあって，ボーデン湖のローカルな治療文化のことなど，今この場所とは違うところへと飛んでゆく観光案内的な話になってしまいました。テーマは多岐にわたりましたが，基本的には，精神医学や心理学の根拠のようなもの，要するに実体が見えにくいなかで機能している部分をどう捉えればよいのか，ということを巡りながら考えてきたように思います。そしてそれらは治療文化論とどのように結びついていくのか――今日の議論で尽くされたわけではありませんから，今後も研究を深めていきたいと思っています。

森岡 江口さんの話は，ミシェル・フーコーのルーツのひとつが，ボーデン湖畔というローカルなエリアにあったことに始まり，どれも驚くものばかりでした。そしてこの対談は，15世紀アステカ文明からメスメルの墓参り，さらには名もなき傷つき苦しんできた人々の体験や痕跡までを渉猟しながら，過去の人々の言葉を語り直してきた作業でもありました。今日の暫定的な結論は，「過去をつねに語り直すことが治療文化の実践そのものでもある」ということでしょうか。机上の空論を並べているという批判も聞こえてくるかもしれませんが，私はけっしてそうではないと思っています。殊に捉えがたい「心」なるものに真剣に相対する専門職にとっては，過去を語り直すことは，みずからの営みの根拠を確かめる作業にもなるはずですから。

［2021年5月26日｜Zoomによる収録］

▶註

1 「あの素晴らしいアステカの地図（15世紀）には，トトミワカス族の大移動が描かれている。そこに描かれた一本の道跡は，『道路』の見取り図などではなく（道路などなかったのだから），『旅日記』なのだ――その日記には，歩いていった足跡が規則正しく歩幅どおりに描かれており，旅路のあいだに相次いだ出来事（食事や戦闘，運河，山越え，等々）が絵に残されている。それは，『地理的地図』ではなく，『歴史書』なのである」（セルトー，2021, pp.291-292）。この本文への注釈に，ピエール・ジャネが1928年講義録（Janet, 1928/2006）においてこの地図を論じたことが示されている。

2 「15世紀から17世紀にかけて，地図は独り立ちしてゆく。おそらく，長いあいだそこに記されていた『説話的な』絵図（いろいろな船や胴部や人物）は，依然としてさまざまな操作――旅や戦，建築，政治，商業にかんする――をしめす機能を保っていたにちがいない――それらの操作があればこそ，『幾何学的平面図』の作成が可能なのだから。それらの絵図は，テキスト解釈の図像化である『イラスト』などではおよそなく，物語の断片のように，その地図をあらしめた歴史的操作の数々を地図中にしるしているのである」（セルトー，2021, p.292）

3 「地図が分割するところを，物語は横切っていく。それは『ディエゲーシス』（diégèse）なのだと，語りのことを古代ギリシア人はそう呼んでいる。つまりそれはひとつの歩みを創始し（それは「案内する」），そして横切っていくのである（それは「越境する」）。物語が踏んでゆく操作の空間は動きからできあがっている。物語は，さまざまなものの姿を変貌させるという意味で**位相学的**（トポロジック）なのであり，場所を規定するという意味で**場所論的**（トピック）なのではない」（セルトー，2021, p.307）

◉文献

K・W・バァッシュ 編［空井健三，鈴木睦夫 訳］（1986）ロールシャッハ精神医学研究．みすず書房．

Bert J-F & Basso E (dir.)（2015）Foucault à Münsterlingen : A l'origine de l'histoire de la folie. EHESS.

ルートヴィヒ・ビンスワンガー［新海安彦，木村敏，宮本忠雄 訳］（1982）精神分裂病［1-2］．みすず書房．

ルートヴィヒ・ビンスワンガー［ミシェル・フーコー 解説／荻野恒一，小須田健，中村昇 訳］（1992）夢と実存．みすず書房．

Carrasco D & Sessions S (Eds.)（2007）Cave, City, and Eagle's Nest : An Interpretive Journey through the Mapa de Cuauhtinchan No.2. University of New Mexico Press.

ミシェル・ド・セルトー［山田登世子 訳］（1987）日常的実践のポイエティーク．国文社［ちくま学芸文庫＝2021］．

Devereux G (1978) Ethnopsychoanalysis : Psychoanalysis and Anthropology as Complementary Frames of Reference. University of California Press.

江口重幸（1988）滋賀県湖東一村における狐憑きの生成と変容――憑依表現の社会宗教的，臨床的文脈．国立民族学博物館研究報告 12-4 ; 1113-1179.

江口重幸（2020）ケアをめぐる北西航路――臨床とその余白．In：森岡正芳 編：臨床心理学増刊第12号「治療は文化である――治癒と臨床の民族誌．金剛出版，pp.146-151.

江口重幸，森岡正芳ほか（2014）病いの語りを聞く．インタビュー：パイオニアに聞く（第6回）．質的心理学フォーラム 6 ; 68-76.

アンリ・エレンベルガー［木村敏・中井久夫 監訳］（1980）無意識の発見［上］．弘文堂．

アンリ・エランベルジェ［中井久夫 編訳］（1999）アンナ・Oの物語――新資料にもとづく批判的研究．エランベルジェ著作集1．みすず書房，pp.175-210.

ディディエ・エリボン［田村俶 訳］（1991）ミシェル・フーコー伝．新潮社．

Janet, P. (1928/2006) L'Évolution de la mémoire et la notion du temps. L'Harmattan.

ピエール・ジャネ［関計夫 訳］（1929/1955）人格の心理的発達．慶応通信．

ピエール・ジャネ［松本雅彦 訳］（1981）心理学的医学．みすず書房．

河合隼雄（1992）心理療法序説．岩波書店［岩波現代文庫＝2009］．

岸本寛史（2015）ニューロサイコアナリシスへの招待．誠信書房．

Kuhn, R. (1957/1999) Phénoménologie du masque à travers le test de Rorschach. Desclée de Brouwer.

ロロ・メイ［伊藤博，浅野満，吉屋健治 訳］（1977）実存――心理学と精神医学の新しい視点．岩崎学術出版社．

宮本常一（1981）絵巻物にみる日本庶民生活誌．中央公論［中公新書］．

Morioka, M. (2020) Continuity and discontinuity between the psychological world and the biological world. Integral Psychology & Behavioral Science 54-3. (https://link.springer.com/article/10.1007/s12124-020-09557-w［2021年7月15日閲覧］)

中井久夫（1990）治療文化論――精神医学的再構築の試み．岩波書店［岩波現代文庫＝2001］．

Rorschach H (1947) Psychodiagnostic, traduit par Ombredane A et Landau A. Presses Universitaires de France.

ヘルマン・ロールシャッハ［東京ロールシャッハ研究会 訳］（1958）精神診断学――知覚診断的実験の方法と結果 偶然図形の判断．牧書店［片口安史 訳（1976）金子書房］．

ヘルマン・ロールシャッハ（1986）スイスの宗派と宗祖に関する若干の考察／スイスの宗派形成に関する付加的考察／スイスの二人の宗祖（ビンゲリとウンターネーラー）．In：K・W・バァッシュ 編：ロールシャッハ精神医学研究．みすず書房，pp.111-119, 120-124, 140-198.

アビ・ヴァールブルク［三島憲一 訳］（2008）蛇儀礼．岩波書店［岩波文庫］．

Wischnach JM (2003) (herausgegeben) »Beglücktes Haus, gesegneter Beruf« : Die Binswangersche Heilanstalt Bellevue in Kreuzlingen im Spiegel des Tübinger Binswanger-Archivs (Eine Ausstellung) .

シュテファン・ツヴァイク［佐々木斐夫，高橋義夫，中山誠 訳］（1973）ツヴァイク全集［12］――精神による治療．みすず書房．

心理臨床の生態学的転回 (ecological turn)
生命的なプロセスとしての〈心〉

札幌学院大学
村澤和多里

はじめに

2015年9月の国連サミットにおいて加盟国の全会一致で採択された「持続可能な開発目標(Sustainable Development Goals : SDGs)」は，加盟国が協力して2030年までに達成すべき目標である。SDGsに代表されるように，私たちにとって社会や地球環境の持続可能性について考えることは喫緊の課題となっている。

この「持続可能性」という問題については，環境問題や人権問題の領域で議論されることが多く，臨床心理学の領域では議論が活発化していないが，いうまでもなく「心」はこれらの問題と無縁ではあり得ない。日本において近年問題になっている自殺者の若年化，「ひきこもり」やうつ病に悩む人の増加，各種の依存症（アルコール，薬物，リストカットなど）の増加などといった現象は，社会を担う主体のあり方に困難が生じていることの現れとして受け取ることができる。これらが，私たちが現行の社会システムに適応していくことに限界が生じていることを意味しているとするならば，切実な問題である。

臨床心理学では長らく個人の内面心理を主な研究対象とする傾向があったが，これらの問題を考えるときに個人の心が社会的諸条件によって構成されていく側面を考慮することが必要であろう。私自身も長らく「ひきこもり」と呼ばれる心理－社会的な現象について関わっていくなかで，若者たちの不安の現れ方が産業構造や情報メディアのあり方によって大きく左右されることを痛感してきた（村澤ほか，2012）。このような視点については，本増刊号の前身となる『治療は文化である』において東畑（2020）が掘り下げているのでそれを参照していただきたいが，本稿では，少し別の角度，すなわち自然を含む環境との関係に焦点を当てて心理臨床的実践（精神医療を含む）を捉え直す試みをしたい。

「人新世」と臨床心理学

最近，「人新世（Anthropocene）」という言葉が注目を浴びているが，これはノーベル化学賞受賞者のドイツ人化学者パウル・クルッツェンによって提唱された言葉である。地質学においては，1万1,700年ほど前から現代にいたる時代区分は「新生代－第四紀－完新世」と呼ばれている。しかしクルッツェンによると，約200年前に始まる産業革命以後，人類が地球の生態系や気候に大きな影響を及ぼすようになり，「完新世」はもはや人類中心の「人新世」となっているというのである。この概念は国際組織「国際地質科学連合」によって公式に認められた時代区分ではないが，SDGsをはじめとする環境問題への切迫した危機感とともに，一定のリアリティを持った言葉として広がっているように思われる。

表1　19世紀イギリスにおける都市問題と21世紀における地球規模の諸問題（例）
（村澤（2021）より引用）

	19世紀イギリス	21世紀の世界
(1)	産業革命と無規制の自由主義経済	途上国の工業化と新自由主義経済
(2)	囲い込み（伝統的自然生活の破壊と市場化）	南の過剰伐採（伝統的自然生活の破壊と市場化）
(3)	イギリスで都市人口が農村人口を上回る（1850年頃）	世界で都市人口が農村人口を上回る（2008年）
(4)	貧困とスラム化の拡大	世界全体での経済格差の拡大とスラムの拡大
(5)	都市の温暖化：cf. The Climate of London（Howard, 1833）	地球規模での気候温暖化
(6)	大気汚染	振興工業途上国の大気汚染（PM2.5）
(7)	感染症（チフス）の流行	グローバル・パンデミック（COVID-19など）
(8)	過重労働と子どもの労働	過重労働と子どもの労働
(9)	神経症とアルコール依存	多様な精神疾患と依存症
(10)	都市犯罪の広がり	グローバルな犯罪組織の広がり
(11)	群衆と暴動の広がり	デモやポピュリズム，抗議運動の広がり
(12)	新聞や郵便網による公共世論の成立	インターネットとSNSの発達によるネット世論の成立

この問題は一見すると臨床心理学には無縁に思われるかもしれないが，地球資源の乱開発と環境や人々からの搾取という問題は，心理学をはじめとする諸科学の背景として押さえておく必要がある。

「人新世」の問題と関連させて，社会学者の村澤真保呂（2021）は，19世紀にイギリスにおいて議論されはじめた都市問題と21世紀に地球規模で持ち上がっている問題を対比させている（表1）。この表から，150年前のイギリスにおいて，大気汚染や感染症，依存症などといったまさに現在の私たちが直面している問題がすでに指摘されていたということに驚かされる。村澤はここから，「現在の地球環境と人類の持続可能性の危機は，19世紀の西欧都市が直面した危機が世界規模で広がっていった結果」であると指摘している。

エコロジカルな問題系

2020年初頭から新型コロナウイルスの感染拡大によって引き起こされた危機は，本質的にはこれまで進められてきたグローバルな資本主義下における乱開発の表れのひとつであると，筆者は考えている。

新型コロナウイルスに限らず，エボラ出血熱，鳥インフルエンザ，SARS（重症急性呼吸器症候群）など，近年，新たな感染症が次々と流行しているが，これらの流行の一因として，地球規模の乱開発が指摘されている。乱開発によって本来の生活環境を奪われた動物たちが新たなウイルスの媒介者となり人間社会に接触し，集合化した家畜飼育施設においてウイルスが変異して人間へと感染し，人口の密集した都市において拡散したのちに，グローバルな人間の移動によって世界中へ運ばれるというルートができあがっているのである。

ある意味で，私たち人間が生態系を蹂躙する過程で生み出された現象が，頻発する新型感染症の流行として現れている。新しい感染症の流行を生み出しているのは私たち自身なのだ。これらの危機は，経済発展のみを追い求め，生態系を省みることがなかった私たちに認識の変更を迫る機会になり得るかもしれない。少なくとも，生態系の破壊が，いかなる形で私たちの生活に影響を及ぼすのかについて具体的なイメージを与えたと言えるであろう。

依存症と近代

ここで筆者は臨床心理学者の立場から，このような自然の搾取は，私たち人間という種，あるいはその「心」にも起きているのではないかと問うてみたいと思う。

近代的資本主義システムは，生産手段を囲い込み，生産を効率化していくことによって剰余価値を生み出し発展してきた。そこでは労働においても効率が重視され，次々に機械が産み出され，それを使いこなせるように順応した心身になっていくことが強いられた。また，生活時間や健康の管理なども高度化していき，労働者として規則正しく機能することが最重要課題になっている。

しかしながら，このような理想的な労働者になっていくということはいわば機械の部品として機能することに等しく，人間の自然なあり方からすると大きなストレスを受けることになったと考えられる。このストレスを解消し，さらに高度な順応をするためにさまざまな方略（娯楽や薬物など）が生み出されてきたが，それらの多くは「依存症」の原因となってもいる。

例えば，餃子とビールはともに戦後の高度経済成長期の「モーレツサラリーマン」を支えたが，それによってストレスを解消して仕事に忙殺されていくサイクルは「依存」という文脈で理解することもできる。アルコールや甘味などは経済成長の潤滑剤であると同時に，それまでの食生活の再構築を促し，アルコール依存症や摂食障害などへの依存に傾斜する可能性も開いてしまった。これはパチンコなどの娯楽についても同じことが言えるであろう。

つまり，私たちの産業社会は初めから潤滑剤として「依存」を必要とするシステムを用いているのであるが，そのシステムに過剰に順応した場合，今度は「不適応」とみなされて排除されるという逆説が存在するのである。それをストレスを解消する手段のひとつとして用いている段階では問題にされないが，常にその手段を用い続けていなければストレスを解消することができないという悪循環に陥ると，「依存症」として理解されるようになるのである。しかし，この境界は曖昧であり，その人の生活状況が過酷になれば，それだけ最も効率的な解消手段に依存せざるを得なくなるのは必然である。

本稿の読者には周知のごとく，依存症は意志が弱く自己をコントロールできないことの現れであると考えられがちであるが，実際には真面目で几帳面な人ほど陥りやすいことが指摘されている。真面目で几帳面で責任感のある人は，手を抜くことが苦手で，他人に迷惑をかけないように仕事やストレスを抱え込みがちである。このような人が，他人の力を借りずにストレスを処理する方略として，アルコールや薬物，自傷行為などに依存してしまうのである。

おそらく，近代化のプロセスにおいては人間を「労働者」としてグローバルな生産システムのなかに動員していくことが進められていったのは，日本だけではないであろう。そしてそのなかで潤滑剤としての役割を担ってきたのがさまざまな「依存」のシステムであり，アルコールや薬物，食物に対する依存などであり，視野を拡大してみれば，洗浄などの儀式に依存する強迫症状，対人関係での不安をコントロールする転換（ヒステリー）症状などもこの枠組みで捉えることができるであろう。

自己コントロールと「依存症」

このような「依存」の近代性は，臨床心理学の領域においては「二重拘束」概念で有名なグレゴリー・ベイトソン（1972）や社会学者のアンソニー・ギデンズ（1992）によって指摘されてきた。石川（2004）は両者の「依存」についての定義を「近代が要請する前提なり規範によって生み出されたものであり，『自己』は近代のフィクションである」とまとめ，自律的であることを強いるような近代的自己へのとらわれがその背景にあると指摘している。

また，ギデンズは1990年代に，近年目立ってきている依存形態として関係への依存を指摘している。そこで念頭におかれているのは，アルコール依存症の家庭などに見られるとされる「共依存」の状態であり，ギデンズはこれを自己コントロールを強いる近代的自己からの離脱であると捉えている。

しかし日本での状況を見る限り，ギデンズの指摘するような近代的自己からの離脱という動きは明確に見て取れないように思われる。日本において2000年前後に急激に注目を浴びるようになった心理－社会的現象として「ひきこもり」と「リストカット」が挙げられるが，これらはむしろ自己コントロールが極大化した状態のようにも捉えられるからである。

どちらの現象においても，彼らは対人的な接触によって傷つくことを恐れ，安心感を確保するための手段として「ひきこもり」や「リストカット」を用いるが，その行為によって対人的接触に対する恐れが解消されるわけではないため，継続的にその手段に依存することになっていく。臨床心理学や精神医学ではこれらの現象について，個人の葛藤解決能力や対人スキルの弱さ，極端な傷つきやすさなど個人内にその要因を求める傾向があるが，これらがともに2000年前後に流行しはじめたことを考慮するならば，現代の社会背景を考慮に入れて理解する必要があるだろう。

ある時代のある地域に特定の心理的症状が流行することについて，ハッキング（1998）は「生態学的ニッチ」という概念を用いて解釈を試みている。ハッキングは1887年から1909年にかけてフランスでのみ報告されていた「解離性遁走」という精神疾患を題材に，ある精神疾患が隆盛するためには，ある種の生物が生息条件を満たす場所（生態学的ニッチ）を見つけ隆盛するように，その表現形態が精神疾患として認知し受容されるような社会的条件が存在している必要があると指摘している。

この生態学的ニッチという概念を借りるならば，「ひきこもり」や「リストカット」においても，人々がそのような形で自らの追い込まれた状況を表現せざるを得ない社会状況が存在しているということ，また，そのような表現形態は現行の社会状況で生き抜くために「最適化」されたものである可能性があることを考慮に入れる必要があるであろう。なお筆者は，これらの心理－社会的現象の背景として，自己責任論の台頭，インターネットの普及，親密圏の質的変化，労働環境の質的変化などが複合的に作用して，対人場面でのリスクコントロールが極大化していっていることがあると考えている。

心理臨床の生態学的展開

ここまで，地球という資源の開発を推し進めてきた産業社会と，そこにおいて欲望を充足させるとともに，そのシステムの一部となるべく人間が自らの心身を改造してきたことを論じてきた。そして，近年増加している依存症が，グローバルな社会システムの運行を乱さないような孤立したユニットとして機能するために，他者に依存することなく自己の不安を処理するという境地に至っていることを意味すると解釈してきた。

冒頭の問題意識に立ち返るならば，このような状況が意味するのは，地球環境や社会の持続可能性が危機に瀕しているのと同じく，その開発と一体化して心身を改造してきた私たち人類の持続可能性も危機に瀕しているということである。

この問題について，臨床心理学においては明確な取り組みの方向性は示されていないものの，近年，これまでの臨床心理学の価値観を転換するような実践が注目を浴びはじめている。心理療法においては「禅」の瞑想に着想を得た「マインドフルネス」が第3世代の認知行動療法として打ち出されており，「無為自然（あるがまま）」を重視する「森田療法」が国際的に評価されるなど，自己意識による過剰なコントロールからいかに脱却するかが課題となっている。もちろん古くから精神分析が無意識に着目してきたこともここに含まれるであろう。また，別の例として，北海道浦河町の「浦河べてるの家」で始められた「当事者研究」は，近代的な自立観を問い直した新しいリカバリーの実践として国際的にも評価されている。哲学者の國分功一郎（2017）による「中動態」の概念が注目を浴びていることも，「当事者研究」への注目と関連している。これらの動向はともに，臨床心理学や精神医学において暗黙の前提とされていた近代的自己観，すなわち自己コントロールや能動性を担う自己というパラダイムを相対化するものである。

中井久夫の臨床思想

精神医学を含む心理臨床の領域において，心を社会や自然環境との関係を含み込んだシステムとして理解し，心の「自然」を回復するための臨床実践を展開してきた人物として，精神科医の中井久夫が挙げられる。

臨床心理学において中井久夫は「風景構成法」で知られているが，最も重要な業績は統合失調症の回復過程について論じた「寛解過程論」（中井，1974a, 1974b, 1976a, 1976b）であり，また本増刊号のテーマにも関わる「治療文化論」（中井，1990）などの著作群でも知られている。このように業績が多岐にわたっているのは，これから述べるように中井が身体，社会，自然環境といったさまざまな水準の出来事の束として「心」を捉えているためである。そのため，一見するとその本質を捉えることが難しいように思われるかもしれないが，根底にある思想は一貫している（その全容については本稿では触れられないため村澤・村澤（2018）を参照してほしい）。

中井の臨床思想を理解するためには，その独自の生命観について触れておく必要がある。中井が臨床実践のなかで最も重視していることは，患者のなかの自然回復力を増幅させるアプローチであるが，これは心と身体とを区別しないで，両者を包み込むような生命の流れを整えていくという発想に基づいている。このような発想の原点には，研究者としてのキャリアをウイルス学研究から出発し，中井自身も結核療養を体験していることが大きく影響を及ぼしていると，筆者は考えている。実際，中井は治療論のなかで，繰り返し結核での体験を例示しながら，自然回復力を整える工夫について述べている。

中井（1982）は統合失調症の治療論のなかで，「リズム」「テンポ」「タイミング」「調律」といった音楽に関係する言葉を多数用いている。このような比喩から浮かび上がる中井の生命観は，「さまざまなリズムを持つ旋律が絡み合いながら奏で出す音楽」というイメージで捉えることができるであろう。中井は，人間の生命過程の複雑さは単純な構造を持つ流れが組み合わさることによって成り立っていると考えている。これは著書のなかで，サイバネティクスの創始者であるウィーナーがチャールズ河の流れの複雑さについて述べた文章を引用し，それに続いて「人間の心身は，おそらくチャールズ河よりもさらに複雑であろう。外からも内からもリズムや乱流が発生し合う」（中井，1982）と述べていることにうかがわれる。そして，人間の場合「心理的リズムがこれ〔生理的リズム：引用者註〕に加わり，さらに社会的リズムが巨大な力を行使する」（同上）ために複雑さが極まるというのである。

生命的なプロセスとしての「心」

中井の生命観に立てば，一見すると何の努力もなく達成できるように思われる「自然＝あたりまえ」が，実はさまざまな生命のリズムが調和することによって維持されているということがわかる。

中井によると，生命の複雑に絡み合うリズムは，通常はお互いに干渉し合いながら，ある程度の範囲で収まっている。そして，ときおり激しい波をつくったとしても，流れ自体が大きく変わるようなことは起こらない。「きびしい条件の平衡状態がたえず“その都度”取り戻される」（中井，1982）のである。

この視点に立てば，例えば「不安」はこの平衡状態の乱れとして捉えることができるであろう，この場合はさまざまな流れを調整していくことによって再び平衡状態を取り戻させるような関わりが必要になる。私たちは乳児が泣きやまない時に身体を揺すったり，トントンと背中をさすったり，繰り返しのリズムで歌って聴かせたりすることで落ち着かせようとするが，これはリズムを整えて平衡状態を取り戻そうとする例である。大人の場合にもこのようなアプローチはありえるはずだが，今日の社会では大人は不安を自己責任でコントロールしなければならず，無理をして我慢したり，薬物やアルコールなどに頼って平衡状態を取り戻そうとしたりするのである。

また研究者の側にも，人間の「自然」の回復の重要性を認識しながらも，それを「レジリエンス」というような半実態的な力として捉えようとしたり，あるいは回復力を要素に分解して捉えようとしたりする誤謬もあるかもしれない。人間における「自然」の回復は，ある種の能力によるものではなく，複雑なリズムに調和が生まれることによって，結果的にもたらされるものであることを忘れてはならない。

中井の治療論においては，「自然」を回復するために，さまざまな水準でリズムを整えていく工夫が試みられている（中井，1982）。伝説的な精神科看護師であるシュヴィングを見習って患者に寄り添って座ることから始め，脈をとったり，患者や家族と呼吸を合わせるなど，さまざまな水準で波長合わせが行われ，結果的に心のリズムの不協和が次第に整っていくのである。

しかし，中井の眼差しは身体やそれを取り巻く家族やコミュニティでとどまるわけではなく，社会や自然，ひいては宇宙のリズムまでもがその射程に入っている。それは中井の文化論的な著作のなかでは，天理教の創始者である中山みきの辿った心理的プロセスの分析などに典型的に現れている。そこでは土地のもつ空気や，時代の空気，家庭の空気などが絡み合いながら新しいコスモロジーを想像していくプロセスが描かれている（中井，1990）。

このような捉え方は，ちょうど先ほど取り上げたハッキングの「生態学的ニッチ」という概念を裏返したものになる。「生態学的ニッチ」では，ある種の精神疾患は，気候を含む自然条件，社会的生活を送るための資源，一緒に子育てをする家族，生活を営むための都市環境などさまざまな水準のものと絡み合いながら成立するとされていた。精神疾患からの回復においては反対に，これらの条件との関係を結び直すことによって，持続可能な生命のあり方を実現していくための，新たなコンテクスト（文脈）をつくり出していくこともある。

これについて一つの示唆を与えてくれるのは，「浦河べてるの家」の活動であろう。今やこの名前はそこで生まれた「当事者研究」という手法とともに知られているが，その活動の原点は日高の昆布の販売や，高齢者の紙オムツの流通などを通した町の再生と一体であったことを忘れてはならない。自然と町と人間との関係を結び直すような活動が，やがて「精神症状」と呼ばれて異物化されていた「自然」を中心にすえた，新たなコスモロジーを生み出していったと考えるべきではないであろうか。

おわりに

先にも登場したベイトソンもまた中井と同じようにウィーナーのサイバネティクス理論の影響を受けつつ「心（mind）」についての理論を構築した人物である。彼の「二重拘束」の概念のみに着目すると，その本質は見えにくくなるが，その「心」の捉え方は，中井のそれと重なる部分が多い。

ベイトソン（1972）は，「心」を外界から孤立しているものとして捉える二元論的な捉え方を批判し，それを環境（あるいは物）と生物（時として物）とのあいだで情報を変換していきながら進展していくサイバネティックなプロセスとして提示している。たとえば，私たちがギターを奏でる時，はじめに弾いた音を聴きながら次の音を調整するということを繰り返し，やがてそれがメロディになっていくようなプロセスを想像すると良いであろう。ここでは指，弦，音，鼓膜といった，身体と物とが結ばれ合った回路を構成しており，この回路を巡っていく螺旋状のプロセスを通してメロディが奏でられていく。これまであまり指摘されてこなかったが，ベイトソンの「心」についての捉え方は，中井が「心」を音楽的なプロセスとして捉えたことと本質的に重なり合うと，筆者は考えている（しかし，本稿では両者の思想の関連性について検討する余裕はないので，これについては別の機会に論じたい）。

ベイトソンは，晩年になって自身の研究を「精神（心）の生態学（ecology of mind）」と称するようになったが，この言葉は中井久夫の臨床思想を言い表すものでもあるともいえるだろう。この「エコロジー」という言葉には，環境保護という意味と，生態系という意味とが二重化されている。ここから出発することは，冒頭で論じたような地球環境や私たちの「心」の持続性の危機を回避するための一つの解法ではないかと，筆者は考えている。開発と発展（そのネガとしての破壊と搾取）を支えてきた価値観を転換し，生命的なプロセスとしての「心」を取り戻すことが必要なのである。

最後に，ベイトソン（1972）が1970年にハワイ大学の「人間とエコロジー研究委員会」を代表して表明した「証言書」を紹介したい。その目的は，州と大学に環境問題に対応する施設の設置を求めるものである。そのなかでベイトソンは，環境問題の背景にあるものとして，次のような現代人のあり方に根本的な変容を求めている。

a．われわれと環境を対立させて捉える思考
b．われわれと他の人間とを対立させて捉える思考
c．個人が（あるいは個々の企業や国家が）重要であるとする心
d．環境を一方的unilateralに制御することが可能であり，また目指すべきだとする思い
e．われわれは限りなき“フロンティア”を進んでいるという楽天主義
f．経済がすべてを決定するという“常識”

g．テクノロジーが解決してくれるという無責任

(Bateson, 1972)

この主張を見る限り，私たちはまだ一歩も進んでいないのかもしれない。

この主張はこれからもなお，私たちが「心」と地球環境の持続可能性を考える上で重要な指針になるであろう。

●付記

本研究は科研費（20K02206）および（19K02534）の助成を受けたものである。

◉文献

Bateson G (1972) Step to an Ecology of Mind. Chicago and London : Originally Press.（佐藤良明 訳 (2000)「自己」なるもののサイバネティックス――アルコール依存症の理論．In：精神の生態学．改訂第2版．新思索社）

Giddens A (1992) The Transformation of Intimacy : Sexuality, Love and Eroticism in Modern Society. Cambridge : Polity Press.（松尾精文，松川昭子 訳 (1995) 親密性の変容――近代社会におけるセクシュアリティ，愛情，エロティシズム．而立書房）

Hacking I (1998) Mad Travelers : Reflections on the Reality of Transient Mental Illnesses. Virginia : University Press.（江口重幸，大前晋，下地明友，三脇康生，ヤニス・ガイタニディス 訳 (2017) マッド・トラベラーズ――ある精神疾患の誕生と消滅．岩波書店）

石川昭見 (2004) 嗜癖とジェンダー．名古屋市立大学大学院人間文化研究科「人間文化研究」2 ; 125-140.

國分功一郎 (2017) 中動態の世界――意志と責任の考古学．医学書院．

村澤真保呂 (2021) 都市を終わらせる――「人新世」時代の精神，社会，自然．ナカニシヤ出版．

村澤真保呂，村澤和多里 (2018) 中井久夫との対話――生命，こころ，世界．河出書房新社．

村澤和多里，山尾隆則，村澤真保呂 (2012) ポストモラトリアム時代の若者たち――社会的排除を超えて．世界思想社．

中井久夫 (1974a) 精神分裂病状態からの寛解過程――描画を併用せる精神療法を通してみた縦断的観察．In：分裂病の精神病理 2．東京大学出版会，pp.197-214.

中井久夫 (1974b) 分裂病の発症とその転導．In：分裂病の精神病理 3．東京大学出版会，pp.1-58.

中井久夫 (1976a) 分裂病の慢性化問題と慢性分裂病状態からの離脱可能性．In：分裂病の精神病理 5．東京大学出版会，pp.33-66.

中井久夫 (1976b) 分裂病者における「焦慮」と「余裕」．精神神経学雑誌 78-1 ; 58-63.

中井久夫 (1982) 精神科治療の覚書．日本評論社．

中井久夫 (1990) 治療文化論――精神医学的再構築の試み．岩波書店．

東畑開人 (2020) 平成のありふれた心理療法――社会論的転回序説．In：森岡正芳 編：治療は文化である――治癒と臨床の民族誌（臨床心理学増刊第12号）．金剛出版，pp.8-26.

心理臨床の身体論的転回

のまこころクリニック
野間俊一

心理臨床における身体

私たちがつねに身体を携えて生きている以上，どんな心理臨床場面においても身体への配慮が欠かされることはない。面接でのクライエントの姿勢や仕草や表情や声色に注意し，セラピストはクライエントとの望ましい体と体の間合いを計りながら，視線を向け言葉を投げかける。意識的にせよ無意識的にせよ，心理臨床家はつねに，クライエントと自分自身の身体を感じつつセラピーを行っているはずである。

もっとも，前世紀において技法としての心理療法が誕生し洗練されてきた過程を振り返ると，身体は脇へ置かれてきたようにも思われる。心理療法の基礎を確立した精神分析療法においては言語的解釈による無意識の意識化が軸となっており，その後，実証性から重視されるようになった認知行動療法でもまた，言語化された認知内容に焦点が当てられている。それぞれの心理療法過程において身体の意味合いはけっして少なくはないと想像されるが，それが前面に出されて議論されることは少なかった。今世紀に入って，マインドフルネスへの注目に代表されるように，身体に直接アプローチする技法に関心が集まるようになった。とくに，トラウマ治療の領域においてその傾向が見られる。

心理臨床において身体をいかに扱うべきかという問いは，じつはけっして「精神か身体か」という単純な二者択一の問題ではない。この問いに答えるためには，私たちが精神と身体を同時に持ち，精神と身体とでもって生きているという意味を明確にする必要があるだろう。身体を見直すということは，同時に精神を見直すことを意味する。そのためには，私たちがこれまで慣れ親しんできた考え方，すなわち，理性ある単一の近代的自我を前提として，自我の背後にある無意識や自我と併存する身体を想定するという構図自体を疑ってみる必要があるのかもしれない。

前世紀初頭のドイツに，ユニークな心身論を展開し，のちに「心身医学の父」と称されるようになったゲオルク・グロデック（Georg Groddeck）という臨床家がいた。本稿ではまず，グロデックの「エス」の概念を振り返ることで，身体についての問題を提起する。その上で，近年の身体的アプローチを概観しながら自我と身体との関係を検討することによって，心理臨床における身体の問題をあらためて考えてみたい。

グロデックの「エス」再考

グロデックは，S・フロイト（Sigmund Freud）の「エス」概念の創始者として知られているが，そもそもはドイツ，バーデン＝バーデンで温泉治療院を経営し，独自のマッサージ，温浴療法，食餌療法を用いて癌などの慢性の難治性身体疾患の治療に当たっていた内科医である（グロデック・野間，2002）。グロデックは50歳を過ぎてから精神分析を知って感銘を受け，1917年以降頻繁に10歳年上のフロイトに手紙を書いては自らの「エス」思想を説き，その結果，1920年にフロイトはグロデックの思想に触発されて『自我とエス』を公にして，「エス」「自我」「超自我」からなる自身の構造論を世に問うたのである。

じつは，グロデックの説いた「エス」はフロイトのそれとは異なり，いたってシンプルな思想を背景としている。すなわち，精神と身体には本質的な区別はなく，私たちは精神や身体の背後にある「エス」という未知なる力によって生きられていると，考えたのである。「エス（Es）」とは，ドイツ語の三人称単数の指示代名詞を名詞化したものであり，英語なら「it」に当たる。「es」は英語の「it」と同様に非人称動詞の主語として用いられることから，グロデックは生命現象の未知なる主体として「エス」の語を選んだ。心理構造の一部としてのフロイトの「エス」とは，似て非なるものなのである。

精神や身体に見られる私たちのあらゆる生命活動は，無形の「エス」というものが何らかの形をとって現れた表現形態であるがゆえに，身体疾患の症状もまた，ヒステリーの症状と同様に何かを象徴していて，その人が生きる営みと本質的に結びついているという。そして，治療者が意図的に「治療（treatment 取り扱うこと）」ができるものは患者の意識だけであり，患者の無意識や身体を癒そうとすれば，治療者は患者のエスの言語を理解してそれを話せねばならず，そのためには治療者は患者を「治療」するのではなく，患者に「奉仕」（「セラピー」の語源）することによって，患者の「回復への抵抗」に気づかねばならないと説いた。

「エス」という一つの生命体としての主体を仮定し，その主体そのものがよりよく生きることが心理療法の目的だとあらためて考えてみると，さまざまな心理療法は治療者の特性に応じて千差万別ではあるが，いずれも結局はエスへ働きかける一つの手法だと考えることができる。心理的葛藤への洞察も，偏った認知の修正も，すべてはエスに届かなければ効果は期待できず，逆にエスに働きかけるものであれば，クライエントの生命力が活性化されてその人らしい生き方へと向かうことができるはずである。

グロデックの思想は素朴で直感的なものだが，心理臨床の本質を言い当てているように思われる。治療者が自らのエスでもってクライエントのエスを動かすのだというイメージを持つことによって，小手先の技法論に陥ることも，流派にこだわることも避けることができるかもしれない。

心理臨床における
身体へのアプローチ

先に述べたように，20世紀は精神分析と認知行動療法という「言語を介した理性的な」治療法が心理療法の柱だったが，そのような言語中心主義への反動なのか，21世紀に入って身体へのアプローチに関心が集まるようになった。そのいくつかを概観しておきたい。

マインドフルネス

その代表が，禅仏教の瞑想が心理療法へと技法化された「マインドフルネス」である。「意図的に，判断を加えることなく，今この瞬間に注意を向ける」（藤田，2016）というこの手法は，20世紀半ばにアメリカで注目された仏教の修行手段が，「マインドフルネス・ストレス低減法（Mindfulness-Based Stress Reduction：MBSR）」や「マインドフルネス認知療法（Mindfulness-Based Cognitive Therapy：MBCT）」として臨床応用されたものであり，わが国では2010年以降に協会や学会が設立されてから，マインドフルネスという言葉が一般市民にも浸透するようになった。特徴的なのは，マインドフルネスの臨床効果が，多数の脳画像研究によって次々に示されたことである（貝谷ほか，2016）。今世紀初頭の脳科学の進歩と身体への回帰の気運が合致したということなのだろうか。

臨床マインドフルネスでは，呼吸への注意，足先から順に体の状態に注意を向ける「ボディ・スキャン」，歩行瞑想，食べる瞑想（「レーズン・エクササイズ」）など，自分の身体感覚に注意を向け，それを感じていることをなんの評価もせずに意識するという二重意識状態を保つことが重要とされている。日常では感じることのない自己身体の反応にあらためて気づくという体験は，身体を生きているという当然の事態の再発見でもあり，グロデックの言葉を借りれば，「エス」の声を聴く行為でもあるのだろう。臨床マインドフルネスの効果がまず疼痛性障害で示されたというのは，末梢での感覚と脳での受容のアンバランスが是正できたということなのかもしれない。

マインドフルネスは，境界性パーソナリティ障害の治療法である弁証法的行動療法（Dialectical Behavior Therapy : DBT）に組み込まれていることで知られているが，トラウマ治療として段階的に身体的スキルを身につけていくセンサリーモーター・サイコセラピー（Sensorimotor Psychotherapy : SP）（Ogden et al., 2006）でも理論的基盤にマインドフルネスがあり，SPの考え方と手法は構造的解離理論による解離性同一性症治療（Fisher, 2017）にも引き継がれている。

ポリヴェーガル理論

副交感神経の迷走神経には，安定した社会機能を維持する腹側迷走神経と身体機能を麻痺させる背側迷走神経の2種類があることを発見したステファン・W・ポージェス（Porges SW）（2018）による，自律神経系の活動からストレスへの対処メカニズムを説明する理論。ポージェスは解離症状を，背側迷走神経活動の亢進による原始的な反応であると考え，さらにこのときにストレス刺激を感受するのは意識的な知覚（perception）ではなく意識下の自律神経活動と理解し，これをニューロセプション（neuroception）と名づけた。人は安全を感じて他者と友好的に交流する際は腹側迷走神経の活動が活発になり，危険を感じて闘争－逃走反応が生じると交感神経優位になって全身は警戒モードになり，さらに大きな危険を感じた際には背側迷走神経が活発化して凍りつき，麻痺，健忘といった擬死反射と同様の解離反応が生じるとされる。

ポリヴェーガル理論に基づいた心理療法としては，自分がどのような場面でどの段階の自律神経反応が生じるのかをマッピングし自覚した上で，安全を感じて腹側迷走神経優位になるようなエクササイズを行ったり環境を整備したりする技法が推奨されている（Dana, 2018）。やはりポリヴェーガル理論を前提に，よりシステマティックに身体感覚へアプローチする技法として，ピーター・A・リヴァイン（Levine PA）（2010）の開発したソマティック・エクスペリエンシング（Somatic Experiencing : SE）がある。

自我機能の脆弱化と身体

今世紀になって注目されているいくつかの身体療法に共通しているのは，身体感覚を言語的に記述したり解釈を与えたりせず，そのままの感覚を感じるということを重視している点であろう。「私が身体を感じている」のではなく，ただ非人称的に「身体が感じられている」という事態を受け入れることが重要なのである。感じている主体は理性的な自我としての「私」なのではなく，あえて言えば，グロデックの言う「エス」ということになるのだろう。

近年身体療法が注目されているのは，20世紀とは主体のあり方が変わってきたせいではないか。重篤なトラウマ患者の場合，トラウマ記憶そのものを意識的に扱うだけの自我機能レベルにないことから，背側迷走神経が亢進し原始的な身体反応が生じると考えられるため，安全感を回復するような身体的アプローチが必要なのは頷ける。しかし，明らかなトラウマ患者に限らず広くこのような身体的アプローチが今日求められているのだとすれば，もしかすると，20世紀に精神療法の前提とされていた堅固な自我機能が，近年になって揺らいでいるのではないだろうか。

今世紀に入り，自閉スペクトラム症と解離症が話題になることが多い。両病態は，経験主体としての自我が明確でない点と，外傷体験に対して脆弱でフラッシュバックを起こしやすい点で共通している。管理主義を背景とした社会の硬直化と「大きな物語」の消失によって，自我機能を育む土壌が脆弱になり，身を守るための自閉的孤立と原始的反応である解離が生じやすくなっているのかもしれない。

自我機能が脆弱化した人たちは，自己存在の意味が自明には感じ取れず，つねに危うい雰囲気の中で現実感なく生きている。近年さまざまな行動嗜癖が増えているが，これは危うさをなんとか生きようとする本人なりの不器用な対処法なのだろう。そのような生きづらさを抱えるクライエントに対して，堅固な自我を前提とした洞察療法や認知修正プログラムを提案しても，本人にとっては苦痛な作業と受け取られるかもしれない。

社会は「大きな物語」を失ったが，これは見方を換えれば，多様性を尊重するという健全な変化を意味している。価値基準の多様な現代においては，価値観の異なるそれぞれの場面に即座に動揺することなく適応せねばならず，ここで求められているのは，前世紀の心理学の前提であったような堅固な自我機能なのではなく，さまざまな場面に合わせて柔軟に変化する自我機能なのだろう。それを可能にするのは，どのように自我が変わっても基底に存在する身体の安定性であり，すなわち，「エス」の安定性なのではないだろうか。

身体に根差した心理臨床へ向けて

すべての身体的アプローチが必ずしもクライエント－セラピスト関係について言及しているわけではないが，じつは治療的な信頼関係が構築されないと身体的アプローチそのものが侵襲的になる危険を孕んでいるため，治療関係は極めて重要である。安心できる関係の構築はあらゆる心理療法の大前提になるものだが，クライエントの身体感覚に敏感になることによって，セラピストはクライエントが進むべき方向性を自らの身体を通して直観できる可能性がある。

どんな心理療法を行うにせよ，クライエントの意識・無意識の背後にあり身体的側面をも含む「エス」というものの存在を仮定して，「エスが何を求めているのか」ということをつねに思い描きながら治療に当たることは，自我機能の不安定な現代に求められている治療姿勢のように思われる。

◉文献

Dana D (2018) The Polyvagal Theory in Therapy : Engaging the Rhythm of Regulation. W.W. Norton & Company Inc.（花丘ちぐさ 訳 (2021) セラピーのためのポリヴェーガル理論——調整のリズムとあそぶ．春秋社）

Fisher J (2017) Healing the Fragmented Selves of Trauma Survivors. Routledge.（浅井咲子 訳 (2020) トラウマにより解離からの回復——断片化された「わたしたち」を癒す．国書刊行会）

藤田一照 (2016) マインドフルネスと無心——無心のマインドフルネスに向かって．精神療法 42-4 ; 469-475.

G･グロデック，野間俊一 (2002) エスとの対話——心身の無意識と癒し．新曜社.

貝谷久宣，熊野宏昭，越川房子 編著（2016）マインドフルネス——基礎と実践．日本評論社．
Levine PA（2010）In an Unspoken Voice : How the Body Releases Trauma and Restores Goodness. North Atlantic Books.（池島良子，西村もゆ子，福井義一，牧野有可里 訳（2016）身体に閉じ込められたトラウマ——ソマティック・エクスペリエンシングによる最新のトラウマ・ケア．星和書店）
Ogden P, Minton K & Pain C（2006）Trauma and the Body : A Sensorimotor Approach to Psychotherapy. W.W. Norton & Company Inc.（日本ハコミ研究所 訳（2012）トラウマと身体——センサリーモーター・サイコセラピー（SP）の理論と実践．星和書店）
Porges SW（2018）The Pocket Guide to the Polyvagal Theory : The Transformative Power of Feeling Safe. W.W. Norton & Company Inc.（花丘ちぐさ 訳（2018）ポリヴェーガル理論——心身に変革を起こす「安全」と「絆」．春秋社）

好評既刊

Ψ金剛出版　〒112-0005 東京都文京区水道1-5-16　Tel. 03-3815-6661　Fax. 03-3818-6848
e-mail eigyo@kongoshuppan.co.jp　URL https://www.kongoshuppan.co.jp/

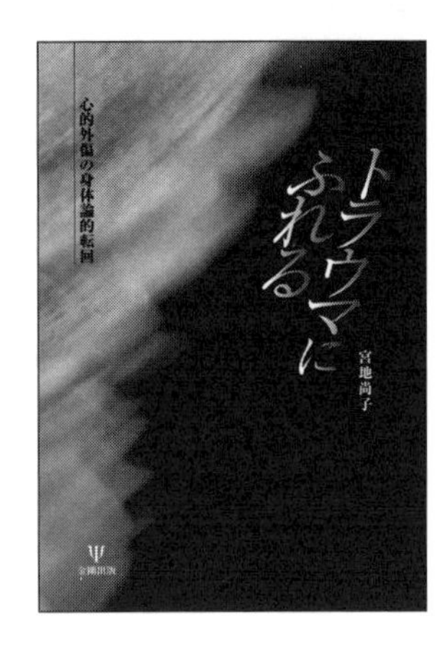

トラウマにふれる

心的外傷の身体論的転回

［著］宮地尚子

心は震え，身体はささやき，そして人は生きていく。
薬物依存，摂食障害，解離性同一性障害，女性への性暴力，男児への性虐待をはじめとした臨床現場の経験知から，中井久夫，エイミー・ベンダー，島尾ミホ・敏雄との対話からなる人文知へ。傷を語ることは，そして傷に触れることはできるのか？　問われる治療者のポジショナリティとはいかなるものか？　傷ついた心と身体はどのように連動しているのか？——傷ついた心と癒されゆく身体，その波打ち際でトラウマと向き合う精神科医の，思索の軌跡と実践の道標。　定価3,740円

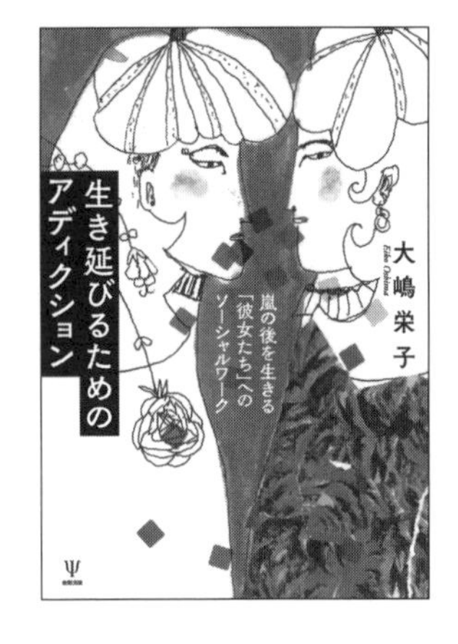

生き延びるためのアディクション

嵐の後を生きる「彼女たち」へのソーシャルワーク

［著］大嶋栄子

男性依存症者を中心に組み立てられてきたアディクション治療プログラムから排除されてきた女性たちが抱える「問題」は，決してアディクションだけではなかった。この難題を解決すべく研究と実践を繰り返すプロセスのなかで到達した脱医療的実践としての支援論は，女性依存症者に共通する四つの嗜癖行動パターンと三つの回復過程モデルを導き出す。あまりに複雑な回復をたどる「彼女たち」，想像を絶する不自由を生きる「彼女たち」，ずっと救われてこなかった「彼女たち」……身体と生活を奪還する「彼女たち」と共に生き延びるためのソーシャルワーク実践論。　定価3,960円

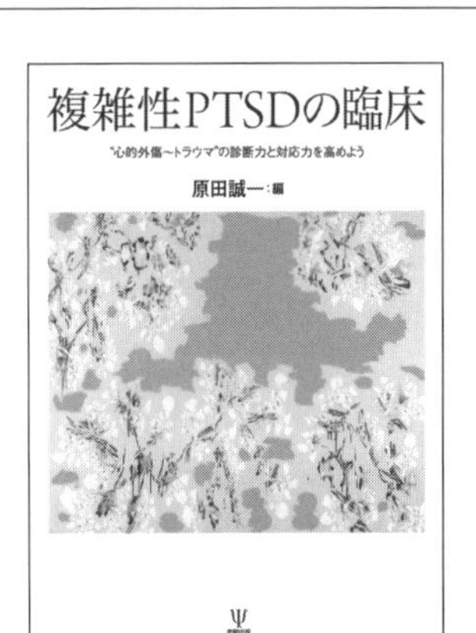

複雑性PTSDの臨床

“心的外傷～トラウマ”の診断力と対応力を高めよう

［編］原田誠一

複雑性PTSD（CPTSD）は，いよいよ国際疾病分類（ICD-11）における公式診断として登場することになり，わが国のトラウマ臨床において，そして一般の臨床においても広く使われることが予想される。本書は，CPTSDに関する基礎知識から臨床応用までを網羅した，現在数少ない本格的な臨床書である。昨今，日常臨床において，親による心理的・身体的虐待や学校でのいじめ・体罰，各種ハラスメントなど，CPTSDと関連性の深い事態・病態が多く見受けられるが，本書は現場で対応の難しいケースについて治療への有効なヒントを提供することだろう。　定価3,960円

価格は10%税込です。

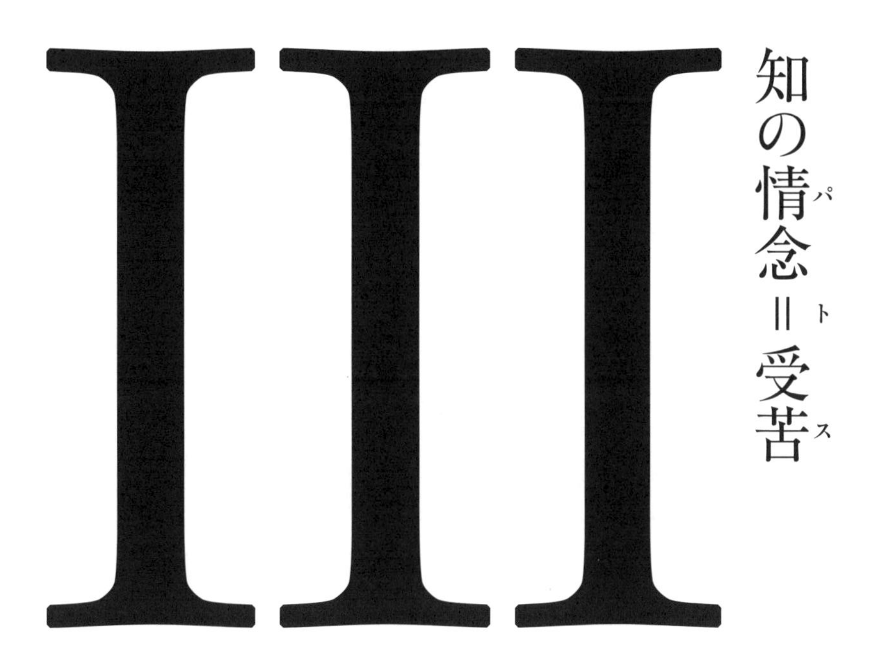

III 知の情念＝受苦（パトス）

心理学の情動論的転回（affective turn）
スピノザからヴィゴツキー

元佛教大学
神谷栄司

はじめに

ヴィゴツキーが心理学の学徒として研究を行ったのは，1924～34年のわずか10年余りであった。しかも，彼の研究の特徴の1つは，ある事柄を取り上げるとき，それを可能な限りあらゆる事実的連関や理論的連関のなかで考察することにあったので，直近に結実する理論的立場と，さらにその先をゆく理論的立場とが，同時に併存する研究が見られ（とくに「覚え書き」や手稿のなかで），彼の研究の歴史を詳細に時期区分することには，困難を伴うことが多い。

しかし，あえて大まかな時期区分を示せば，次の2つを取り出すことができるであろう。

①1930年，31年の『行動の歴史に関する研究――猿・未開人・子ども』（Выготский, Лурия, 1930/1993［大井・渡辺 監訳，1987］）と『高次心理機能の発達史』（Выготский, 1931/1983［柴田 監訳，2005］手稿）とに結実した歴史主義心理学[註1]の時期。

この理論において心理およびその発達に与る主たるものは，人間の外側にある道具，記号，典型的・究極的には，ことばである[註2]。

②スピノザを吸収し，自己の心理学を再編しようとした時期。

ほかならぬスピノザの吸収であったのは何故なのかについては，いくつかの理由がある。

（1）個々人の心理現象を対象にする具体心理学には，スピノザが解明したような「感情－知性」の複雑な関係が必要であること，（2）そうした関係を淵源とする，心理システムの概念を理論的に整理すること，（3）いまなお支配的なデカルト『情念論』を乗り越える情動論を構築するうえでスピノザが不可欠であること，（4）全体として，これらを通して，種々の応用心理学とそれを受けとめるより高次な一般心理学（Выготский（1927/1982［柴田ほか 訳，1987］））とを構成すること，であろう[註3]。

具体的人間のドラマと心理システム

筆者の知る限りでは，心理学の方法論的基礎に影響を与える形で，ヴィゴツキーが最初にスピノザに言及したのは，「1929年覚え書き」（発掘者によって「人間の具体心理学」と名づけられている）である。

この「覚え書き」に記された次の言説は，自身が1930年，31年に書こうとしていた心理学への不満足を先取り的に告白したものであろう。

「私の文化的発達の歴史は，具体心理学の抽象的研究である」（Выготский, 1929/2003, c.1030［土井・神谷 監訳，2012, p.279］）。

この言説は覚え書きという性格のものである

から，当然，多義的な解釈を許容している。だが，当時ポリツェルが提唱した「具体心理学」は記述心理学の流れとも関連をもち，ヴィゴツキーは，それを取り入れるには自己の歴史主義だけでは適わない，と自覚した。ここにスピノザが必要となったのである。

ポリツェルは抽象心理学批判を展開しつつ具体心理学を提唱した。ブント以来の従来の心理学は，内観心理学であれ，生理学的な客観心理学であれ，抽象化による「心理学的実在論」と特徴づけられ，類としての心理・心理機能は課題とするものの，具体的個人の心理を見落としている。つまり，ポリツェルが批判したのは抽象心理学，三人称の心理学，メタ心理学であり，彼が提起したのは具体心理学，一人称の心理学，真の心理学であった。ポリツェルのラディカリズムはあたかもそれまでに存在したすべての心理学を批判し，人間心理の具体性の欠如を告発したかのようであった。ヴィゴツキーの先の言説「私の文化的発達の歴史は，具体心理学の抽象的研究である」は，ポリツェルの所説がヴィゴツキーにも響くものがあったのであろう[註4]。

ヴィゴツキーの「1929年覚え書き」では，これらのうち，主として「心理学の人間化」と「ドラマの用語による心理学」とが不可分なものとして取り上げられている。この「覚え書き」の枠内での結論を先回りして言えば，この2つの概念は，マルクス（歴史主義）とスピノザとの内的連関を含意している。

①まず，「人間化」が意味するものは，高次心理諸機能とそれらの関係の背後には，発生的には「社会的諸関係，人たちの現実的諸関係」が存在すること，言いかえれば，「〔心理学的に解釈された〕マルクスの言い換え。人間の心理学的本性は，内側に転化され，人格の諸機能と人格構造の諸形式とになった，社会的諸関係の総体である」（Выготский, 1929/2003, c.1023［土井・神谷 監訳，2012］）。マルクスのフォイエルバッハに関する第6テーゼを心理学的に解釈したものが，ヴィゴツキーにおいては，心理学の人間化でもあった[註5]。

②さらに，ドラマとドラマに関連する人間化とは，次のように述べられている。

> ドラマ：「心理学＝ドラマについてポリツェルを参照すること。具体心理学とディルタイ（シェイクスピアについて）は一致している」（Выготский, 1929/2003, c.1030［土井・神谷 監訳，2012, p.277］）
>
> 心理学の人間化：「ドラマは，有機体的には不可能な，内的闘争に満ちている。つまり，人格の力動はドラマである。夢のなかで妻は裏切った（オセロ）――殺人，つまり悲劇。ドラマはたえずそのような連関をもつ（義務と感情，情念など）。そうでなければ，ドラマは，つまりシステムの衝突は，成り立たない。心理学は『人間化』される」（Выготский, 1929/2003, c.1030［土井・神谷 監訳，2012, pp.277-278］）

ここで重要なことは，ドラマが心理システムの衝突として描かれ，この心理システムこそスピノザにも淵源をもつものなのである。つまり，ドラマについて論じる途中で，ヴィゴツキーは次の図式を描いている（図1）。

この図式にいくらかの解説を加えるなら，この「覚え書き」では，「ヒエラルヒーI」つまり思考が情念の主人であるのはスピノザに由来し，「ヒエラルヒーII」つまり思考が情念の下僕であるのはフロイトや芸術家に由来するとされているが，後のヴィゴツキーの論文で述べられているように（Выготский, 1935/1983［柴田・宮坂訳，2006］参照），実はどちらもスピノザに由来するのである。もし人間のもつ心理システムが「思考が感情の主人である」だけならドラマは起こらないし，また逆に，「思考が感情の下僕で

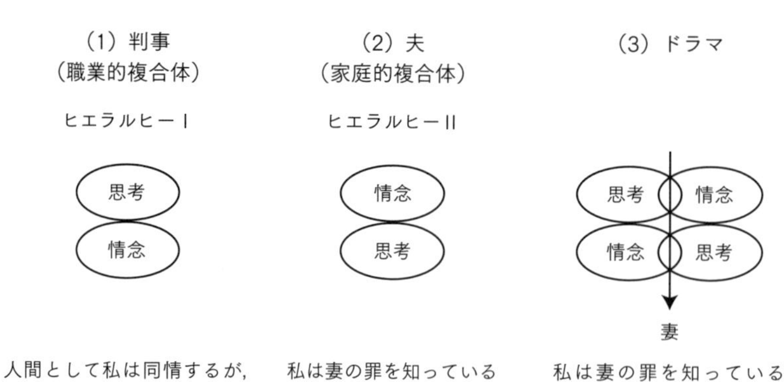

図1　心理システムの衝突としてのドラマ

ある」だけでも，ドラマは起こらない。ドラマは，この場合，スピノザに由来する「思考と感情のシステム」同士の衝突から誕生するのであり，それによって真の意味での心理学の人間化が実現されるのである。

こうして，情動論へのターンは，ヴィゴツキーの場合，「情動と思考との（心理システム的）諸関係」へのターンであった。

歴史主義をテコにした機能と構造の解明

すでに述べたように，ヴィゴツキーの「1929年覚え書き」においては，マルクス（歴史主義）とスピノザとの内的連関は，心理学の人間化とドラマ，それらを支える心理システムにあった［註6］。

層理論と心理システム──情動・失語症・統合失調症の問題

歴史主義と心理システムとの連関を如実に顕わにしたのは，高次心理機能の「発達と崩壊」の問題，つまり，層理論（ジャクソンら）と心理システムの関連づけの問題である。

ヴィゴツキーが用いる層理論はジャクソンの神経学やクレッチマーの病理学をもとにしたものであり［註7］，層理論は，「上層は高級で下層は低級であり，精神神経病のときには上層の働きがなくなり，下層の働きがあらわれると考える。上層は抑制，調節をしているものであり，下層は盲目的発動力である」（西丸，1974/1985），と問題を二重に捉えている。ヴィゴツキーはこれを上層への発達と下層への崩壊として統一的に捉え，しかも，心理システムそのものの「発達と崩壊」と考えたのである。

たとえば，失語症においてはことばの崩壊と想像力の崩壊とが関連的に捉えられている［註8］。

また，統合失調症の心理学的研究においては，ヴィゴツキーは，精神医学が統合失調症患者の現実の意識の変化や人格の自己意識の変化にもっぱら関心を寄せ，思考形式の変化の研究を忘れていることを批判する。この思考形式の変化，さらに思考の形式と内容の相互関係こそ統合失調症を分析する機軸となるものであった。その点で，統合失調症患者の思考と原始的・古代的思考との相互関係に注目したシュトルフや，統合失調症患者の思考の形象とシンボルの豊かさ，直観的形式での心的体験の描写をその本質的特徴とするブロイラーを踏まえつつ，ヴィゴツキーは自己の観点を切り拓いている。統合失調症は概念の崩壊をもたらし，思考形式としては概念的思考から複合的思考への後退をもたらす。それはちょうど，自己意識と概念の形成，それを中核とした心理システムの形成がなされていく13歳の危機以降の長期に亘る発達を，概念の崩壊を軸に逆向きに後退させているかのようである（神谷，2010［第II章3節を参照］）。

発生的・機能的・構造的諸次元の統合
――「内言」論の場合

その後，ヴィゴツキーは「発生的方法」（歴史主義）を堅持しつつも，現実が提起する心理学的問題を扱うために，機能的，構造的観点をも重視するようになった。

すなわち，ヴィゴツキー理論はたんなる発生的心理学であるのではないし，また，発生的次元から構造的次元に移行したわけでもでもない。「発生的，機能的，構造的」という3つの次元を統合した考察方法のなかに，心理学の危機から脱出する活路が見出されたように思われる。その典型的な事例は，ヴィゴツキーが人生の最後に書いた「内言」論（Выготский，1934/1982［柴田 訳，2001］［第7章，および，筆者の編になるヴィゴツキー・ポラン（2019）を参照］）である。そこでは，自己中心的言語（独り言）の減少と内言の成長という発生的次元，他者に向けたことばとしての外言と自己に向けたことばとしての内言という機能的次元，内言の圧縮され欠落していく形相的側面と激しく膨張していく意味的側面との相互依存と対立という構造的次元の，3つの次元が不可分なものとして統合的に捉えられている。

以上のように，歴史主義（発生的方法）は，ヴィゴツキーの方法の有機的な一部であるが，スピノザをも源泉とする心理システム論や機能・構造論と連関づけられて豊かにされている。これは，一般心理学が応用心理学となり，応用心理学がより高次の一般心理学を産み出すことにつながる，子ども・人間を対象にした種々の実践に呼応しようとするものであった。

デカルトを乗り越えて，より全体的な人間研究へ

スピノザに導かれつつヴィゴツキーが行った理論活動は，1931～33年における未完の手稿『情動に関する学説』（Выготский，1933/1984［神谷ほか 訳，2006］）の執筆に及んだ。わざわざ「及んだ」と書いたのは，この手稿において，ヴィゴツキーは，一世を風靡していたジェームズ－ランゲ身体情動理論の背後にデカルト哲学があること[註9]，さらに，生理学から身体情動理論への批判を成し遂げたキャノン－バード理論もデカルト哲学の枠内にあることを見抜き，デカルトを，とくに彼の『情念論』を真正面から批判的に検討することが，情動の本質の究明にとって不可欠である，と考えるようになったからである。この手稿に関連した要点を簡単にまとめておこう。

①心身並行論，心身相互作用論は，デカルト情念論の屋台骨である。デカルトは精神（思考）と物質（延長）を峻別することによって，形而上学から科学を解放したが，この枠組においては，感情をうまく説明することができなかった。感情は身体と精神とのどちらの領域にも関係するからである。そこで感情が生まれない平常な状態では，心身は交わらずに並行して進むが，感情が発生するときには一時的に身体と精神が相互作用する。しかし，これが生まれるのは脳内の松果腺の働きによるものであると言うに及んで，デカルトの明晰さは失われる。これがスピノザによる批判であった。このことを踏

まえながら，ヴィゴツキーは，スピノザが示唆するものは精神と身体の諸関係を捉えるときには「生命」の概念が必要となることである，と考えた。「覚え書き」から抜粋しておこう——「心身問題：情念における生命との関連」「デカルトの場合，心は生命の外側にある」「スピノザの場合には，生命における心の役割である」「生命を保存することは，情念の基本的使命である。生命を変化させることは，意識の基本的使命である」。そして，次のようにまとめている。「心理的なものは生命の外側では存在しない。心理的なものは生命の一部であり，生命の独特な形式（種，類）である。これは，そもそもの始めから，並行論［…］や相互作用［…］と絶縁している」（Выготский, 2018, с.270-271）。

②ヴィゴツキーのきわめてユニークなテーゼの1つは，スピノザの見地から現代の神経生理学を検討すること，ならびに，スピノザを現代の神経生理学の見地から検討すること，である（Выготский, 1933/1984, с.101-102［神谷ほか 訳，2006, pp.18-19］）。この場合，現代の神経生理学のうちで念頭におかれているのは，ジャクソンらの「層理論」であろうし，それをあえて，スピノザ自身の言説と対応させてみると，『エチカ』の次の定理の備考に該当するであろう——「私たちは誰しも，自己自身と自己の感情とを明瞭・明晰に認識する能力を有し，それゆえに，絶対的ではないにせよ少なくとも部分的には，感情に由来する苦悩をより小さくする能力を有するのである」（『エチカ』第5部定理4備考）。

③『情動に関する学説』（Выготский, 1933/1984［神谷ほか 訳，2006］）19章は，情動の説明心理学と記述心理学の問題にあてられている。大まかに述べると，ヴィゴツキーの考えは次のものである——この2つの心理学（ジェームズ－ランゲ理論のように低次の情動を身体的情動理論として生理学的に説明する心理学と，高次の情動を記述し了解するディルタイらの記述心理学）は，デカルトの延長と思考の二元論のそれぞれに哲学的根源をもち，それぞれが不十分さを免れ得ないが，スピノザは2つの心理学のそれぞれにないものを持っている。つまり，「記述心理学と説明心理学との統一」がスピノザの哲学には含まれている。ディルタイの「概念におけるシェイクスピア」の規定との違いなどいくつかの論述を省略するが，「スピノザの中心点は，（ゲーテによれば）概念の言葉へのシェイクスピアの翻訳である」という「覚え書き」なかでヴィゴツキーが述べた句（Выготский, 2018, с.261）に，記述と説明との統一がよく表されている。具体的にいえば，卑俗な感情と高尚な感情，この両感情のなかで揺れ動く感情，それらから苦しみと喜びを得る人間たちを形象的に味わいうる，そのようにシェイクスピアが描いたものを概念によって表現し説明する——これがスピノザの中心にあると言うのである。

それ以外にも特徴的なものはあろうが，以上の3点は代表的な論点であり，それらすべてが人間の全体的研究に流れ込んでいく。それはちょうど，まだ哲学に転じる前のカール・ヤスパースが，精神医学は「一人一人の人間全体を問題」にし，「人間全体を取り扱う」ものであるが，そのために精神病理学から「一般的な概念や規則」を学ばねばならない，と述べた（ヤスパース，1913［西丸 訳，1970］「緒言」）のと，ヴィゴツキーが心理学において企図しようとしたことは類似している。ただし，ヴィゴツキーがスピノザを介して行おうとしたことは，一般心理学と応用心理学を統合するほどに人間全体を究明することであり，医学で言えば，ヤスパースがむしろ区別を前面に押し出した精神医学と精神病理学とを統合するのに匹敵する試みであった。

▶註

1 現代のロシアや欧米では，「文化・歴史理論」「文化・歴史心理学」と呼ばれているが，この呼称では，ヴィゴツキーがかくも重視した類人猿と人間の子どもの比較心理学研究が無視されかねないので，あえて「歴史主義心理学」と名づけておきたい。

2 Выготский, Лурия（1930/1993［大井・渡辺 監訳, 1987］）によれば，その始まりはチンパンジーによる道具の発明・使用，つまり知能の発揮にあり〔今日ではカラスとくにカレドニア・カラスにもこの傾向が見られることが明らかにされている〕，記憶はもちろんのこと指令・報告・記録という機能を果たしたと想定できる，文字の前史に位置する未開人の結縄，刻木，子どもの語の記銘における絵カードの役割などへと，それぞれ質的な独自性を持ちながらも連綿と繋がっている。さらに，自閉スペクトラム症の当事者の著作である東田（2007［Higashida, 2013］）には，「人と話をしようとすると〔自分の頭の中の〕言葉が消えてしまう」（p.2/p.15）が，それを「つなぎとめておく」（p.13/p.20）きっかけとなったのは紙に書かれた「文字盤」を指すことであった，と述べられている。ヴィゴツキーの名前がまったく出てこないこの著作のこの部分は，かえって彼の歴史主義心理学がなおも有効であることを示している。

3 上記2区分の根本的な根拠は，「人格発達の壮大な構図――自由への道。マルクス主義心理学のなかにスピノザ主義を甦らせること」という「覚え書き」におけるヴィゴツキー自身の句（Выготский, 2018, с.256）にある。

4 ポリツェルについては以下の文献が参考になる――ポリツェル（Politzer, 1928/2003［寺内 監修, 2002］），中村和夫（1998）第6章，拙著（神谷, 2010）第III章4節。

5 この心理学的解釈は，『高次心理機能の発達史』（Выготский, 1931/1983［柴田 監訳, 2005］）においても言及されている。

6 ヴィゴツキーの心理システムに関する最初のまとまった研究「心理システムについて」（Выготский, 1930/1982［柴田・宮坂 訳, 2008］）でも，その哲学的根拠づけとしてスピノザに言及されている。

7 層理論的発想に関して，ジャクソンについてはВыготский（1933/1984［神谷ほか 訳, 2006］）を，クレッチマーについてはВыготский（1931/1984［柴田ほか 訳, 2004］）を参照すること。

8 神谷（2007）第II章VI参照。なお，言語学（音声学）の見地から失語症を考察し，言語の成層構造的発達と崩壊を明らかにしたものには，ヤーコブソン（1976）がある。

9 ヴィゴツキーにしても，1926年の『教育心理学』（Выготский, 1926/1991［柴田・宮坂 訳, 2005］）情動の章は，ほぼジェームズ－ランゲ理論を下敷きにしたものであった。

◉文献［ヴィコツキー］

Выготский, Л. С.（1926/1991）Педагогическая психология/То же, М., Педагогика.

ヴィゴツキー［柴田義松, 宮坂琇子 訳］（1926/2005）教育心理学講義. 新読書社.

Выготский, Л. С.（1927//1982）Исторический смысл психологического кризиса/Выготский, Л.С., Собрание сочинений, т.1, М., Педагогика.

ヴィゴツキー［柴田義松, 藤本卓, 森岡修一 訳］（1927//1987）心理学の危機. 明治図書.

Выготский, Л. С.（1929/2003）Конкретная психология человека/Выготский, Л.С., Психология развития человека, М., Смысл-Эксмо.

ヴィゴツキー［土井捷三, 神谷栄司 監訳］（1929//2012）人間の具体心理学. In：「人格発達」の理論――子どもの具体心理学. 三学出版, pp.262-284.

Выготский, Л. С.（1930/1982）О психологических системах/Выготский, Л.С., Собрание сочинений, т.1, М., Педагогика.

ヴィゴツキー［柴田義松, 宮坂琇子 訳］（1930//2008）心理システムについて. In：ヴィゴツキー心理学論集. 学文社.

Выготский, Л. С., Лурия, А. Р.（1930/1993）Этюды по истории поведения. Обезьяна. Примитив. Ребенка/Этюды по истории поведения. Обезьяна. Примитив. Ребенка. М., Педагогика-Пресс.

ヴィゴツキー＋ルリア［大井清吉, 渡辺健治 監訳］（1930//1987）人間行動の発達過程――猿・原始人・子ども. 明治図書.

Выготский, Л. С.（1931/1983）История развития высших психических функций/Выготский, Л.С., Собрание сочинений, т.3, М., Педагогика.

ヴィゴツキー［柴田義松 監訳］(1931//2005) 文化的－歴史的精神発達の理論．学文社．
Выготский, Л. С. (1931/1984) Педология подростка. Глава IX-XVI, Государственное учебно-педагогическое издательство, М.-Л./ Выготский, Л.С., Собрание сочинений, т.4, М., Педагогика.
ヴィゴツキー［柴田義松，森岡修一，中村和夫 訳］(1931//2004) 思春期の心理学．新読書社．
Выготский, Л. С. (1933/1984) Учение об эмоциях. Историко-психологическое исследование/Выготский, Л. С., Собрание сочинений, т.6, М., Педагогика.
ヴィゴツキー［神谷栄司，土井捷三，伊藤美和子，竹内伸宜，西本有逸 訳］(1933//2006) 情動の理論――心身をめぐるデカルト，スピノザとの対話．三学出版．
Выготский, Л. С. (1934/1982) Мышление и речь /Выготский, Л. С., Собрание сочинений, т.2, М., Педагогика.
ヴィゴツキー［柴田義松 訳］(1934//2001) 思考と言語．新読書社．
Выготский, Л. С. (1935/1983) Проблема умственной отсталости/Выготский Л. С., Собрание сочинений, т.5, М., Педагогика.
ヴィゴツキー［柴田義松，宮坂琇子 訳］(1935//2006) 知的遅滞の問題．In：障害児発達・教育論集．新読書社．
Выготский, Л. С. (2018) Записные книжки Л.С. Выготский. Избранное. Под общей редакцией Е. Завершневой и Рене ван дер Веера, М., Канон+.
ヴィゴツキー＋ポラン［神谷栄司 編・共訳・著］(2019) 言葉の内と外．三学出版．

◉ **文献**

東田直樹 (2007) 自閉症の僕が跳びはねる理由――会話のできない中学生がつづる内なる心．エスコアール出版部 (Higashida N (2013) The Reason I Jump : One Boy's Voice from the Silence of Autism. Translated by KA Yoshida & D Mitchell. Sceptre)．
ロマーン・ヤーコブソン［服部四郎 編・監訳］(1976) 失語症と言語学．岩波書店．
カール・ヤスパース［西丸四方 訳］(1913/1970) 精神病理学原論．みすず書房
神谷栄司 (2007) 保育のためのヴィゴツキー理論――新しいアプローチの試み．三学出版．
神谷栄司 (2010) 未完のヴィゴツキー理論――甦る心理学のスピノザ．三学出版．
中村和夫 (1998) ヴィゴーツキーの発達論――文化－歴史的理論の形成と展開．東京大学出版会．
西丸四方 編 (1974/1985) 臨床精神医学辞典．南山堂．
Politzer G (1928/2003) Critique des fondements de la psychologie. PUF. (寺内礼 監修，富田正二 訳 (2002) 精神分析の終焉．三和書籍)

情動的疫病の時代にエモーショナルであること

情動論的転回から心理臨床へ

北星学園大学　田澤安弘
クライエント　歌音

セラピーの情動論的転回と情動的疫病の時代

セラピーの世界に情動論的転回が起こったのはいつのことであろうか？　想起されるのは，フロイトとその反逆児たちの関係である。古典的精神分析は，自由連想法による言語的マテリアルをもとに分析家が解釈を投与し，クライエントが洞察に至ることを目指していた。しかし，その洞察は情動レベルではなく，知的レベルに終わることが稀ではなかった。そのため，O・ランク（Rank, 1936）は，こうしたセラピー場面の知性化を克服するために，今ここでの情動体験を重視するクライエント中心の意志療法を創始したのである。同じ理由でW・ライヒ（Reich, 1949）は，言語的マテリアルではなく情動を含めた非言語的な側面，つまり態度や話し方のスタイルに着目する抵抗分析の技法を開発し，さらには，情動の表出を妨げる筋肉の鎧としての筋緊張に働きかけるヴェジト・セラピーを創始したのである。

このように，セラピーの世界ではそもそもの黎明期に情動論的転回が生起したと言える。しかし，今も昔も，社会的には情動の表出が忌避され，冷静で，穏やかな態度でいることが暗に求められる。ライヒは，硬化した筋肉の鎧によって生命エネルギーの流れが停滞し，自然な情動の表出が抑制されてしまうことを，感染症にたとえて情動的疫病（emotional plague）と呼んだ。これは権威主義的な教育の産物であり，支配的な文化的イデオロギーの下で社会的に制度化される。全体主義やファシズムが席巻する時代を生きた彼は，当時を情動的疫病のパンデミックと表現している。

この情動的疫病は現代に至っても終息せず，情動的セクシズムとともに感染を拡大させている。女は男より感情的だ。男が泣くのは女々しいことだ。男のように女も冷静な態度でわきまえて話すべきだ。こんな価値観が，今もそこかしこに残っているのではないか？　とすれば，情動的疫病のイデオロギーが，知らぬ間にセラピーの内部に入り込んでいたとしても不思議はない。私たちは，情動的に安定していることや，冷静であることをクライエントに求めてはいないだろうか？　もちろん，適度の情動調節は「心理学的には」大切なことである。しかし，それは喜怒哀楽が彩なす人生から，深さと奥行きを奪うことではあるまい。

このエッセイが目指すのは，トラウマの回復プロセスを情動の視点から描き出すことである。クライエントの体験だけでなく，セラピストの体験も含めて，立体的に構成するように努める。共著者であるクライエントの歌音（うたね）（仮名）さんは，私が時間制限短期療法の包括的研究を行った際に協力者として応募した一人である。今回，セラピーのプロセスを公開するに当たって本人に草稿を一読していただき，御意見を頂戴した。以下は，録画したセッションの映像と2人でやり取りした手紙から再構成したものであるが，本人が特定されないように修正と脚色を加えた。なお，セラピーはインテークとフォローアップのほかに5回行われ，おおむね3カ月を要した。

救済のヴィジョン

歌音さんは40代の女性で，来談の数年前に離婚してから子どもと2人で生活していた。彼女にはトラウマがあった。あの日のことを忘れたわけではないが，数十年が経過していて記憶はぼんやりとしたものであった。しかし，来談する数カ月前から被害体験をリアルに思い出すようになり，執拗に付きまとう記憶に悩まされていた。

そんなある日，現実と想像が入り混じった一つのヴィジョンが彼女をとらえた。それは，セラピーの終結後に書かれた手紙の中で，こんな風に表現されていた。

「真っ暗な部屋の中で不安になり，いつか先生に会うと信じて，天井を見ながら私自身の話をしました。会える日のために，自分が何を話したいのか知るためにも，一人で話しました。ずっと抱えてきた性被害のトラウマ，家族のこと，離婚のこと，男性に対する不安定なもの，とにかく困っている事を泣きながら話しました。すると突然，激しい大雨が降ってきました。まるで私のために洗い流してくれているかのような雨。それが急に止むと，静けさと真っ暗闇の中で，独りぼっちな感覚になりました。とても怖かったです。もうだめだ，怖すぎる，叫びそうな感じです。そんな時気がついたのは，窓の外から光が射していたことです。どんなに真っ暗な夜でも月の明りはあるのだと知りました。『あっ』と思ったのは，この世には，いつも明りを灯してくれている存在があるのだということでした。あの日のことは，一生忘れないと思います。そして本当に先生に会い，私の話をすることができました。何も否定せず聞いてくれて，気づきを与えてくれて，そのおかげで私の心はほとんど全て洗い流され，新しい命をもらったかのようです。あの時，あの男に殺されなくてよかったし，こうして命に感謝している自分があって，もうこれだけでも十分です」

まだ見ぬ私を思い浮かべて彼女は話しかけていた。孤独の中で，泣きながら。浄化の雨，闇に光を灯す月の明り，これは救済のヴィジョンであろう。セラピーの始まりと終わりを見通す初回夢のようでもある。彼女は回復の「時」を迎えていた。カイロスが訪れたのである。

出会い

そして彼女はやってきた。被害体験については，「それほど酷い被害ではないです」と前置きしてから，次のように語った。

「公園に遊びに行った時。5歳？　もしかして2年生くらい？　友達と2人で遊んでた。そこに中年のオジサンが来て『こっちにおいで』と。ついていかないとそれも怖い。言われるがままついて行ってしまった。周囲から見えない場所……怖かったけど，叫んだら殺されるかなとか，とにかく大人しくしていた。解放されて走って帰った」

冷静な語りであったが，語り終えてから彼女は涙を流した。そして，子どもの頃は「母にはよく『泣くんじゃない』と言われました」と，涙をこらえた。私が「今ここでも泣かないように我慢していますか？　泣いてもよいのです」と言葉をかけると，彼女は黙ったままである。さらに「泣くのを抑えると喉元が痛くなりませんか？」と問うと，彼女は「詰まった感じがします」と答えた。

彼女の張りのある姿勢，しっかりとした声のトーンと語りに，私は強さを感じた。その強さを受容し，少し離れたところから見守るようにして傾聴していこうと考えた。

木立の向う側にあるのは

1回目セッションを終えて，彼女はあの公園に向かった。公園の中にある木立の向う側が，あの時の，あの場所である。木立の手前で彼女は立ち止った。何が起こったのだろう？　彼女は「その時，当時にいるみたいに感じた。ここで，っていう感じで」と，まるで自分があの時の，あの場所にいたかのような現実感を口にした。そして「あの場所に近づくと涙が止まらなくなった。ここでそんなことがあったんだな。かわいそうに」と話した。

彼女の気持ちは，ますますあの場所に向かっていく。今度は木立の向う側に行ってみたいというのである。私が，そこに行ってどうするつもりなのか問うと，彼女は「そこに何かあるような気がする。あそこで，あの時の自分に，声をかけてみてもいいのかな」と答えた。私は「一人では行かずに，たくさん味方を連れて行った方がよい。○○ちゃんとか，□□ちゃんね」と，彼女に内在している多くのキャラクターたちと行動を共にするよう勧めた。この複数の内的キャラクターは，これまでのセッションと日常生活の中で，自分自身に話しかけるセルフトークによって彼女が外在化していったものである。

あの時の，あの場所へ

3回目セッションの冒頭で，彼女は録音したピアノの演奏を聞かせてくれた。クラシック音楽の，ある間奏曲。目を閉じて聞く。繊細で，美しい音色のソロピアノだった。ピアノの音が私の身体に浸透して響いている。まるで生身の彼女に触れているようであり，私が彼女に包まれているようでもあった。この瞬間に癒されていたのは，私の方だった。

それから彼女は，こんなことがあったと話し始めた。木立の向う側へ，あの時の，あの場所へ，足を踏み入れたのである。

彼女はあの場所で立ち尽くしていた。涙があふれて，止まらなかった。そして膝をつき，ナイフの代わりにペンを握り締めて，何度も，何度も，地面を突き刺した。ペンはすぐに壊れ，気がつくと拳で地面を殴っていた。この闘争が終わり，彼女はあの時の自分に対して「かわいそうだね」と声をかけて泣いた。加害者への気持ちを問うと，彼女は「死んでほしい。殺したい。殺したいと思っていたことに気づきました。恨んでいたのです。私の怒りはそういうところにあったのか」と答えた。

このセッションでは，私から彼女にホームワークを提案した。それは，あの場所にまた行って，逃げるというものであった。今回は闘争することができたので，次はあの場所からの逃走である。ダッシュで逃げるリハーサルを，着席したまま2人で行った。

リハーサルが終わると，彼女はスマホで撮影したあの場所の写真を見せてくれた。「ここです」と示された写真を見て，私には，まるで自分があの場所に今いるかのような感覚が湧いていた。そして，今，目にしている画像にあの時の幼い彼女と，勇気をもって戦ったいまの彼女が二重写しになり，全てのことが一つに結んだ。その瞬間，私の中で，彼女の怒りや，悲しみや，絶望や，あらゆる感情が込められた，少女の叫び声が響いた。しばらく返す言葉を失っていた私の唇からこぼれ落ちたのは，「ここだったのですね。見せてくれてありがとう」という感謝の言葉だった。

彼女の全てを抱きしめたい，そんな気持ちが湧いてきた。しかし，実際に抱きしめることはできない。私は自分自身を抱きしめるワークを提案し，模範を示しながら彼女をガイドした。自分自身の身体を両手で抱きしめ，深く呼吸し，自分を労わる言葉を心の中でつぶやく。彼女が自分自身にかけた言葉は「大丈夫だよ」だった。

逃げて，逃げて，逃げて

次のセッションで話されたことである。あの場所に行って，彼女は何度もダッシュして逃げた。ダッシュを繰り返すうちに，本気で逃げている感じになってきた。そして，くたくたになってダッシュをやめた時，彼女には「無事に逃げた感覚」や「ホッとした感覚」が生じる。驚きとともに「記憶を塗り替えるって，こういうことなのかな」と述べている。

この仮想現実の逃走劇を終えてから，彼女には，悲しい感じや寂しい感じが続いた。今までは「泣きたいけど泣けなかった」のだが，感情を恐れることなく，そのまま感じることができるようになったのである。自然な情動体験が戻ってきた。

仮想現実で起こった一連の出来事は，彼女にとって「トラウマだけではなく，自分が普段関わっている人間関係とも，他の記憶とも，全てにつながっている」ように思えた。あらゆる嫌なことについて「『嫌だ』『逃げたい』『隠れたい』と感じることができるようになり，そこから離れるという選択ができるようになってきました」と述べている。

命への感謝

5回目の最終セッションである。硬くなっていた筋肉が少しほぐれて，かなり楽になったようである。無理をして頑張りすぎていたことに気づき，職場では身体の力を抜くように心がけたという。また，あの時から身体の穢れた感じがずっと続いていて，自らその嫌な感覚を思い出しては確認することを繰り返してきたのだが，その穢れた感じが薄れた。

彼女は，両親が突然亡くなる夢を見た。その夢から，頼る人が誰もいなくなってしまう不安，ずっと孤独で疎外感があったこと，死んでしまいたい出来事ばかりだったことを語った。また，今，命があることについて，両親に感謝の気持ちを伝えたことがないと悔やんだ。

彼女は，最近繰り返し聞いている歌を一曲教えてくれた。それは命への感謝を歌ったものである。私はその曲を聞いたことがなく，セッションを終えてからさっそくダウンロードして聞いてみた。静かなイントロが始まり，倍音を含んだ心地よい声のトーンが響く。最後のフレーズ「ありがとう」の言葉が届いた瞬間，不意に涙がこぼれて止まらなくなった。歌を聞いて泣いたのは，とても久し振りのことであった。

別れ

最終セッションの1カ月後，彼女は軽やかな雰囲気でフォローアップにやってきた。張りつめたところがなく，他愛のない話で笑い合うセッションとなった。トラウマの記憶は，思い出すことはあっても強い衝撃を与えるものではなく，苦にならなくなった。彼女は「今まで自分が悪いと思っていたけど，私，何も悪くなかったなと思えるので楽です。そう思えるまでが大変だった」と述べている。

ひとつ気になることがあった。筋肉の緊張について話し合っていた時，彼女は上顎のある部分が炎症を起こして痛みがあると言ったのである。驚いた。その個所は，私が数週間前に良性の腫瘍を手術した患部の位置とぴったり一致していた。偶然の一致に畏怖して，全身に鳥肌が立つのを感じた。

救済のヴィジョンが書かれた彼女の手紙を読んだのは，この時点から1カ月後のことである。この手紙の原型的イメージに触れて，ひたすら見守る姿勢で関与したつもりになっていた私の認識は崩れ落ちた。私たちは身体のレベルで強くシンクロし，互いに深く共振していたのではないのか？　クライエントの全てを抱きしめたいと感じさせるセッションがこれまで一体いくつあったというのか？　クライエントに教えてもらった曲を聞いて涙を流すことは滅多にないのでは？　確かに私は「泣いてもいいんだよ，怒ってもいいんだよ，叫んでもいいんだよ」という姿勢で，彼女の回復プロセスに連れ添った。しかし，見守るどころか，彼女と共に揺らぎながらエモーショナルに触れ合っていたのである。気づくのは，いつも事終わるとき。

心臓が愛でいっぱい

時は流れて，フォローアップから1年が経過した。近況を尋ねる手紙を送ると，彼女から返事が届いた。それには，あの場所に再び足を運んでお守りにしていたブレスレットを土に埋め，あの時の自分に「○○ちゃん，かわいそうだったね，怖かったね，生きててくれてありがとう。さようなら」と，別れの言葉を捧げたことが書かれていた。ドラマはまだ続いていたのだ。彼女は，葬ることで魂を弔う，スピリチュアルな癒しにたどり着いた。

さらに時は流れ，今は2021年のコロナ禍。世界中の人たちがパンデミックというトラウマの時代を生きている。そんな中，ふたたび彼女から手紙が届いた。

最近ヨガを始めたらしい。ヨガ教室での交流の中で「自分は一人ぼっちだけど，自分だけではない。こうしてみんなこの世界で一人ぼっちで生きているんだ」と思えるようになり，「いろいろなものとつながっている感じ」がしてホッとしていると書かれていた。また，ヨガによる情動体験についてこんな描写もあった。

> 「自分の中から湧き起こるもの……心臓が愛で一杯になって，嬉しいのか悲しいのか分からないけど，泣きたい気持ちになったことがありました。『愛で』と書きましたが，身体の感覚なのか，懐かしむような想いなのか，祈りなのか，何なのかは言葉にできないのですが，忘れた記憶や今感じている喜びや悲しみもいろいろあるのだと思います」

自分の中から湧き起こる人と人をつなぐもの，それが情動。ハートをいっぱいに満たす言葉にできないもの，それが愛。彼女は，回復のプロセスを超えた成長のプロセスに入り，もはや私の先を歩む人になっていた。

次は私の番。ずっと避けてきた自分自身のトラウマと向き合う時が，すぐそこまで迫っている。コロナ禍を生き延びることができたら，私も，自分にとっての「あの時の，あの場所」へ，身を投ずることになるだろう。でも大丈夫，恐れることはない。何故なら，私は彼女から多くを学んだのだから。

◉文献

Rank O (1936) Will Therapy. New York : Norton.
Reich W (1949) Character Analysis. 3rd, Enlarged Edition. New York : Orgon Institute Press.

アフェクトゥスの問題圏

東京大学大学院総合文化研究科
箭内 匡

昨年末に刊行した『アフェクトゥス――生の外側に触れる』（西井・箭内，2020）は，人類学の研究者を中心に，哲学・心理学・自然科学の研究者やアーティストが加わって行った共同研究に基づく本である。おそらく客観的に見ても，高水準でかつ個性的な論考が目白押しに並んだ有意義な論文集だと思っている。この小文では，私たちがこの本の制作を通じて議論したことが『臨床心理学』の読者にどのように関わりうるかについて述べてみたい。

急いで付け加えれば，論考の大部分は各著者がフィールドワークや芸術制作をはじめ，研究上の現場から受けた触発を土台とした独自の考察であり，簡潔な要約によってそれらの本領を伝えるのは容易ではない。そこで以下では，筆者が執筆したこの本の理論的部分（第1章および終章）にかなり偏った紹介を行うことをお許しいただきたい。筆者の専門は文化人類学だが，スピノザに関してはラテン語原文にも遡りつつ自分なりの考察を重ねてきており［註1］，第1章と終章で述べたその内容は，『アフェクトゥス』全体――またこの本に先立って行われた共同研究での数々の議論――と確かに通じ合っている。筆者はまた以下の文章の中で，『アフェクトゥス』の議論が，森岡正芳が「微視的文化」［註2］と呼ぶものへのアプローチに貢献しうることも示唆してみたいと思う。

「スピノザと私たち」

最初に，情動やアフェクトではなくアフェクトゥスというラテン語を書名に用いた事情について述べておこう。『アフェクトゥス』の土台をなす共同研究でスピノザ哲学は序盤から意識されていたが，用語の統一を図ることはせず，アフェクトゥスを前面に出すことを決めたのは最終段階においてであった。しかし情動やアフェクト（本の中でもしばしば使われている）に最終的に着地できなかったのには理由がある。情動については，emotionの訳語でもあるため，人間中心的なニュアンスと（第一義的には）反知性的なニュアンスを含み持つ点でどうしても使えなかった。またアフェクトは，最近では英語圏の「アフェクト理論」を連想させるため，これとは一線を画した立場を取る『アフェクトゥス』でそれを用いることは誤解を招くように思われた。私たちはこの本で，人間**および**人間を取り巻くさまざまな事物がアフェクトされアフェクトする様子を直接受け止めつつ考えたかったのであり，これを正確に表現するためには結局，スピノザ自身の「アフェクトゥス」を使うしかないと考えたのである。

スピノザ的語彙の中でも特にアフェクトゥスに焦点を当てるという立場は，ドゥルーズの『スピノザ――実践の哲学』（Deleuze, 1981）――とりわけ「スピノザと私たち」の章――を土台とするものである[註3]。スピノザは『エチカ』を幾何学的方法によって「上から」俯瞰的に書いたが，ドゥルーズはこの本で，スピノザ自身の思索が，アフェクトされアフェクトするという「下から」の経験を積み重ねる中で形成されたものであることを鮮やかに示してみせた。スピノザの文章は，読み方さえ工夫すれば，「私たち」の経験とダイレクトに絡み合ってくる――ドゥルーズのこの主張は今日もなお力強く響いていると言えるだろう。

この意味では，日本においてスピノザの主著が『エチカ』という（若干観念論的な響きを持つ）固有名詞的な書名で知られているのは，スピノザの意図を理解するうえでやや妨げになっているように思えなくもない。ethicaという言葉が由来するところのギリシア語のethosは，「習慣」とか，「住み慣れたところ」とかいったものを意味する。スピノザは『エチカ』で，**我々が世界の中に住まうさまざまな仕方**を微視的に考察し，それに適切な形で向き合うことで「**世界に住まうこと**（エートス）」をより良い方向に導くことを目指したのだと考えられる。『エチカ』でスピノザが用いている「理性（ratio）」「知性（intellectus）」「共通概念（notiones communes）」といった言葉も，訳語の観念論的な響きが生み出す効果もあり，ともすれば「世界の上にある」ものであるかのように受け止められがちである。しかしスピノザの趣旨からすれば，それらは徹底的に「世界に内在する」ものとして――つまり我々の身体と精神が直接的に経験するものとして，そしてその限りにおいて――受け止められるべきではないだろうか。

ところで，ドゥルーズに従って「アフェクトゥスの書」として『エチカ』を読もうとした読者が必ず面食らうのは，第1部で延々と「永遠・無限の本質を表現する無限に多くの属性から成っている実体」としての「神」について論じられていることである。なぜスピノザは我々の想像を絶する，そんな途轍もなく「大きなもの」の話を続けるのだろうか。しかし，スピノザがそこで辛抱強く示そうとしているのは，「人間が世界と対峙し，神が世界の上に立つ」のではなくて，「人間が世界に内属し，神が世界そのものである」という世界の捉え方である。そして私たちの『アフェクトゥス』は，この「アフェクトゥス的世界像」とでも呼ぶべき世界の捉え方を共有したうえで制作した本である。

身体のさまざまなレベル

『エチカ』の中で，「アフェクトゥス」の問題を考えるうえでとりわけ重要なのは，『アフェクトゥス』の第1章と終章で論じたように，第2部の中にやや唐突な形で挿入されている「諸物体の本性」の部分だと思う。スピノザはそこで物体（corpus）――人間の身体もその一種である――を，より小さな物体が合一した「複合身体」として理解しようとする。面白いのは，その合一の仕方は「硬い」場合もあれば，「柔らかい」場合も，また「流動的な」場合もあるとしている点である。我々の身体を振り返ってみれば，確かにそこでは「硬い」接合，「柔らかい」接合，「流動的な」接合が多様に組み合わさっている。スピノザはこうした「物体の合一」が，身体の各部分から，身体そのもの，身体の集まりとしての人々など，さまざまなレベルで起こっていると考え，無限に上向すれば「全自然」に至るとも述べている。特に，人間同士――また，人間と周囲の事物――が「合一」することで一種の上位の身体が構成される，という考えは，人類学にとってもまた臨床心理学にとっても興味深いものだと思う。

さて，アフェクトゥスが問題になるのも，こうした接合の場面においてである。『アフェクトゥス』の中で筆者は，「動かす，揺する」といった意味を持つ「撼」という見慣れない漢字を使い，『エチカ』の最重要語であるaffectioに「撼受」，affectusに「撼動」という訳語を与えてみた。というのも，スピノザの見るところ，事物が相互に影響を与え合うときには，それは常に――顕在的であるか潜在的であるかはともかく――**身体と精神の両方において同時的に**起こるからである。「手偏」（→身体）と「心」（→精神）という文字を伴いつつ「感じる」事態を表現する「撼」という文字は，「アフェクトされアフェクトする」状況の適切な表現になっているように思う。例えば，私が誤ってナイフで指先を切った時，そこで生じた「撼受（アフェクティオ）」は私の身体と精神の両方に響いてそこに一定の範囲で刻印され，その刻印は私たちの生の存続にとって軽微な――場合によっては重大な――ダメージを与えうる。反対に，例えば何か美しいものとの偶然の出会いが私たちをより強く生きさせることもある。私たちの生においてはたえまない「撼受（アフェクティオ）」が起こっていて，それが私たちの生の存続と大なり小なり，また肯定的・否定的の両面において関わっている。この生の存続への「撼受（アフェクティオ）」の影響が「撼動（アフェクトゥス）」である。ここでさらに2つのことを付け加えておかねばならない。

第一に，スピノザにとってこの議論は人間のみに関わるものではない。動物や植物や無生物にも身体**および**精神があり，そこで各々独特の形での「撼受（アフェクティオ）」と「撼動（アフェクトゥス）」が生起している。ただし，各々の存在の存続の仕方は根本的に異なっているので，それらを擬人的に捉えることは決してできない（例えば石ころにも身体があり精神があるが，それは決して擬人的には捉えられない）。さまざまな存在が，いうなればそれぞれ別方向の「撼動（アフェクトゥス）」のシステムを持っているということは，「物体の合一」としての個々の身体（物体）の存続を難しくもするが，同時にそれを豊かにするとも言える。『エチカ』によれば，人間の身体はそれ自体，「本性を異にする非常に多くの部分から構成されており，その各部分はたえず新しい，しかも多種多様な糧を要求する」（第4部定理45備考）。周囲の事物や人々から良い撼動（アフェクトゥス）を受ける中でこそ，身体を構成する諸部分の能力も高められ，生の能力が高まるからである。もちろん，他なる諸存在は破壊的でもありうる。しかし他方で，人間身体が結局のところ，周囲の人間や事物の身体（物体）と何らかの意味で合一し，より高次の身体をなす中で生きられている以上，そうした他の諸存在の「他性」の介入は，私（私の身体）が私自身であることと表裏一体なのである。

第二に，スピノザが『エチカ』で「イメージ」や「言葉」を物体（身体）として位置づけている点も強調しておきたい。誰かが私に投げつけたある言葉が私の中に残るとき，それは一種の物体として私とともに在り続ける。あるいは，過去の出来事のイメージ――習慣的な行為のそれも含めて――を私が想起する時，それは一種の物体として私とともに在る。さまざまな種類の言葉やイメージや記憶の集積とともに生きている私は，それらとの合一の中で私の身体を生きているし，**同時に**，そうした言葉やイメージや記憶を共有する人々とともに高次の身体を生きている。

考えてみると，ギリシア語のエートスが意味する「習慣」や「住み慣れたところ」は，スピノザの考える（多層的な）身体そのものである［註4］。「撼動（アフェクトゥス）」の概念はそこでのイメージの受け渡しを解析するものであり，「微視的文化」の理解にとって――つまり現代人類学のみならず臨床心理学にとっても――重要な意義を持ちうる概念ではないかと思う［註5］。

『アフェクトゥス』

ここで人類学的フィールドワークの問題に目を向けたい。『西太平洋の遠洋航海者』

(Malinowski, 1922) の冒頭にあるフィールドワーク論は今日もなお人類学者の魂を揺さぶるテクストと言ってよいと思うが，そこでマリノフスキは，人類学者がフィールドで行うべき作業を，文化や社会の骨組みを把握すること，現地語を通じて人々の思考を理解していくこと，「実生活の不可量部分」を把握することの3つであるとしている。3つ目の「実生活の不可量部分」は（皆が読んできたのに）不思議に見過ごされてきた概念だが，その内容は興味深い。それは「人々が，まじめでいるか，ふざけているか，真剣に気持を集中させているか，退屈そうに気まぐれに行動しているか，いつもと同じ気分でいるか，興奮してぴりぴりしているか」といった微妙なニュアンスのことである（増田 訳，2010，p.60）[註6]。マリノフスキは，人類学者がフィールドでそれを自らの身体によって主体的に生きることがなければ，文化や社会の骨組みの描写も人々の思考の解釈も上滑りに終わってしまうと強調したのである。彼がスピノザを読んでいたか否かにかかわらず，この主張がこれまでの議論と深く響き合うことは明らかである。

この意味で，何か形式張って「撼動（アフェクトゥス）」の人類学を新たに樹立する必要はない。とはいえ，改めて現実を虚心で見つめ直し，そこで構成されつつある――また解体されつつある――さまざまなレベルの身体に目を向けることは意味のあることだろう。この営みにおいてはもはや，特定の社会的集合性のレベルを強調する大文字の「文化」や「社会」に特権的地位が与えられることはない[註7]。言葉やイメージや記憶とともに作り出される身体，また人間同士――および周囲の事物――の交渉の中で作り出される高次の身体の各々――およびその存続（コナートゥス）――こそが重要なのだ。『アフェクトゥス』における人類学者による各章は，多かれ少なかれこうした方向での考察を具体的対象を通じて発展させたものである。西井凉子は，南タイのフィールドで自らが長年付き合ったある女性の死とその後の弔いの過程を，彼女が住んでいた家，そして彼女を取り巻く人々との関係において緻密に描写した。名和克郎は，ネパール極西部における太鼓演奏と人々との関わりを，演奏が人々の身体に引き起こす効果に焦点を当てて論じ，久保明教は2010年代に行われた「将棋電王戦シリーズ」を取り上げ，トップ棋士がAIと渡り合うなかで受け止めた「撼受（アフェクティオ）」と「撼動（アフェクトゥス）」について考察している。他方，霊長類学者の黒田末寿による章は，アフリカの熱帯雨林におけるボノボたちとの，またとりわけ森自体との交渉の経験をもとに，他なる存在との身体的交わりにおいて生じる「うなり」の経験について論じた興味深い論考である。筆者自身は，人間が常にそれに依存して生きてきたところの植物の「撼受（アフェクティオ）」と「撼動（アフェクトゥス）」のシステムに焦点を当てつつ，人類学的思考を人間と植物のあいだで展開する可能性について論じた。

編者の感想として言えば，『アフェクトゥス』の議論をその限界点にまで運んでいったのはとりわけ，研究会メンバーであった理論生物学者の郡司ペギオ幸夫の章であった。郡司は，一連の数理的考察を経由しつつ，「撼動（アフェクトゥス）」と「撼受（アフェクティオ）」を切り分けて前者が後者の中に回収されないような思考こそが必要なのだと論じる[註8]。郡司が鋭く批判するのは，例えばA・ダマシオが展開した，人間が周囲の世界と交渉する中で経験する「撼動（アフェクトゥス）」が身体知を形成していくという考え方である。郡司の見るところ，「撼動（アフェクトゥス）」をそのように平板化して捉えてしまうと生の創造性そのものが見えなくなる――我々が考察すべきなのは，身体の在り方を根底から揺り動かすような「撼動（アフェクトゥス）」，絶対的に他なるものとの触れ合い，郡司の言葉で言えば，「外部」への接続なのである。この郡司の議論は，スピノザ自身が『エチカ』で「撼動（アフェクトゥス）」を「撼受（アフェクティオ）」に関連付けて定義しているのと（第3部定義3参照），一見矛盾するようにもみえる。しかしここで我々は，スピノザが身体を「本性を異にする」諸部分の合一であると考えていたこと，そうした合一が本性を異にする他のさまざまな存在と交渉する中で維持される（または破壊される）と考えていたことを思い起こす必要がある。身体は暗黙の形であれ本性を異にする身体や事物とさまざまなレベルで通じ合っており，「他性」は我々の生の本質的部分をなしている。実際，生において決定的に大事な局面は，何か本来的に他なるものとの出会いの中でこそ生じるのだと言える（これは人類学自体の学問的根拠でもある）。『アフェクトゥス』の副題を「生の外側に触れる」としたのは，そうした事情からである。

蠟燭の焔を眺めながら

バシュラールは最晩年の著作『蠟燭の焔』（Bachelard, 1961）の冒頭で，焔を眺めるという，ごくありふれた行為が顕わにする深い事実について語っている。蠟燭の焔を眺めるとき，私たちの脳裏には無数のイメージが到来する。焔はほとんどそのための触媒でしかない。焔は私たちに向かって，たえず，あたかも初めてであるかのように立ち現れる。そしてその私の刻々の経験は，太古の時代から今日まで，さまざまな時と場所で焔を「初めて」眺めた人々の経験と通じ合っているのだ。

『アフェクトゥス』に収めたアメリカの（精神分析に精通した）人類学者V・クラパンザーノによる論考「光景――現実に陰影をつける」は，このバシュラールの考察と密かに深く響き合う論考である［註9］。モロッコやフランスや北米でのフィールド経験，大学の研究室での経験，民族誌や文学作品からの引用を織り交ぜつつ，クラパンザーノは私たちの日々の経験が常に光と影の部分を伴っていることを論じる。それは一方で社会文化的な問題と不可分に通じているし，それを緻密に論じなければならないのだが，しかしそこに全てを還元することはできない。我々が現実を「そこで起こっていること」と同時に「光景」として眺めることは，「撼動（アフェクトゥス）」を「撼受（アフェクティオ）」に安易に帰着させせずに，両者の関係を注意深く受け止めること，そしてその中で我々自身の営為を定めていくことに繋がっていくだろう。現代人類学の最も重要な問題は確かにここにあると思うし，それは臨床心理学における「微視的文化」の核心的問題でもあると筆者は考える。

▶註

1　この考察において筆者はフランスのスピノザ研究にも多くを負っている。例えばJaquet（2017）を参照。
2　森岡正芳・北中淳子・東畑開人「来たるべき治癒へ――ケアとキュアの交差域」（森岡ほか，2020, p.46）
3　付言すれば，これは英語圏のアフェクト理論についても大方言えるはずである。
4　森岡正芳が『うつし 臨床の詩学』の冒頭で触れている，キツネが星の王子さまに「飼いならす」ことを教えるエピソードは，まさに共に身体を形成することと関わっていると思う。もっと言えば，『うつし 臨床の詩学』という書物の全体がそれ自体，すでに一つの透徹した「撼動（アフェクトゥス）」論であるように筆者には思われる。
5　周知のように『エチカ』の中では個々の撼動（アフェクトゥス）について詳細な議論がなされているが，ここではその前提となる理論構成の部分に焦点を当てている。「○○は～である」という形で定義され，第3部と第4部で議論される一連の撼動（アフェクトゥス）については，それもまた徹底的に内在的に理解されるべきこと，言い換えれば，「○○は」の部分ではなく，「～である」の部分が示す，身体やイメージの合一のスナップショットのような描写に注目すべきことを示唆しておきたい。
6　この概念については拙著『イメージの人類学』で詳しく論じた（箭内，2018, pp.39-49）。
7　すでに触れた座談会で北中淳子が述べている，臨床において一枚岩的な文化理解が害になるという指摘はこの点とも関わっているだろう（森岡ほか，2020, p.47）。なお，拙著『イメージの人類学』（2018）の重要な主張の一つは，大文字の「社会」をスピノザ的な「社会身体」（＝本稿での「身体」）によって読み替えることであった。
8　なお，論文集『アフェクトゥス』の最初に置かれている日本画家の中村恭子による章は，郡司と深いところから視座を共有しつつ，藝術の創造（＝脱創造）について自らの考察を，諸作品の写真とともに綴った味わい深い文章である。

9 実際，クラパンザーノが来日した際に，筆者がクラパンザーノの著作と関連づけつつ，この『蠟燭の焔』の冒頭を読み上げる機会があり，彼がそれを背景にして「光景」を『アフェクトゥス』に含めることを提案したという経緯がある。

◉文献

Bachelard G (1961) La flamme d'une chandelle. PUF.（澁澤孝輔 訳（2007）蠟燭の焔．現代思潮新社）

Deleuze G (1981) Spinoza : Philosophie pratique. Minuit.（鈴木雅大 訳（2002）スピノザ——実践の哲学．平凡社）

Jaquet C (2017) Spinoza à l'œuvre : Composition des corps et force des idées. Publications de la Sorbonne.

Malinowski B (1922) Argonauts of the Western Pacific. Routledge & Kegan Paul.（増田義郎 訳（2010）西太平洋の遠洋航海者．講談社）

森岡正芳（2007）うつし 臨床の詩学．みすず書房．

森岡正芳，北中淳子，東畑開人（2020）来たるべき治癒へ——ケアとキュアの交差域．In：森岡正芳 編：治療は文化である——治癒と臨床の民族誌（臨床心理学増刊第12号）．金剛出版，pp.32-53.

西井凉子，箭内匡 編（2020）アフェクトゥス——生の外側に触れる．京都大学学術出版会．

Spinoza (2010) Éthique, présenté et traduit par B Pautrat, bilingue latin-français. Seuil.

箭内匡（2018）イメージの人類学．せりか書房．

パトスの知
ヴィクトーア・フォン・ヴァイツゼカー

元兵庫県立大学看護学部・PATHOSOPHIA主宰
丸橋 裕

自然科学的医学から人間学的医学へ

20世紀ドイツの医者哲学者ヴィクトーア・フォン・ヴァイツゼカー（1886～1957）は，1919年ハイデルベルク大学講師の身分を得たとき，医療者としての自らの宗教的な基本姿勢を自然哲学の構想のなかで哲学的直観と結びつけるという，きわめて独創的な連続講義「はじめに神天地を創りたまへり――自然哲学の根本問題」を行った［註1］。彼がここで初めて表明した人間学的な医学の基盤となる思想は，生が根本的に矛盾しているということである。それは「世界の中での，とくに自然の中での対立という根元的現象」（AA, 272［16］）なのであるが，「創造された自然の中に主体が登場するとともに，自然はあの価値への**無関心**から歩み出る」ことになる（AA, 335［127］）。彼はここであくまでも「精密な方法」への服従を表明しているにもかかわらず――この道を進むことによって「生命を殺してしまう」ということを十分に知った上で――（AA, 319［97］），「証明抜きの主張も証明可能な主張と同様に科学に属する」と考えている（AA, 307［75］）。

実験的に獲得された観察とその厳密な分析，そして直観的に解明され，しばしばアフォリズムのような印象を与える言表――この2つの極のあいだの緊張がヴァイツゼカーの全業績に生命を与えている。C・F・v・ヴァイツゼカーは彼の叔父のこのような科学的思惟のあり方を「パトス的反省（pathische Reflexion）」と呼んだことがある［註2］。1923年に成立した論文「反論理的なもの」と「機能転換について」は，そのようなパトス的反省によってもたらされた，現代の医学哲学に対する最も重要な貢献と言ってよいだろう［註3］。注目すべきことは，前者においてすでに，彼が病理学的な認識と医療的な行為とのアリストテレス的な区分を前提とした上で，認識というものがもつ妥当性の性格を次のように分析している点である［註4］。その認識が四次元空間内で〈いつも〉，〈至るところで〉妥当しなければならないのは「何か（etwas）」，つまり同一性をもった対象であって，「誰か（jemand）」，つまり経験的な，生きた，歴史的な，人格的な主体ではない。したがって，この認識というものの主体もやはり，非歴史的，非生命的，非人格的であり，非経験的ですらある。要するにこの主体には「諸感覚のまぎれもなさ」が欠けている。〈いつも〉，〈至るところで〉成立することを理想とする生物物理学的な病理学の認識の方向は，その対象から人格を剥奪し，生命を剥奪することを強制するというのである。

医学的人間学における人格の概念

S・フロイトやM・シェーラーとの出会いを契機として医学的人間学の基本構想を固めつつあったヴァイツゼカーは，1925年ヘルムシュテット会議で行われた連続講演「心の治療と心の導き」において，人格にかかわる新たな着想をこう語っている。

> 「すべての人間学がその出発点となしうるのは，なおも複数の人間たちの根源的な結束性でしかありえず，まず第一にすべての人間学は共同体の秩序論でなくてはなりません。つまり，個別の人間というものは存在論的にリアルなものではなく，純粋な抽象の産物なのです。[…] 実際には，一個の人格というものは複数の人格のあいだの人格（Person unter Personen）としてしか了解され得ないのです」[註5]

人間的な生の現実はそもそもの始めから〈われわれ〉ゲシュタルトである――ヴァイツゼカーは，神経症の治療過程に観察された転移的な「両人格性（Bipersonalität）」に導かれて，「生きものがもっているある根源的で本質的な結束性」に，つまり「原現象的な二一性」に還りつく[註6]。そして彼は，〈両人格性の法則〉に代わって，〈生きているすべての人格の根源的に普遍的な結束性の定理〉をその形而上学的な根拠として定式化する。「私たちは根源的にはかならずしもけっして一人の個人（ein Individuum）であるのでも，もう一人の個人であるのでも，三人目の個人などなどであるのでもなく，むしろ私たちは，根源的に結束された複数の人格（Personen）なのであり，形而上学的な絶対性であるのは〈私／自我〉ではなく〈われわれ〉なのです」[註7]。精神病理学者D・ヴュッスによれば，人間存在が間人格性（Interpersonalität）**である**と，ここで規範的な仕方で明確に表明されているヴァイツゼカーの洞察は，「デカルト的に方向づけられた自然科学――S・フロイトの精神分析や心身医学をも含めて――に対して新たな道を指し示した」[註8]。じじつヴァイツゼカーは，たとえば転移の理論を**病む人と医療者との関係**に基づいてはるかに広い文脈のなかで捉え直そうとするのである[註9]。

こうした人格の概念を核とする医学的人間学の思想は，1926年から28年までM・ブーバー，J・ヴィッティヒとともにユダヤ，カトリック，プロテスタントの共同プラットホームとして編集された年刊誌『被造者』に自ら発表した3篇の論文「医療者と病む人」，「痛み」，「病む人の物語」や，1927年M・シェーラーの招待を受けてケルン・カント協会で行われた講演「医学的人間学について」に結実していく[註10]。「驚くことながら，否定されえない事実は，現代の医学が，病む人に固有の教えというものを持っていないということである」という彼の言葉はあまりにも有名だが，注目すべきことはここ，すなわち現代の医学における「人間は種（Spezies）なのであって，ペルソーナ（Persona）ではない」と否定的に捉えられていることだ[註11]。すなわち，「ここでの人間は現象世界の特殊性なのであって，ペル［それを通じて］・ソナーレ［音を響かせるもの］（Per-sonare）を身につけた者ではない。ここで病んでいるのは，認識されうるものであって，医療者自身もそれで**あり**うるものではない」。要するに，それは「この学が客観的と呼ぶものにすぎない」というのである。ここでヴァイツゼカーが人格（Person）の概念をラテン語の語源に遡って，古代劇の仮面の意味に基づいて理解していることはきわめて重要である。

まず，Personareを身につけた者としての病む人の本質は，視覚を通じた客観性という光学系によっては見過ごされてしまう。ヴァイツゼカーがそこで重視するのは聴覚である。「**病む人の本質は助けを求めるうめき声の中から聞こえてくる**」からである[註12]。そして，彼は，病いの現実的な本質が一つの**窮境**（*Not*），すなわち，助けを求める一つの願いとして表現されるという。「病んでいると私が呼ぶのは，医療者としての私に呼びかけ，医療者としての私がその中に窮境を認める者である」。Personareを身につけた者のことを彼は「その**中で**まさにこの世界が現象し，それを通じて，それに対して世界が語りかける者」とパラフレイズしている。つまり，人格とは，人間とその環界とが，あるいは人と人とがそれを通じて対話関係をもつことを可能にする身体性のことなのである。そしてそのような対話を動機づけるものが「窮境」にほかならない。この対話を通じて両人格性が形成されるとき人間は**主体**となるのであるが，これを客観的に認識することは不可能なのである。こうして彼が提示する医学的人間学の原現象とその知の主要対象は，「窮境にあって，助けを必要とし，そのために医療者を呼ぶところの病む人」である。医療者と病む人は相互に主体として向きあうことが求められるのである。

ゲシュタルトクライスにおける主体の導入

1933年ヴァイツゼカーは，神経学的な出来事の機能的解釈に捧げられた論文を初めて「ゲシュタルトクライス」という表題のもとに公にした。注意すべきは，このゲシュタルトクライスの特性に関する分析の他のやり方との方法的相違は，観察者が「自己の人格を実験に導入すること」にあると彼が強調していることである[註13]。この試みの意図は，古典的感覚生理学や心理物理学の心身関係を新たな基盤の上で捉えようとするところにあったのである。この構想をさらに実験的に根拠づけ，これに仕上げを施すことになるのが，7年後に公刊されたモノグラフ『ゲシュタルトクライス』である[註14]。

ゲシュタルトクライスの原理は，知覚することと動かすこととが一つの活動だということを意味している。この決定的で，まさに画期的な認識をヴァイツゼカーと彼の共同研究者たちが獲得したのは，人間の歩行や空中を舞う蝶の観察からであり[註15]，また数多くの実験，とりわけP・フォーゲルによる人工的に生み出された回転眩暈の実験に即してであった[註16]。さらに彼は，作業原理（Leistungsprinzip）を導入することによって，運動の反射理論的な理解を克服している[註17]。生きものがその環界と対決するとき，環界を知覚しながら，あるいは動かしながら受け入れ，つねに環界に介入するのであれば，あらゆる作業――それには，足を片方ずつ踏み出す場合のように単純な知覚が属している――は，その成果によって，つまり，それが環界に介入するやり方によって相互に規定される。足を動かして平坦でない地面を歩行する際の地面への適合は，接触を通じて，つまり平衡器官の使用などを通じてこの地面を知覚することをも意味するので，ヴァイツゼカーは，知覚することと動かすこととの絡み合いが環界に関係づけられたあらゆる活動において一つの統一を具現しているということの立証に成功しているのである。

もしも生きものの自己運動が，つまり知覚することと動かすこととの絡み合いが認識されるなら，そこから否応なしに帰結するのは，生きものを客体のように扱う機械論的な生物学には，生命の出来事を理解することなどできるものではないということである。生きものの自己運動の認識とともに，生きものの主体性（Subjektivität）が基本的で新しい原理として生物学に導入される。その際に問題となっているのは，重要性において相対性理論や不確定性原理に匹敵する一つの発見である[註18]。ゲシュタルトクライスがいまや意味しているのは，動かすことと知覚することとを通じてつねにもたらされる主体とその環界との統一である。「生命あるものは敵同士の間ですら互いに仲間である」と語るヴァイツゼカーは，医学的人間学の根本原理である〈生きているすべての人格の根源的に普遍的な結束性の定理〉を感覚生理学的な実験によって立証したことになる[註19]。

一方，リビード的な対象備給によって人間関係を特徴づけるフロイトの基本的な立場は，治療が成就するために最終的に必要となる人格理解にまで突き進むことはできなかった。この意味において，ヴァイツゼカーが人格の概念を主体の概念として捉え直し，パトス的なものの根源性にたどりつくきっかけを与えたものは，さまざまな生の転機への着眼だった。

> 「生を苦しむこと，あるいは心理学的色彩をもっときっぱり避けて言うならば，生を**被る**こと（*Erleiden* des Lebens）は，生がそのなかで結果として生じるかのごとき枠組み（たとえば空間）だとか，生がそこから結果として生じるかのごとき中心点（たとえば現在）だとかとして現にそこにあるわけではない。それが位置づけられうるのはただ，いかなる発生の中にも生じるところの転変，現象面にも結構しばしば明瞭にあらわれてくる転変の切点としてのみである。つまりそれを現象あるいは体験の側から求めたり，捉えたりしうるのは，本書において**転機**（*Krise*）と呼ばれているものの出現するところにおいてである。転機においてはいずれにしてもパトス的なもの（das Pathische）という属性はその絶頂に達して勢威をほしいままにする」[註20]

これらの転機的状況に共通しているのは，人格の**ある**か**あらぬ**かが，つまり主体が最も深いところで問題となり，その生存がどちらへ転ぶか際どいところに置かれているのを見るという行き詰まりの状態である。もしも主体がその転機を乗り切らなければ，主体は無化されるが，もしもその転機のうちで踏み留まることができれば，主体はたいていの場合，深部まで達する何らかの転変を経験する。ある秩序の習慣化されたプロセスはこの転機によって破壊され，「全く嵐のような事象が突発するのに伴って，一定の秩序の流れが多かれ少なかれ唐突に中断される」のだが，この変化はもはや因果的には先行する諸段階から「説明」することはできない。これに際して，「病む人は普通以上に，圧倒感，内的分裂感，不可解な飛躍感を抱く」[註21]。主体とは，ヴァイツゼカーの推論によれば，転機において危うく消え失せそうになって初めて正しく気づかれるものである。たとえば昏睡状態にあってもはや自分自身を意識していない無意識的な主体であっても，やはりそれでもなお主体なのであって，それは病気のために危機にさらされながらも維持されている有機体の統一の化身となっているのである。しかしながら，それは確固たる所有物でもなければ，対象物でもない。それが所有されるためには，絶え間なく新たに獲得され，闘い取られ，転機において被られねばならないのである。このときその病む人と向き合う医療者の役割はきわめて重要である。

こうしてヴァイツゼカーは，医学への主体の導入，すなわち病む人と医療者とのあいだの関係を説明するために，主体の概念を次のように規定するのである。

> 「古典的自然科学の問い方が〈認識が客観的なものを認識する〉という形式であったのに対して，新しい問い方は〈自我がその環界に出会う〉という形式をもつ。ここで〈自我〉を心的現象と取り違える可能性

を排除するために，われわれは現象との結びつきをまだ残している〈自我〉の概念から，それと環界との対置の根拠をなす原理を取り出して，これを主体と呼ぶ」[註22]

反論理的なものから パトスの知へ

ヴァイツゼカー最晩年の未完の大著『パトゾフィー』の標題を見て分かることは，パトス的なものがその中心をなす人間学的な根本規定であり，その根本規定が意味しているのは，人間存在がそこに基づいて生起しつつある関係だということである。医学的人間学がその考察の出発点と呼ぶのは，「人間一般の状況としてのパトス的状況」なのである[註23]。しかし，忘れてならないことは，神学者S・エモンツも述べているように，パトス的なものという抽象性の中に直接的に反映されているのは医療実践の現実であり，それはヴァイツゼカーにとって生涯にわたって彼の根本的な関心として，また彼の人間学的な思惟の最も強固な始動因として評価されるべきものだということである[註24]。彼を学生時代から魅惑してきたのはこうしたパトス的なものから生じる空間を歩測することだったが，病気を始めとする苦悩，激情，共感などLeiden（被る）という語幹の出てくるところに遍在するパトス的なもののことを，彼は，われわれの生命感のうちなる「大いなる中心的な否定性のひとつの合流点」と呼んでいる[註25]。ただし，パトス的なものをさらに解明するためには，その生成を第一義的に「感情的なもの」の領域に局在化しないことが必要である。パトス的なものに関するヴァイツゼカーの発言はけっして心理学的な研究のための言語使用を意図するものではないからだ[註26]。むしろ問題となっているのは，パトス性（Pathik）の根源的で基本的な理解，つまり人間的な生を理解するための鍵としてのパトス的なものなのである[註27]。

さて，空間，時間，数，因果性は，自然科学が生きているものを把握しようとする際のカテゴリーである。これらに対してヴァイツゼカーは，反論理的なもの，パトス的なもの，交わりのカテゴリーを対置するのであるが，それは，それらのカテゴリーだけが，生きているものの主体性を，あるいは人格を正当に評価することができるからである。こうしたカテゴリーに彼が行き着くのは，人間が空間，時間，力ないしエネルギーと数の次元を**突き抜けて**のみ生きる，という認識を通じてである[註28]。これらの次元が人間のリアリティを限界づけ，構成しているのではなく，むしろ，「人間のリアリティとはこの場合，自我の環界との不断の対決であり，自我と環界のつねに新たにされる出会いであり，自我と環界の流動的な交わり」なのである。そしてそのような論理規定を彼は「生ける人間の**反論理**」と特徴づける。

反論理的なものが意味しているのは，その在処が論理の内部で規定される矛盾ではないし，非論理的なものでもない。それはむしろ，いかなる形而上学によっても解消されえない生のうちなるパラドクスである[註29]。さらに反論理的な言表がパラドクスであるのは，論理においてはある命題の否定がその論理を破棄するのではなく確証するのに対して，その言表が否定されたとしてもまた肯定されたとしても事実に合致するという意味においてである。生命あるものの出来事の意味深い矛盾が明白になるのは，たとえば，生成と消滅が同時に起こるさまが確認されるような場合である。人間が生きているという事実，誕生と死，転機，転変，出会いと決断のような事態は，まさしく反論理的な出来事なのである。

こうした反論理的なものを承認することが意味しているのは，空間・時間内の人格の生存や，人格の同一性，意志の自由，自律性についての諸理論として数百年のあいだ哲学を支配してきたさまざまな形而上学的「誤謬」から距離を置くということでもある[註30]。しかしながら，そのような諸概念が導入されることによってヴァイツゼカーの思惟のさらに決定的なアスペクトが規定される。それがつまり，存在的なものに対立するパトス的なものである。それが意味しているのは，生を規定するものが存在論や形而上学ではなく，情念だということである。つまり，闘争や，危機にさらされることや，苦痛や負い目においてのみ生は生きられるのであり，それは人間がゲシュタルトクライスの意味において根源的に転機的状況としっかり結ばれているからである。『パトゾフィー』において彼は，人間とは何かという問いにとっての発端となる定点の存在を明確に否定して，「人間学の始まりは，つねに一人の人間との出会い，あるいは人間のうちなる人間的なものとの出会いである」と述べている。「人間は生と死のあいだの媒介である」という人間の理論の基本原則に従って，人間への接近を人間のなかで試みることが，パトスの知を可能にするのである[註31]。

▶註

1 AA 1954 : GS 2. この講義の成立事情については，BE 1949 第1章の第1節を参照されたい。
2 Weizsäcker CF von (1977) 223 [278].
3 AL 1923 und FW 1923. 両者が生まれた経緯とその意義については，NG 1954 第5章を参照されたい。
4 Vgl. AL 1923 : GS 2, 372ff.
5 SS 1926 : GS 5, 122. この講演が行われた経緯については，BE 1949 第5章の第5節を参照されたい。
6 SS 1926 : GS 5, 115 ; 86.
7 A.a.O., 115. 間人間的な関係について「身体をも心をも超越した愛という事実」という言い方をするBuber (1923) 20を参照。
8 Wyss (1986) 71.
9 SS 1926 : GS 5, 122. これに関連して，MKP 1928 : GS 5, 196 [119f.] をも参照。
10 AK 1926, S 1926, KG 1928 und MA 1927.
11 AK 1926 : GS 5, 12f.
12 A.a.O., 13. なお，論文「痛み」においては，医療者がなすことの本質として，触覚——触れる手——の重要性も強調されていることに注意 (S 1926 : GS 5, 27)。
13 GD 1932 : GS 4, 57.
14 G 1940.
15 Vgl. G 1940 : GS 4, 110 [42].
16 Vgl. GD 1932 : GS 4, 29, 40f. und 43.
17 Vgl. G 1940 : GS 4, 104f. [35f.].
18 Vgl. Wyss (1986), 70f.
19 G 1940 : GS 4, 295 [271].
20 A.a.O., 314 [292f.].
21 A.a.O., 297 [273].
22 A.a.O. なお，テクストはNG 1954 : GS 1, 184におけるヴァイツゼカーの自己引用に従うが，その根拠と経緯については「自然と精神」第6章261頁および訳註42を参照されたい。
23 P 1956 : GS 10, 72 [88].
24 Vgl. Emondts (1993) 25.
25 BE 1949 : GS 1, 290 : 第4章407頁。
26 G 1940 : GS 4, 313 [291]. Vgl. Christian (1987) 78.
27 Vgl. G 1940 : GS 4, 314 [292].
28 GM (1948) : GS 7, 263.
29 Vgl. Wyss (1986) 73.
30 Vgl. SS 1926 : GS 5, 117ff.
31 P 1956 : GS 10, 410f. [508] ; 441 [546].

◉文献

Viktor von Weizsäcker : Gesammelte Schriften in zehn Bänden (GS), herausgegeben von P Achilles, D Janz, M Schrenk und CF von Weizsäcker, Suhrkamp Verlag, Frankfurt am Main. なお，引用文献の原著の頁数につづく［ ］内の数字は，邦訳の頁を示す。ただし，訳文は主として文脈上の理由から適宜改変されている。

AL 1923 = Das Antilogische, in : GS 2, 1998, S. 368-394

FW 1923 = Über den Funktionswandel, besonders des Drucksinnes, bei organisch Nervenkranken und über Beziehungen zur Ataxie, in : GS 3, 1990, S. 203-219

SS 1926 = Seelenbehandlung und Seelenführung. Nach ihren biologischen und metaphysischen Grundlagen betrachtet, in : GS 5, 1987, S. 67-141

AK 1926 = Der Arzt und der Kranke, in : GS 5, 1987, S. 9-26

S 1926 = Die Schmerzen, in : GS 5, 1987, S. 27-47

MA 1927 = Über medizinische Anthropologie, in : GS 7, 1987, S. 177-194.（濱中淑彦 訳 (1975) 医学的人間学について．精神医学 17-1 ; 81-103）

KG 1928 = Krankengeschichte, in : GS 5, 1987, S. 48-66

MKP 1928 = Medizin, Klinik und Psychoanalyse, in : GS 5, 1987, S. 195-220.（木村敏 訳 (1996) 医学・臨床・精

神分析．imago 1996年2月号臨時増刊号（総特集＝フロイトと精神分析の現在）青土社，pp.118-137）
GD 1932 = Der Gestaltkreis, dargestellt als psychophysiologische Analyse des optischen Drehversuches, in : GS 4, 1997, S. 23-62（「ゲシュタルトクライス――視覚的回転実験の心理・生理学的分析としての叙述」）
G 1940 [4 1950] = Der Gestaltkreis. Theorie der Einheit von Wahrnehmen und Bewegen, in : GS 4, 1997, S. 81-338.（木村敏，濱中淑彦 訳（1975）ゲシュタルトクライス――知覚と運動の人間学．みすず書房）
GM 1948 = Grundfragen Medizinischer Anthropologie（「医学的人間学の根本問題」），in : GS 7, 1987, S. 255-282
BE 1949［草稿 1945］= Begegnungen und Entscheidungen（「出会いと決断」），in : GS 1, 1986, S. 191-399.（木村敏，丸橋裕 監訳（2020）自然と精神／出会いと決断．法政大学出版局，pp.271-558）
AA 1954 = Am Anfang schuf Gott Himmel und Erde. Grundfragen der Naturphilosophie, in : GS 2, 1998, S. 263-349［「はじめに神 天地を創りたまへり――自然哲学の根本問題」。未刊行の後半部を補完した新版が近く公刊される予定］（大橋博司 訳（1971）神・自然・人間．みすず書房）
NG 1954［草稿 1944］= Natur und Geist（「自然と精神」），in : GS 1, 1986, S. 9-194.（木村敏，丸橋裕 監訳（2020）自然と精神／出会いと決断．法政大学出版局，pp.1-270）
P 1956 = Pathosophie, in : GS 10, 2005, S. 5-443.（木村敏 訳（2010）パトゾフィー．みすず書房）

Buber M (1923) Ich und Du. In : Das dialogische Prinzip. München 1986.
Christian P (1987) Der „Gestaltkreis" von Viktor von Weizsäcker. In : P Hahn und W Jacob (Hrsg.) Viktor von Weizsäcker zum 100. Geburtstag. Beiträge zum Symposion der Universität Heidelberg (1.-3. 5. 1986). Heidelberg, 72-79.
Emondts S (1993) Menschwerden in Beziehung. Eine religionsphilosophische Untersuchung der medizinischen Anthropologie Viktor von Weizsäckers. Stuttgart-Bad Cannstatt
Weizsäcker CF von (1977) Der Garten des Menschlichen. München.（山辺建 訳（2000）人間的なるものの庭．法政大学出版局）
Wyss D (1986) Vom Gestaltkreis zur Person. Zur Anthropologie Viktor von Weizsäckers, Praxis der Psychotherapie und Psychosomatik 31 : 69-77.

感情史とは何か

立正大学
森田直子

「感情史ブーム」？

最近，感情史ブームだと言われる。2020年11月に『感情史の始まり』（みすず書房）が，それから2カ月もしないうちに『感情史とは何か』（岩波書店）というタイトルの翻訳書が出版され，複数の大手日刊紙で魅力的に紹介されたこと，後者の刊行記念として訳者陣厳選の感情史関連の書籍フェアが全国各地の書店で展開されたこと[註1]，そうした情報がSNS上でも行き交ったこと——これらの相乗効果で，「感情史」という言葉が今までになく広い範囲に知られるようになったのは間違いないと思われる。

感情史は「感情＋（歴）史」で成り立つ単純な言葉であるが，両翻訳の出版以前に，感情史という言葉を単独で用いた——いつの感情，どこの感情，誰の感情といった限定なしの——書籍（のタイトル）は管見の限り存在しない[註2]。つまり，独立した「感情史」というのは新しい学問領域と言えそうである。以下では，なぜそうしたものが登場し注目を集めつつあるのか，3つの角度から迫ることで，「感情史とは何か」という大きな問いを考える手がかりにしたい。

「感情史」と「感情の歴史学」

冒頭に述べた現象をもって「感情史ブーム」と言うのは，やや大袈裟かもしれない。一方，欧米においては，歴史学を含む人文社会科学に携わる人々が感情史なるものを意識する度合は日本の一歩先を行き，「感情史ブーム」と言えなくもない状況にある。そのことを分かりやすく示す指標が，感情史研究を看板に掲げた研究センターの存在——例えば，いずれも2008年開設のロンドン大学クィーン・メアリ・カレッジとベルリンのマックス・プランク人間形成研究所における感情史センター[註3]——や，感情史に特化した研究叢書の刊行——例えば，いずれも2014年創刊のパルグレイヴ・マクミラン出版社およびイリノイ大学出版会の感情史叢書[註4]——である。イギリス，ドイツ，アメリカ合衆国だけではなく，オーストラリア，フランス，スペイン，フィンランドの大学でも，感情史を研究するセンターやプログラムなどが作られた[註5]。ポリティ社から出版されている「歴史学とは何か」シリーズの一つとして，2018年には『感情史とは何か』が出版され[註6]，「感情史は，いまや学術ネットワークや学会組織の中に組み込まれている」との認識も示されている[註7]。つまり，少なくとも欧米では，感情史が歴史学／人文科学の一角を成していると言って良いだろう。

ここでいう欧米での感情史とは，英語ではhistory of emotions，ドイツ語ではGeschichte der Gefühle，フランス語ではhistoire des émotionsと表記されることが一般的なものである。いずれも「感情」に相当する単語が複数形であることから，日本語に直訳すれば「諸感情の歴史学」とするのが最も正確かもしれないが，日本語では名詞の単複を区別しないことが多いため，「感情の歴史学」が妥当な訳であろう[註8]。しかし，ドイツ語では，Gefühlsgeschichte, Emotionsgeschichteという言い方もなされる。これは，Sozialgeschichte（英語のsocial history）やGeschlechtergeschichte（英語のgender history）と同じで――それぞれ日本語でも社会史，ジェンダー史と呼ばれる――，感情史と訳すのが最も適当である。実は英語でも，ドイツ語のEmotionsgeschichteに近いemotions historyという表現を用いる試みも見られる。上述のイリノイ大学出版会の「感情の歴史学」叢書の1冊目として2014年に出版された『感情史を行う』（*Doing Emotions History*）がその例である[註9]。しかし，英語のemotions history（感情史）という表現は，その後，一般的にも歴史学界内でも浸透しているようには見えない。

同一の内容を指し示しているとはいえ，「感情史」と「感情の歴史学」とでは――少なくとも日本語について言えば――，受ける印象が異なる。Historyを歴史学とするのか歴史とするのかは昔からの難問であるが，一般に取っつきやすく感じるのは「感情史」の方であろう。欧米における感情史研究の隆盛に刺激され，日本でも2017年には感情史の先駆的試みとなる論集『痛みと感情のイギリス史』が上梓された[註10]。また，ドイツの感情史研究の第一人者であるウーテ・フレーフェルトの『歴史の中の感情』も2018年に出版され[註11]，フランスのアナール学派による3巻の『感情の歴史』のうち，第1巻と第2巻の翻訳が2020年に刊行された[註12]。「感情史」はこれらを包括する呼称として，SNSとも親和性の高いコンパクトさゆえに，また，「エモい」といった言葉にも通じるポップさのお陰もあって，ちょっとした「ブーム」を作ることに寄与したのではないだろうか。

感情史と感情科学

ここで言う感情史とは，歴史学のなかの一アプローチ（もしくはジャンル）としての「感情の歴史学」のことである。しかし，最近の日本の「感情史ブーム」は，歴史学というより，歴史学以外の学問分野，端的に言えば「感情科学」――この表現は一般的ではないかもしれないが，感情を扱う学問分野（科学）という意味で，便宜的に用いることにしたい――からの後押しを受けているように見える。

ところで，感情科学とは具体的には何であろうか。換言するなら，既存の学問分野を前提にした場合，感情を主題に研究しているのはどこなのか。少なくとも西洋世界では，感情とは何かという問いを扱ってきたのは，長きにわたり哲学および神学であった。哲学は今でも感情や心の問題を扱う一つの重要な学問分野である[註13]。一方，チャールズ・ダーウィンが『人及び動物の表情について（*The Expression of the Emotions in Man and Animals*）』（1872）を著して感情を自然科学の考察対象にして以来[註14]，哲学者でもあったウィリアム・ジェイムズ（1842～1910）の感情の末梢起源説――「悲しいから泣くのではなく，泣くから悲しい」――を出発点として，心理学が感情研究の主役を務めるようになった[註15]。1980年代末頃からは脳神経科学が，陽電子断層撮影法（PET）や機能的磁気共鳴画像法（fMRI）などの新しい技術を用いて脳の働きを探り，情動（感情）の機能の解明に大きな寄与をしてきている。したがって，本段落の最初に置いた問いへの答えは，哲学，心理学，神経科学ということにしておきたい。これらの学問分野を感情科学として一括することの乱暴さを認めつつ，あえて極論すれば，そこでは普遍主義（もしくは本質主義）に基づく理解が重視され，感情は「堅固で，不変で，文化普遍的で，種に関係なく，時間を越え，生物学的で，生理学的で，本質的で，基本的で物理的に組み込まれている」ものとして扱われる[註16]。要するに，感情科学における感情とは，長い年月をかけて進化してきた人類の心身に固有の性質，つまり，生物学的基盤をもつものとみなされうる。

このように理解できる感情科学が，変化や文化的な特有性・偶然性・相対主義に立脚する歴史学の一アプローチ——感情史——の「ブーム」を後押ししているようだと言うと，矛盾していると思われるかもしれない。しかし，次のような具体例は看過しえないだろう。1992年に設立された日本感情心理学会——心理学領域の研究者をはじめ感情研究に関心をもつ研究者が広く集う学会であり，英語名称はJapan Society for Research on Emotionsである[註17]——は，設立当初から機関誌『感情心理学研究』を，加えて2015年からは『エモーション・スタディーズ（ES)』を刊行している。ESは，発刊のねらいの一つとして，「感情に関する研究を，学際的分野融合的研究とともに分野領域を問わず広く紹介する」ことを掲げている[註18]。そのESの2019年第5巻第1号（発行は2020年3月31日）では，「歴史と感情」という特集が組まれたのである[註19]。さらに，同学会事務局発行のニューズレター134号（2021年3月10日付）は，プランパーの『感情史の始まり』の書評シンポジウムの告知と，心理学者の湯川進太郎氏による，ローゼンワインとクリスティアーニの『感情史とは何か』の書評を掲載した[註20]。ESにせよニューズレターにせよ，学会員でなくとも全文が読めるように無料公開されている。このことは，とりわけ学際的な研究を推進するためにはきわめて重要であり，その点で遅れを取っている歴史学への力強い後押しとなったのは間違いない。さらに言えば，『臨床心理学』（の増刊号である本誌）への拙文寄稿の機会も，感情科学による歴史学（感情史）への後援とみなせるだろう。

感情科学が感情史を「援護射撃」する理由は複数存在するに違いないが，とくに感情心理学についていえば，おそらく，感情の心理学的構成主義と呼ばれるものの登場が一役買っていると思われる。これは，2009年頃からアメリカの心理学者リサ・フェルドマン・バレットが主唱している感情（情動）の革新的な捉え方である[註21]。ここで感情の心理学的構成主義を詳しく解説することはできないが，それは，構成主義（構築主義）という呼称が示唆するように，怒りや悲しみなどの基本感情（basic emotions）は生物学的基盤を持たず，感情は知覚者の脳内で構築されると主張し，普遍主義（もしくは本質主義）に厳しい挑戦を突きつけるものと要約できるだろう。人類に共通する基本感情などないとするラディカルな見方は，一般の感覚からしても，また，心理学内部の学問的伝統からしても，簡単に受け入れられるものではない。とはいえ，こうした見方のインパクトは大きく，完全に無視することも難しい[註22]。そうした折，構築主義的な立場から感情に向き合う歴史学のアプローチ，感情史が登場し，視野の広い感情科学研究者たちの関心を惹いたと解釈するのは，全くの的外れではないように思われる。

歴史学と感情

ここで再び目を外に転じ，欧米での「感情史ブーム」はどんな後押しを受けたのか，欧米での感情史の隆盛のきっかけはどこにあったのかという問いについて考えたい。アメリカで博士号を取得してイギリスの大学で教鞭を執るドイツ人歴史家ヤン・プランパーは，この問いに対して明解に回答している。感情史の「ブーム開始の号砲が鳴った日を特定しようとするなら，2001年9月11日」，つまり，アメリカ同時多発テロの日である，と。

その日はあたかも触媒剤のように，とっくに始まっていたプロセスを加速させた［…］。この号砲以前からすでにあちこちで，ポスト構造主義に対する全般的な不満や「真の現実」への新たな渇望が感じられていたが，あのテロ攻撃は迫真的な衝撃として，古いカテゴリーや概念を不要で時代遅れのものにしてしまった。その結果，ほんの少し前までほとんど死滅しかけていた「経験」という概念が復活した。すなわち，歴史家たちは，「経験という観念を，理論化以前のもの，言説以前のものとして，他者や社会や過去との直接の出会いとして再生しよう」と試み始めたのである[註23]。

乗客を満載した旅客機を多くの人が働く摩天楼へ突っ込ませるようなむき出しの暴力に対して，1980年代から流行したポスト構造主義はいかなる説明ができるのかと，あらゆる立場の人びとが問わずにはいられなかった。［…］ニューヨーク，ワシントンDC，そしてペンシルヴェニアへの攻撃は，ポスト構造主義的な歴史研究の分析の道具立てに疑問を投げかけ，生命科学のさらなる発展を促した。［…］
結局，9・11は1990年代後半に始まったバイオ革命なるものを加速させた。この革命により，主導的科学としての地位が物理学から生物学に最終的に取って代わられ，人類の「永遠の」課題としてこれまで人文科学が扱ってきた問題――自由意志とは，「私」とは，感情とは，といった問題――が，新しい「生命科学」によって領有されていった[註24]。

生命科学の台頭が言語論的転回によって脇に追いやられていた客観性，経験主義，（時代的・文化的双方における）普遍主義，そして皮肉っぽくない叙述形式といった領域を生き返らせた［…］。［…］感情史を含む米国の歴史研究において，この転換の影響はすぐに現れた。生命科学の研究結果を用いて感情を扱う傾向が強まったが，それはとりわけ，感情が，社会的不平等や政治文化などとは異なり，生命科学の中心領域を形成したからである[註25]。

要するに，9・11は，ポスト構造主義――人文社会科学においては言語論的転回とほぼ同義――に対する潜在的な疑念を顕在化させ，歴史学においても言語以前の経験や感情――折から自然科学を支配しつつあった生命科学の中心課題の一つ――への関心を否応にも高めるきっかけとなったのだ。他の見方もありうるにせよ，少なくとも9・11の当事国であるアメリカ合衆国や，テロ実行の主犯格の生活拠点であったドイツについては，プランパーの解釈はかなり説得的に思われる。

実は，歴史学が感情という主題に注目したのは，これが初めてのことではない。感情史の祖として常に言及されるのは，オランダ人歴史家ヨハン・ホイジンガ（1872～1945），フランス人歴史家リュシアン・フェーヴル（1878～1956），ユダヤ系ドイツ人社会学者ノルベルト・エリアス（1897～1990）の3人である[註26]。フェーヴルは，1919年に発表されたホイジンガの『中世の秋』に影響を受け，「感性と歴史――いかにしてかつての感情生活を構成するか」について1938年に講演をし（1941年に原稿化）[註27]，互いを知らないまま，エリアスは『文明化の過程』を1939年に刊行した。この時代的な符合はきわめて示唆的である。1930年代のヨーロッパは，ナチズムの脅威にさらされており，フェーヴルにせよ，エリアスにせよ，人類が育んできたと思われた理性的・知的行動が，「荒々しい原始的な感情」の魅力と暴力によって危機にさらされている状況を目の当たりにすることで，過去の人間の感情生活に注意を向けざるをえなかったからである。

「感情史ブーム」！

歴史家が取り組むテーマがその歴史家の生きる社会と無縁ではないことは，さまざまに指摘される［註28］。欧米における近年の「感情史ブーム」は9・11という大事件が，1930年代の感情史の萌芽はナチズムの台頭が，歴史家の関心を感情に向けたのである。そうだとすれば，最近の日本の「感情史ブーム」も，同じように考えることができるのではなかろうか。その際すぐに思い浮かぶのは，2011年3月11日の東日本大震災と福島原発事故である［註29］。この3・11は，それが当該社会とそこに生きる人びとに与えた衝撃という点で，9・11に匹敵するであろう。実際，3・11以降，歴史学は地震を含む自然災害への関心を高めたが，同時に，「絆」——人びとの感情的紐帯——の強調が，そうしたものへの関心を無意識のうちに高めたのではないだろうか。そして，2019年末以来の新型コロナウィルス感染症の蔓延に伴い，恐怖，悲しみ，怒り，不信感などネガテイヴな感情の暴発があちこちで見られることは，誰もが認めることであろう。

社会のなかで「感情」を意識せざるをえない状況が強まると，歴史家（歴史学）も「感情」への関心を強めることになる。しばらくして振り返ったとき，日本では3・11をきっかけに感情史への注目が高まり，2020年頃から「感情史ブーム」が始まったね，ということになるのだろうか。歴史家は未来を読むことは苦手であるが，感情史に与えられている好機が生かされることを期待しつつ，あえて言っておこう。最近，感情史ブームらしい，と。

▶註

1 みすず書房から出版されたヤン・プランパー 著（森田直子 監訳）『感情史の始まり』は，『毎日新聞』（2021年1月23日，伊藤亜紗評）と『読売新聞』（2021年2月14日，小川さやか評）で，岩波書店から出版されたバーバラ・H・ローゼンワイン／リッカルド・クリスティアーニ著（伊東剛史，森田直子，小田原琳，舘葉月 訳）『感情史とは何か』は，『日経新聞』（2021年3月6日，小倉孝誠評）と『朝日新聞』（2021年3月13日，生井英考評）で，それぞれ紹介された。また，岩波書店が『感情史とは何か』の刊行を記念して，「わたしたちはどうやって「感情」が「感情」であることを知るのだろう」というテーマの書籍フェアを各地の書店で催し，それにあわせて特製ブックガイドが作成・配布された。

2 国立国会図書館の所蔵史料をNDL ONLINEで検索。「感情史」がタイトルに入ったものとして検出できた書籍は，島田厚ほか『大正感情史』（日本書籍，1979），北田耕也『近代日本少年少女感情史考』（未來社，1999），菅野匡夫『短歌で読む昭和感情史』（平凡社，2011）の3点のみであった。

3 https://projects.history.qmul.ac.uk/emotions/（2021年5月8日閲覧／以下URLについては全て同じ）
https://www.mpib-berlin.mpg.de/research/research-centers/history-of-emotions

4 https://www.palgrave.com/gp/series/14584
https://www.press.uillinois.edu/books/find_books.html?type=series&search=HOE

5 詳しくは，以下を参照。『感情史の始まり』第1章の注115，『感情史とは何か』p.170および第4章の注9。

6 Barbara H Rosenwein & Riccard Cristiani (2018) What is the History of Emotions?. Polity Press.（『感情史とは何か』）。また，以下も参照——森田直子（2018）「感情史の現在」『思想』（岩波書店，1132号），pp.21-35

7 『感情史とは何か』p.170

8 例えば，「特集：感情の歴史学」『思想』（岩波書店，1132号，2018）pp.5-105；南川高志，井上文則 編（2021）『生き方と感情の歴史学』（山川出版社）

9 Susan J Matt & Peter N Sterns (Eds.) (2014) Doing Emotions History. University of Illinois Press.

10 伊東剛史，後藤はる美 編，東京外国語大学出版会

11 櫻井文子 訳，東京外国語大学出版会

12 A・コルバン，J・J・クルティーヌ，G・ヴィガレロが監修した大著。藤原書店から，第1巻は片木智年監訳で4月に，第2巻は小倉孝誠監訳で11月に，それぞれ刊行された。

13 例えば，以下を参照——戸田山和久（2016）『恐怖の哲学——ホラーで人間を読む』（NHK出版［NHK

出版新書]）；源河亨（2021）『感情の哲学入門講義』（慶應義塾大学出版会）

14 ダーウィン［浜中浜太郎 訳］（1931）『人及び動物の表情について』（岩波書店［岩波文庫］）

15 例えば，以下を参照――ジェームズ／キャノン／ダマシオ［梅田聡，小嶋祥三 監修］（2020）『感情』（岩波書店）

16 引用は，『感情史の始まり』p.4

17 学会のホームページを参照：http://jsre.wdc-jp.com/index.html

18 http://jsre.wdc-jp.com/emotion.htm

19 https://www.jstage.jst.go.jp/browse/ems/5/0/_contents/-char/ja

20 http://jsre.wdc-jp.com/mailnews/no134_2021.html

21 Lisa Feldman Barrett（2017）How Emotions Are Made : The Secret Life of the Brain. Boston : Hougton Mifflin Harcourt.（高橋洋 訳（2019）『情動はこうしてつくられる――脳の隠れた働きと構成主義的情動理論』（紀伊國屋書店））

22 以下の座談会における心理学者の大平英樹氏による解説は，感情の心理学的構成主義を理解するのに非常に有用である。https://www.jstage.jst.go.jp/article/ems/3/1/3_ES3-0007/_article/-char/ja

23 『感情史の始まり』p.413

24 『感情史の始まり』pp.79-80

25 『感情史の始まり』p.77

26 以下を参照――『感情史の始まり』pp.54-56, 65-67,『感情史とは何か』pp.43-46

27 感情史研究の萌芽としてのホイジンガとフェーヴルの著述を知るには，伊東剛史氏による以下の論考が示唆的である。https://www.jstage.jst.go.jp/article/ems/5/1/5_ES505/_article/-char/ja/

28 例えば，E・H・カーの名著『歴史とは何か』（岩波書店［岩波新書］，1962）には，「歴史家は個人であると同時に歴史および社会の産物なのです」（p.61）という一文がある。

29 2021年4月10日に行われた『感情史の始まり』の書評シンポジウムで，日本近現代史を専門とする平山昇氏は，日本における「感情」への関心の高まりの契機として，1995年の阪神淡路大震災，その直後に起こったオウム真理教による地下鉄サリン事件，そして，2011年の東日本大震災と福島の原発事故を挙げている。

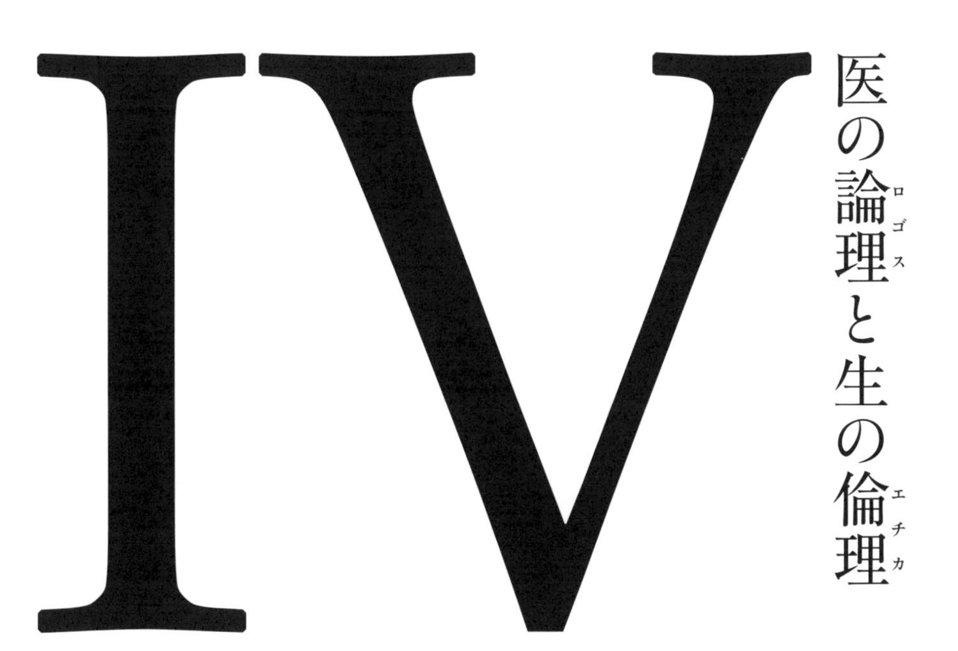

IV 医の論理（ロゴス）と生の倫理（エチカ）

医療と宗教と心理学は出会えるのか

エマニュエル運動と『Psychotherapy』講座

一般財団法人精神医学研究所附属 東京武蔵野病院
江口重幸

はじめに

米国東海岸ボストンの観光案内を見ると，昔ながらの赤レンガ造りの街並みを散策するモデルコースのひとつとして，しばしばニューベリー通りが紹介されている。この約3kmにわたる瀟洒なショッピング街の真ん中に，小論で話題にするエマニュエル教会がたたずんでいる。今から約110年前の米国で，この教会の名を冠した運動（Emmanuel Movement）が大きく注目された時機があった。この教会を中心に，宗教者と医療者が協働して神経症性障害の治療を提供していこうとする運動が起こり，それが米国全土に広がったのである。

この運動の中心的テーマとして，聖職者と医療者がともに掲げたのは「psychotherapy」であり，この用語自身も当時の北米では新鮮な響きがあった。1908年末から翌年にかけて，こうした流れを支援する啓蒙的出版物である『Psychotherapy』講座（reading course）が，全12冊の月刊配布形式で刊行された（以下，psychotherapyは講座名以外の場合，心理療法と記すことにする）。

エマニュエル運動は，宗教と医療と心理学が手に手を取り合って始められた稀有な運動であり，高く評価されたが，その後いくつかの批判に出会い短い間に瓦解していく。集団療法やソーシャルワークをはじめとする画期的な地域実践を生み出しながらもであった。文字通り「医の論理（ロゴス）」と「生の倫理（エチカ）」の接近と離反の縮図ともいえるこの運動と『Psychotherapy』講座の軌跡をたどりながら，そこに現れた現代に直結するこの領域の可能性や難問を検討していきたい。

エマニュエル運動と「グループ・メソッド」

エマニュエル運動とは，（Gifford (1997) からの要約になるが）1906年ボストンのエマニュエル教会のエルウッド・ウースター（主任）牧師（Rev Elwood Worcester : 1862-1940）が取り入れた個人的・集団的心理療法である（名称は当時の新聞による）。簡単に紹介すると，共通となる神経症性障害の治療を医療者と宗教者が協働で行おうというものである。あくまで一般庶民向けのもので，無料で行われ，信仰の有無や宗派を問わぬあらゆる社会階層に開かれたものであった。特徴であるグループ・ミーティングは，教会地階の集会場において，2人の聖職者，ウースター自身とサミュエル・マコーム牧師（Rev Samuel McComb）によって担われ，医学的助言者としては後に紹介する内科医のリチャード・カボットと，精神科医のイザドール・コリア（Isador Coriat : 1875-1943）が加わった。ウースターもマコームも牧師であったが，前者はライプツィヒで，後者は英国でそれぞれ心理学を学び心理療法のトレーニングを受けている。

ウースターとマコームとコリアは1908年に，「神経症性障害のモラルコントロール」という副題を持つ『宗教と医療』(Worcester et al., 1908) という共著を上梓して多くの読者を得ている。彼らの方法とは，シャルコーやリエボーの開拓した催眠や無意識の力動を基礎に置いたものであり，その流れを汲み当時米国にまさに導入されて注目されていた暗示（suggestion）や説得（persuasion）とほぼ同一のものであった，と記されている。

ウースターはさらに新機軸の「グループ・メソッド」というものを加えた。これは1905年に「クラス・メソッド」という療法を，入院治療のできないボストン低所得者層の結核患者に対する自宅治療のために開発して著しい治療効果をあげていた内科医ジョセフ・プラット（Joseph Hersey Pratt : 1872-1956）と共同で開発したものである。結核の「クラス・メソッド」とは，①可能な限り屋外で生活して寝起きすること，②ハンモックや安楽椅子での絶対臥床休息，③大量のミルクとオリーブオイルの飲用，④体温・体重・屋外滞在時間の毎日の記録，そして重要な，⑤毎週行われるグループ・ミーティングへの参加を特徴とした。このミーティングには15～20名が参加し，医師やソーシャルワーカーや看護師とともに，体重増加の報告がなされ黒板に記された。①の屋外生活では，家のベランダやバルコニー，裏庭や屋上の工夫された狭小空間における，7×7フィートの雨雪防止垂幕付き軍隊用ウォールテントの使用が推奨されている。これは「ほとんど宗教的熱意で奨励された」(Gifford, 1997, p.51）と記され，屋上のスペースにテントを張って換気に気を配りながらほぼ終日生活して治療効果をあげた人々の写真を見ることができる（Gifford, 1997)。また②③には明らかにミッチェル（Mitchell, 1877）の休息療法（rest cure）の影響がみられる。プラットは，結核に対する個人治療に加え，⑤毎週皆で一堂に出会うグループ・ミーティングへの参加も療法に組み入れ大きな成功を収めた。彼はこれにより「グループ心理療法の父」(Gifford, 1997, p.121) と呼ばれている。この成果がエマニュエル運動の，心理療法領域でも応用された。

20世紀初頭のボストン
──その時代背景

当時の米国では，大学を卒業すると多くは欧州へのグランドツアーにおもむいた。自国の心理学も精神医学もその黎明期にあたり，ヨーロッパ直輸入の理論や実践が旺盛に取り入れられ，それらが混然一体となって紹介された流動的な時期であった。代表的な出来事を挙げれば，ウィリアム・ジェイムズがエジンバラで『宗教的経験の諸相』を講演したのが1901～02年，ピエール・ジャネがハーバード大学に招かれてヒステリーの連続講義を行ったのが1906年，タフツ大学の神経学教授モートン・プリンス（Morton Prince : 1854-1929）を編集主幹にして『異常心理学雑誌』が創刊されたのが同じく1906年（この専門誌の巻頭論文はジャネが飾り，プリンスは「突然の宗教的回心の心理学」を寄稿している)。同年にはまた多重人格症例で有名なプリンスの主著『失われた私を求めて（邦訳)』も刊行されている。こうして後に登場するパットナムやプリンスはゆるいつながりの「ボストン学派」と呼ばれるものを形成していた[註1]。

さらにフロイトがクラーク大学に招かれて記念講演をし，ユングやフェレンツィ，ブリルらとともにスタンリー・ホールを囲んだ有名な写真を撮影したのが1909年。この時にフロイトらはパットナムの山荘に招かれている。そのような時期であった。

こうした医学や心理学領域からの影響に加えて，運動の成立に大きな影響を及ぼしたのは民間治療活動の興隆であった。それはメアリー・

ベーカー・エディ（Mary Baker Eddy : 1821-1910）が創設したクリスチャン・サイエンスが絶頂期を迎える時期と重なる。1906年は，エマニュエル教会から徒歩で行ける場所にあったクリスチャン・サイエンスの母教会の隣りに，燦然とそびえたつ巨大なドーム状の公会堂が落成し，全米からの信者がこれを祝ってこの地に押し寄せた年であった。

ここでは詳細に紹介はできないが，エディの方法とは，その先行者であるクインビー（PP Quimby : 1802-1866）が「健康の科学」や「キリストの科学」と称した，当時の用語でいえば「マインド・キュア（mind cure）」（Caplan（1998）参照）を見倣ったものである。もともと時計職人だったクインビーはメスメルの影響を受けて奇跡的治療を行い，最終的には透視と会話だけで病いを治すことで有名になり，多くの病者が押し寄せた。自ら長く心身を患っていたエディはクインビーの治療を求め，その方法をつぶさに研究し，独自の理論を確立した。それが時代のニーズとも合致して巨大な数の信者を持つ教団を形成していく。この時代ボストンへの移民者数は飛躍的に増加し，街のスラム化が進み，経済格差が注目された急速な転換期でもあった。

ツヴァイクの『精神による治療』（Zweig, 1931）では，エディが詳細に紹介され，その時代背景や理論が生き生きと描かれている。彼女の理論によれば，病気というものは存在せず，それは一種の認識の「錯誤」であり，病気を作り出しているのは医師なのである。こうして従来の教会組織も聖職者も認めないまま，宗教的受苦も審判もなく，圧倒的な数の悩める民衆を救済する運動がこの時期ピークを迎える。20世紀初頭の米国におけるこうした背景が，既成のキリスト教会の聖職者に与えた衝撃や危機感は大きなものであった。

パーカー 編『Psychotherapy』講座（1908～1909年）

一方，エマニュエル運動の内容を紹介する媒体もこの時期に刊行されることになった。その代表的なものが高名な編集者であったパーカー（William Belmont Parker）編の「健全な心理学，健全な医学，健全な宗教における」という副題をもつ『Psychotherapy』講座（1908-1909）である（写真）。これは，全3巻（各巻4号）からなり毎月配本される計12冊の講座であり，各号は90頁前後で，各5～9本の論文が収められ，総頁数は1,100頁を超える。内容は，全般的・説明的分野，生理学分野（神経学を含む），心理学分野，宗教的分野，歴史分野から成り立ち，当時のその領域の代表的研究者が執筆している。しかし基本的には巻頭論文を記したカボット（Richard C Cabot : 1868-1939）とパットナム（James Jackson Putnam : 1846-1918）が中心であり，この2人の論文がほぼ毎号掲載されている（全83論文のうちカボットは12本，パットナムは8本の論文が掲載）。両者とも，ボストンの名門家系のハーバード大学医学部の医師であった。当時講師だったカボットは後に血液学領域にその名を残し（赤血球の「カボット環」），一方，二まわり年長で神経学の教授だったパットナムは急速に精神分析に傾倒していくことになる。両者以外の論文では，フランスやドイツの心理療法の歴史，旧約・新約聖書における癒し，そして4回にわたって掲載されたデュボワによる説得療法（Dubois, 1909），睡眠，入浴，労働等の治療効果，さらにはブリル（Brill, 1909）による精神分析の紹介などが掲載されている。

各論文には編集者パーカーによる簡潔で適切な要約や註が付され，各号巻頭には代表的執筆者の肖像が，巻末には文献や語彙集が掲載されている。

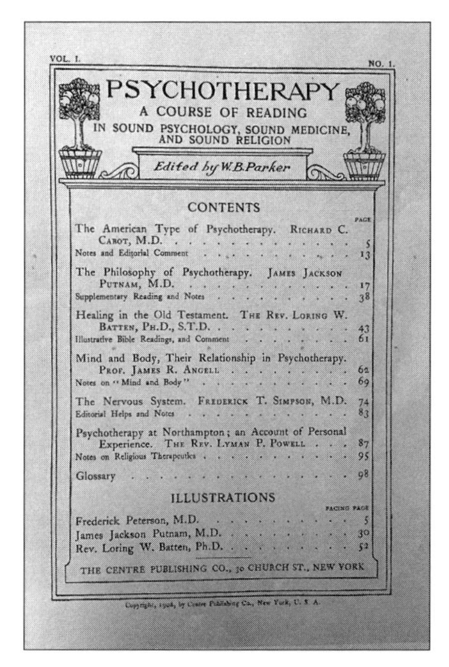

VOL. I. NO. 1.

PSYCHOTHERAPY
A COURSE OF READING
IN SOUND PSYCHOLOGY, SOUND MEDICINE, AND SOUND RELIGION
Edited by W.B.Parker

CONTENTS

ILLUSTRATIONS

THE CENTRE PUBLISHING CO., 30 CHURCH ST., NEW YORK

Copyright, 1908, by Centre Publishing Co., New York, U. S. A.

写真 『Psychotherapy』講座
第Ⅰ巻第1号扉ページ（1908年）

「アメリカ型の心理療法」とは何か
──カボットの議論

『Psychotherapy』講座の巻頭論文はカボットによる「アメリカ型の心理療法」(Cabot, 1908) であった。これには本講座全体の目的が明確に記されているので要点を紹介しよう。

冒頭に以下の定義が記される。「Psychotherapy means the attempt to help the sick through mental, moral, and spiritual methods.」こうした最も「恐るべき (terrifying)」用語であるが，われわれは医学や過去の知識の蓄積を軽視するもの（クリスチャン・サイエンスなど）との差異を示し，さらにはフランスやドイツの医師が実践して効果をあげている心理療法に結びついていることを示すためにこの語 (psychotherapy) を用いる，と述べられている。

米国では心理療法の替わりに「マインド・キュア」という用語が長らく使われてきたが，医学などの蓄積された知識を尊重する科学的なマインド・キュアが必要である。先の定義にある mental, moral, spiritual な方法は一部重なり合いながら，健康の3つの側面を形成して身体に影響を及ぼす。さらに精神的健康は当人の仕事ばかりか，居住状況，交遊関係，家族の愛情，人間関係，さらには知的・宗教的な影響を受けている。したがってアメリカ型の心理療法では，患者の頭のなかの観念や思考，心配や悲しみだけでなく，友人関係，愛情問題，家庭や家族の愛情に目を向けることになる。そこでますます重要になるのが，宗教者と医師に，ソーシャルワーカーを加えた三者の協働である。病者のために，科学と宗教が，つまり医師と聖職者が協力することが重要であり，その代表がボストンの「エマニュエル運動」なのだ。

しかし心理療法ですべてが治るわけではない。先の3要素を含む治療でも，がんや腎臓病，心臓弁膜症，肺結核などの長期に及ぶ疾患を癒すことができない。心理療法は，身体の器官や組織の損傷である「器質性」疾患ではなく，「機能性」疾患に対して有効である。この「機能性」疾患は，一般の臨床医の診る病いの40～50%にものぼる。

心理療法は取るに足りない幻想ではない。心理療法は化学的・物理的手段（薬，入浴，マッサージ，外科手術，食事療法など）の替わりではなく，それらと併行して用いられることで効果をあげる。それは疾患のコントロールを補完するものなのである[註2]。

こうした試みは新奇なものではない。皆知らず知らずのうちに心理療法を実践している。新しいものがあるとすればさまざまな要素を独自に結びつけたことである。心理学が重要なのは以下のような場合である。例えば肺結核の重症期に屋外での休息療法を指示され，それを厳格に守った後で，それが軽症化し生活を再建しないといけない時期になっても，休息主体の生活から脱け出せないような事例である。結核治療のこうした心理学的側面を看過してはならない。このような疾患においても心理療法が有効に働く場合がある。それは患者が精神や魂を持つからなのである。

ソーシャルワークのパイオニア，カボット

さらにカボットの議論は続く。この領域で，我々の目を見開かせ，方法的誤りを示してくれるのはソーシャルワーカーである。聖職者や心理学の研究者もまた，医師と結びついて，それに貢献し，アメリカ人が評価し実践する一種の「チームワーク」を形成する。人間の苦悩に対するこのチームワークこそが，アメリカの心理療法の本質的新しさであり長所なのである。

要約すれば，一般に医師が診る病いの半数近くは「機能性」障害で，そこには疾患以外のさまざまな要因（mental, moral, spiritual）が関連している。心理療法が重要なのはその部分であり，そこに入っていくには医師と宗教者ばかりではなく，心理学者やソーシャルワーカーの「チームワーク」が必要となる。

カボットは，マサチューセッツ総合病院にまずは私費でソーシャルワーカーを導入し，1905年にはじめて「医療ソーシャル（ワーク）サービス部門」を正式に立ち上げた。彼は移民人口の急速な増大と，その貧困，栄養障害，身体的病い，情緒的苦悩についてこう記している。各患者の「住居，仕事，家族，心配事」についての情報を得るにつけ，日々自分の誤りに直面し，自分の仕事はほとんど耐え難いものになった，と。この延長で，彼は後年ハーバード大学の社会倫理学の初代の教授に就任するのである。

『Psychotherapy』講座・最終巻の論文で，カボット（Cabot, 1909）は，心理療法を3種類に分けて説明している。①大衆迎合的だが科学的根拠の乏しいもの（gaseous）。②しっかりしている（solid）が，訓練を受けた医師による医療行為であるもの（これにはジャネやデジュリヌ，フロイトやユングの方法が含まれ，フロイトの汎性説への批判も記されている）。これらはともに一般的な心理療法ではないとされる。そして，③応用可能なもの（liquid）として，デュボワの説得療法が挙げられ，数名の心理学者による方法とともに，先のウースターらの『宗教と医療』（Worcester et al., 1908）が推奨されている。

同様に講座第2巻のヒンクルの論文「心理療法の諸方法」（Hinkle, 1909）でも，心理療法を4種類に分けて説明している。それらは，①催眠療法，②暗示療法，③説得（心的再教育）療法，④精神分析療法であり，ヒンクルは持続的に行える②や③の療法を薦めている。

この講座には，暗示療法（Tuckey, 1909）や精神分析（Brill, 1909）についての論考も所収されているが，スイスの神経科医デュボワ本人による論文「説得という方法」（Dubois, 1909）が4回連続で掲載されているように，説得療法が何より適切で扱いやすい心理療法として推奨されているのが理解できるだろう。デュボワの主著（Dubois, 1904）も1908年に英訳版が出版されたばかりであった。

心理療法の実際

エマニュエル運動における「典型的心理療法」の内容をボイド牧師（Boyd, 1909）の記述に沿って見ていこう。基本的にはデュボワの説得療法に沿っているが，催眠暗示的な部分も含まれている。

まず病いや問題を詳細に聞き取る。すべてを聞いた後にくつろいだ状態で，確信をもって，それが間違いなく治るものだと患者に告げる。この方法によって治癒した例を示し，器質性障害と機能性障害の差異を説明する。当人のものは典型的な後者であり，mental, moral な治療で

完全によくなることを示す。「回復の力はあなた自身のなかにあります［…］それは精神的なものと道徳的なものです」「有害なことは止め，善きことをするように」。こうして，大いなる生命の主に向き合い，それと一体化することを訴える。精神は2つの働きをする。意識的なものと無意識的なもの，客観的なものと主観的なものがある。無意識的なものもすべて意志の力のもとに置き，両者を一緒に使用する時，それらは完遂される。なお具体的な会話では否定的な言い回しは回避され，すべて肯定的なトーンで進行するようにする。

さらに，「ポジティブな暗示を与える間，これらの原則を頭に保存してください。目を閉じて，リラックスして，規則的に十分な呼吸をして，健康と強さと勇気（health, strength, courage）についてだけ考えてください……」などと告げる。そして開眼させ，手を取り，治療者の指を握らせ，その目を見ながらこう言う。「あなたの精神はこれらの暗示を間違いなく行う。あなたは寝て，食物を消化し，何事においても完全に正常で，改善して永遠に治癒することになるでしょう」。安楽椅子に座る患者の後ろに立ち，頭頂からひたいに向け，手でやさしくなでおろすこともある（具体的治療についてはBoydの著作（1909）71頁以下を参照。そこには17歳のてんかんの少女と，31歳の神経衰弱の男性例が具体的に挙げられている）。

エマニュエル運動の興隆と分裂

エマニュエル運動が急速に広がりを見せ，『Psychotherapy』講座が刊行された1908年の後半，一転して，この運動に対しメディアからの激しい批判が寄せられることになった。それらの中心は医師からのもので，心理的・精神的な治療は心理学者や医師の仕事であり，心理療法を非専門家の手に任せるべきではないという反対意見であった。その代表は，皮肉なことにこの運動の協力者であり，講座でも中心的な役割を担っていたパットナムからの異議であった。したがって講座刊行時すでに亀裂は鮮明になっていたことになる。

1908年9月パットナムはウースター宛てに18頁にわたる苦衷をつづった手紙を記している（Gifford, 1997, p.79）。それによれば，エマニュエル運動の創設者には敬意を表するものの，その成功には同調しかねるという内容であった。パットナムはメディアに対して，エマニュエル運動は「間違いである」と考えている旨を表明している。さらにこの年の12月には「ボストングローブ日曜版」の1面で「すべての出来事は，科学的な医療，とくに神経学の発展への侮辱である」とまで記すに至るのである。彼の意見は多くの医師によって支持されたということだが，非専門職による心理療法に対する反対意見であった。

パットナムはこの運動を担う医師（コリアやカボット）やウースターらの牧師より20歳あまり年長であり，当時のボストンに限らず米国医学界・神経学界における重鎮であった。ジャネの1906年のハーバード講義を招請したのはパットナムであり，この講義（Janet, 1907）は彼に捧げられている。しかしこの時期パットナムは，両価的態度を抱きながらも次第に精神分析へ傾倒を深めていた。『異常心理学雑誌』創刊号に寄せたパットナムの論文は「マサチューセッツ総合病院における精神分析的治療」（Putnam, 1906-1907）であった。一方，精神分析の側でもこの時期米国への進出を計画しており，その橋頭堡と目されたのがハーバード大学神経学初代教授のパットナムであった［註3］。

こうした論争の只中の1909年に，フロイトの渡米とクラーク大学での招聘講演が行われた。その際にフロイトはエマニュエル運動について記者から質問され，専門職でない者の心理療法は難しく，多くの運動と同様消滅するのではないかという否定的な見解を表明している。その後パットナムは初代のボストンの精神分析医となり，米国精神分析協会の会長に就任している。エマニュエル運動の創始者の一人コリアも後日精神分析に方向転換し，1911年にボストンで2人目の精神分析医となった。その後国際学会で公然とジャネの方法を批判して，パットナム亡きあとの1930年，ボストン精神分析協会を立ち上げ精神分析を主導していくことになる。1920年代，精神分析が，エマニュエル運動を含むこの時期の多様な心理療法に取って替わることになった。

ウースターらの努力で，エマニュエル運動は彼が職を退く1929年頃まで続けられ，その後も引き継がれたが，それはもはや，当初夢見られた，医療者と心理学者と聖職者の協働の心理療法というものではなかった。

まとめ

1906年から約15年，ボストンを中心に展開したエマニュエル運動と，その時期に刊行された『Psychotherapy』講座について紹介した。そこには現在にも通じる問題点と可能性がすでに姿を現している。中心的な「医の論理(ロゴス)」と「生の倫理(エチカ)」の相克は，その時代の宗教的，医学的な枠組み（クラインマン（Kleinman, 1980）にしたがって「ヘルス・ケア・システム」と呼んでもいいが）に大きく影響を受けているということである。なかでも心理療法を，医療を中心にしながら，それをあくまで補完するものであるとする位置づけに関しては，我国の公認心理師の国家資格化の際にも広く議論されたものである。

さらに「アメリカ型（American type）」と名づけられた，集団的実践を採り入れた技法がこの運動とともに次々と試みられ，着実に治療効果を挙げている点は注目に値する。病いの原因に，移民や貧困や栄養や居住環境などの社会的要因の影響があることをつきとめ，そうした日常生活レベルに焦点を当て支援する運動は，近年の「ハウジング・ファースト」などにもつながる先駆例にあたるであろう。これと組み合わせた「クラブ・メソッド」や「グループ・メソッド」の実践は，集団療法や地域医療への視点を拡張している。

また病気即ち医学というアプローチではない，「器質性」障害と「機能性」障害を分ける考え方も，疾患と病いの二分法（Kleinman et al., 1978）にもつながるボストン周辺の独特な視点を産み出しているのかもしれない。病いや苦悩の社会的・環境的文脈への着目がこの時代のプラットやカボットによってすでに明確に強調されている。ソーシャルワーカーの重視やそうした社会療法部門の公的な設置とともに，真の協働「チームワーク」の萌芽が現実化しているのがわかる。

さらに注目されるのは，デュボワの説得療法を心理療法の中心に据えた点である。患者本人をその気にさせ，病いの回復へとあくまで楽観的，肯定的に支援する手法である。「神経症患者は，自分が治るという確信を得たと同時に回復の道を歩み始める。自分が治ったと信じたその日に彼は治ったのである」（Dubois, 1904，第17講）。この方法には催眠や暗示，ミッチェルの休息療法を含む当時のすべての心理療法のエッセンスが含まれている（江口，2004）。このような社会や環境に開かれた疾病観，それらにアプローチしようとする心理療法が試行錯誤的にではあれこの時期に着実に実践されたのである。

今日さまざまな災害のグリーフケアの場面で，あるいは終末期医療やケアの領域で，医療者と宗教者と心理職とケア職が出会って協働することが積み重ねられている。こうしたチームでの臨床は今日不可欠なものである。110年前に医の論理(ロゴス)と生の倫理(エチカ)が一時限りなく接近し，一部重なり合い，分裂していったその経過をもう一度検討しておくことは，決して無駄なことではないと思われる。

▶註

1 ギフォード（Gifford, 1978）は以下のように記している（固有名詞は原綴で記す）。「ハーバード大学ではWilliam JamesとHugo Munsterbergが『ボストン・グループ』の一部をなしていた。そのリーダーはJ. J. Putnamであり，そのメンバーにはJosiah Royce, George A. Waterman, Boris Sidis, Morton Prince, Edward Cowlesがいた」（p.xix）。後日に彼らに（ウースター州立病院の）Adolf Meyerが加わり，定期的に学術的交流がもたれていたのである。

2 この論文には，さまざまな学派がありそれぞれに真理があると記されている。医師や聖職者は，経験のある心理学者と緊密な連携をとっているとされ，ハーバード大学のWilliam JamesやHugo Munsterberg, ウィスコンシン大学のJoseph Jastrowらの名が挙げられている。

3 パットナムは1909年から1918年までに精神分析に関する22の論文を記した。それらは死後論集にまとめられフロイトの巻頭言が添えられて刊行されている（Putnam, 1921）。しかしパットナムの精神分析への両価的態度は消えなかった。ヘーゲル哲学への傾斜と宗教的・倫理的言説も変わらなかった。このため北米におけるこの領域の重鎮として扱われたが，「テーブルの中央のかざりの置物」と評され，その内容が評価されたわけではないことが，『フロイトの生涯』（Jones（1961）／邦訳（1969），p.285）に記されている。

◉文献

Boyd TP (1909) The How and Why of the Emmanuel Movement : A Handbook on Psycho-Therapeutics. San Francisco : The Whitaker & Rap Company.

Brill AA (1909) Freud's method of psychoanalysis. In : WB Parker (Ed.) : Psychotherapy, Vol.II, No.4, pp.36-49.

Cabot RC (1908) The American type of psychotherapy. In : WB Parker (Ed.) : Psychotherapy, Vol.I, No.1, pp.5-16.

Cabot RC (1909) The literature of psychotherapy. In : WB Parker (Ed.) : Psychotherapy, Vol. III, No.4, pp.18-27.

Caplan E (1998) Mind Games : American Culture and the Birth of Psychotherapy. Chap.4-6. Berkeley : University of California Press.

Dubois P (1904) Les psychonévroses et leur traitement moral. Paris : Masson. (Jelliffe SE & White WA (Trans.) (1905) The Psychic Treatment of Nervous Disorders : The Psychoneuroses and Their Moral Treatment. New York : Funk & Wagnalls)

Dubois P (1909) The method of persuasion, I~IV. In : WB Parker (Ed.) : Psychotherapy, Vol.II, No.3, pp.5-16/Vol. II, No.4, pp.22-35/Vol.III, No.1, pp.33-49/Vol.III, No.2, pp.31-43.

江口重幸（2004）心理療法の歴史をたどりなおす．In：村瀬嘉代子，青木省三 編：すべてを心の糧に．金剛出版，p.189-215（再録：江口重幸（2019）病いは物語である――文化精神医学という問い．金剛出版，pp.79-97）．

江口重幸（2009）シャルコーの大ヒステリー理論とミッチェルの休息療法からみた身体と心的領域．In：河合俊雄 編：こころにおける身体・身体におけるこころ．日本評論社，pp.9-49.

Gifford GE (1978) Psychoanalysis, Psychotherapy, and the New England Medical Scene 1894-1944. New York : Science History Publications.

Gifford S (1997) The Emmanuel Movement (Boston, 1904-1929) : The Origins of Group Treatment and the Assault on Lay Psychotherapy. Boston : The Francis Countway Library of Medicine.

Hale NG (Ed.) (1971) James Jackson Putnum and Psychoanalysis. Cambridge : Harvard University Press.

Hinkle BM (1909) Methods of psychotherapy. In : WB Parker (Ed.) : Psychotherapy, Vol.II, No.1, pp.5-20.

James W (1901-1902) The Varieties of Religious Experience : A Study in Human Nature. London : Longmans, Green, and Co.（桝田啓三郎 訳（1969, 1970）宗教的経験の諸相［上・下］．岩波書店［岩波文庫］）

Janet P (1907) The Major Symptoms of Hysteria. New York : The Macmillan Company.

Jones E (1961) The Life and Work of Sigmund Freud. New York : Basic Books.（竹友安彦，藤井治彦 訳（1969）フロイトの生涯．紀伊國屋書店）

Kleinman A (1980) Patients and Healers in the Context of Culture. Berkeley : University of California Press.（大橋英寿，遠山宜哉，作道信介，川村邦光 訳（1992）臨床人類学．弘文堂）

Kleinman A, Eisenberg L & Good B (1978) Culture, illness, and care. Annales of Internal Medicine 12 ; 83-93.

Michell SW (1877) Fat and Blood : And How to Make Them. Philadelphia : Lippincott & Co.

Parker WB (Ed.) (1908-1909) Psychotherapy : A Course of Reading in Sound Psychology, Sound Medicine, and Sound Religion [3 Volumes]. New York : Centre Publishing Co..

Putnam JJ (1906-1907) Recent experience in the study and treatment of hysteria at the Massachusetts General Hospital, with remarks on Freud's method of treatment, by "Psycho-Analysis". The Journal of Abnormal Psychology 1 ; 26-41.

Putnam JJ (1921) Addresses on Psychoanalysis. London : International Psycho-Analytical Press.

Tuckey CL (1909) How suggestion works. In : WB Parker (Ed.) : Psychotherapy, Vol.II, No.2, pp.5-22.

Worcester E, McComb S & Coriat IH (1908) Religion and Medicine : The Moral Control of Nervous Disorders. New York : Moffat, Yard & Company.

Zweig S (1931) Die Heilung durch den Geist. Leipzig : Insel-Verlag. (高橋義夫ほか 訳 (1973) 精神による治療. みすず書房, pp.137-279)

病み，生きる，身体

身体医学史

神戸大学大学院国際文化学研究科

田中祐理子

「病む」こと，その二重の体験

大学の授業として医学の歴史を学生たちに講じる際には，導入として彼ら・彼女らに「自分が病気になったときのことを思い起こす」ことを提案する。「そんな体験はないというひとがいたら，ぜひ教えて」とも毎年つけ加えている。これまでのところ，そこで名乗り出てくれる学生には出会えていない。

「不調」「不具合」と感じずにはいられない状態を認識し，それに対して「改善」「回復」と感じるような効果を与える行為を誰かから受ける。これに類する体験を意識化するとき，その場にいる各人は自身の最も個人的な記憶・感覚を思い起こすだろう。そう想像しながら上記の提案を学生に投げるのだが，実はそれと同時に，その教室を占めている数十，数百の同じ年ごろの人間たちが，その瞬間は一斉に皆が「同じ」「共通」の「なにものか」であるのだという事実にも向き合うことになる――はずである，と，少なくとも私は考えている。

痛み，吐き気，熱さ，重さ，苦しさ，不快という語で表される感覚，それらは誰とも真には共有できないものでありながら，同時に，ほとんど「あらゆる」と言いたいほどの人間たちによって，切実に理解されるものでもある。「病むこと」は，個人的であるとともに，普遍的でもある。そしてそのために，単一の存在でありながら決してただ単独ではありえない，人間という生き物としての私たちの生の本質を，私たちに対して突きつけるものとなる。

身体の単一性と複数性

「痛い」と感じるとき，その「人間」はその「痛み」を負う存在としての絶対的な孤独とともに，その「痛み」を成立させている構造を通じて，否応もなく「人類」なるものが形成するさまざまな共同体へと開かれる。この構造をいかなる視座からとらえるかによって，そこに表出してくる共同体の姿は変わる。たとえば，このような視座の違いから生じた二種類の歴史叙述の，その鮮やかな対照を眺めてみることもできるだろう。

『医学の歴史』（梶田，2003）において，病理学者・梶田昭は，医学の歴史の起点を，「2億年前」にまでさかのぼれるものと書いている。

> 医学の歴史はきわめて古い。人間とともにあった，といっても，実はまだ不正確だし不十分である。サルがある日，突然人間になったわけではないし，人間のどんな構造や機能も，人間以前の段階ですでに存在している。無からは何も生じない。医学もその芽生えは，実は人間以前にあった。動物学や人類学の研究はそう語っている。

(ibid., p.4)

「人間」が感じる「不調」や「快」は，その「人間」という境界を越えて，さらに「人間以前の段階」にまで，当の「人間」を結びつけるものとしてとらえられる。ここではそれゆえに，「医学のもとをたずねると，鳥やサルが互いにやっている毛づくろいにまで，さかのぼることができる」(ibid., p.5) ことが言われる。そこにおいて「人間」が感じている「痛み」や「心地よさ」は，そのように感じる「人間」の存在を，それが「鳥」や「サル」といった存在と共有する「構造や機能」の水準へ差し戻すのである。

他方で，梶田と同じく医学者であり医学史家であったマルセル・サンドライユの『病の文化史』(Sendrail, 1980) では，「病気の誕生」という場面が，以下のように描き出される。

> 生命全体は意識と同類のものだが，その意識と，意識を裏切りそれに奉仕することをがえんじえない身体との不一致が，すでに未開人において，病気の観念を発生させた。何ともいいようのない苦痛，見まがう余地のない脆弱さ，終末への衰退の緩慢にしてしかも迅速な接近などを通じて，人間が最初の不健康を知ったのであろうが，そのために多くの年月が必要だとはとても考えられない。
> (ibid., p.3)

ここでサンドライユが論じようと試みているものは，梶田の表現を借りてまさに「人間とともにあった」と言い換えてもよい，いわば「人間学的」な「病気の観念」の生成である。

そして「最初の不健康を知った」，その場面における「人間」が「意識と［…］それに奉仕することをがえんじえない身体」の「不一致」に苦しめられる存在として書かれることには，もちろん20世紀を生きたフランス人であるサンドライユの思考に影響を与えずにはいないはずの，「西洋近代的主体」に関わる言説の伝統が色濃く見てとれる。したがって，「人類がその顔を天に向けたとき，感覚世界とは別の見えない世界を獲得したと信じてよい」(ibid.) ということが言われ，「人類が動物性の闇の中からゆっくり頭をあらわすのに成功したのは，器用に石を加工することより，もっと別な現実に対する憧れによってである」(ibid.) ことに注意が向けられる。「構造や機能」が与える，つまり「身体」が与えるものを「意識」が「観念」へと転じさせる場面からこそ始まるものを，サンドライユは「病気の歴史」として記述するのである。

いま挙げた二種のまなざしがそれぞれに力強く描き出す歴史は，互いに無関係なままではありえず，深く密接に結びつき合う。「何ともいいようのない苦痛，見まがう余地のない脆弱さ，終末への衰退」のさなかに「人間」がいるとき，その「何ともいいようのない」体験はこのうえなく個別的なものであり，しかし同時にそれはすべての身体に課せられている構造から生じる，単なる自然的過程でもある。「終末への衰退」は，その個体だけにしか成立しない「終末」であって，それはこの個体を孤立させる経験ではあるが，この地上に生き続けているあらゆる生き物から見れば何も消滅するわけではなく，また単に「人間」たちの営む共同体に視点を限定しても，その個体の喪失は，決してそこに存在する「人間」の「終末」を意味するものとはならない。

「終わり／消えゆく」という場面においては，その個体は「見まがう余地のない」ほどに孤独であり，かつ，それは数多ある同類たちのうちの僅かなひとつの動きでしかない。実はそのことはこの個体が生じたその瞬間から，「生命全体」にとって本性的・普遍的な経験であり続けるものでもあるのだが，しかしその事実を否応もなく「意識」に突きつける場面として，「病む」という場面，あるいは「死にゆく」という場面は，いつでも私たちを根源から揺り動かす力をもつ。

「ひとりの死」と「伝染する病」

そのうえで，かつて次のようなことが言われたことがあったと，いま私たちは思い起こすことができるだろう。

> 1930年から1950年の間に，変化は速まっていきます。この加速は物質面での重大な現象，死の場所の移動のせいで生じているものです。人はもはや，わが家で，家族の者たちの真ん中では死んではいかず，病院で，しかもひとりで死ぬのです。
>
> (Ariès, 1975, p.71)

このとき歴史家のフィリップ・アリエスが見つめていた「ひとりで死ぬ」という体験は，彼が正しく記述している通りに「物質面での変化」「場所の移動」によって生じたものであり，それは「病院」という施設において与えられるものを意味していた。それはつまり「病院がもはや家では与えられなくなった手当の与えられる場所となったから」（ibid.）という医学史的な変化が，近代から現代へと移行していた時期のある種の人間たちの生の条件に与えた変化だったのであり，そしてそこでは，「病院はそもそもは貧窮者や巡礼者のための収容所だったのですが，それがまず医療センターとなり，そこで治療がなされ，死との戦いが行なわれるようになりました」（ibid.）と言われるような状況が出現した。

アリエスがこれも正しく「1930年から1950年」と明記している場面で「速まっ」た「変化」は，20世紀のある種の社会のありようの出現・その強化と，ともに進んだものだ（田中，2019, pp.145-169）。そしてそのような「ある種の社会のありよう」とは，実はもはや記憶としてしか形をとらない「過去」として，いまや眺め直されるべきものである。「しかもひとりで死ぬのです」という，このアリエスの言葉が響いた当時それが纏っていただろう響きも含めて，そのような場面は医学史的一時代として記述され，そしてその一時代を生きた者自身，つまり「私たち」によって，ここで批判されておくべきものであるはずだ。

そのために私たちがいま思い返すべき，たとえば次のような事実があるだろう。疫病の蔓延する世界，すなわち「伝染する致死性の病気」が激しい形で広がっている空間において，当該の病気をその身に被った人間は「ひとりで死ぬ」ときでさえ，「ひとりで死ぬ」ことはできない。その身体は，同じ構造を内包しているすべての身体にとって，特殊な意味を担うものとなるからである[註1]。そこにおいては，一個の「意識」にとっての「何ともいいようのない苦痛」が，その独自の居場所を確保できることは，ごく稀になるだろう。むしろ，その「苦痛」を生み出す「なにものか」を含んだ「構造・機能」として，その身体は同じ「構造・機能」のうえに生じているあらゆる「生命全体」と共振し，これに反響せずにいられないものとみなされる。「伝染する病気」は，「ひとりの身体」が無条件には決して「ひとりの身体」ではありえないということを，「生き物」である「人間」に突きつける。

だからこそ，歴史上，数多くの「身体」は人間の共同体において，排除されたり，暴力的に「収容」されたりしてきた。皮膚を剝いてしまえばすべて「同じ構造・機能」であるという事実を通じて，否応もなく「伝染」をもたらしてくる「他者の身体」を自らの身辺から排除して初めて，「ひとりの死」とは可能になるものではないのだろうか？　そのような疑問にとらわれながら，「病院はそもそもは貧窮者や巡礼者のための収容所だったのですが，それがまず医療センターとなり，そこで治療がなされ，死との戦いが行なわれるようになりました」というアリエスの正しい記述を再読するならば，ではついこの前まで私たちが語っていた「ひとりの死」とはいったい何だったのかという，次の疑問に思い至る。

20世紀の「医療センター」で確かに行なわれていた「医療」を成立させるために，「私たち」によって「病院」から取り除かれていたものがあったのではないのか。それらはどこにいっていたのだろうか。それらはいま，どこにいるのだろうか。

「すべての人民の幸福と円満な関係と安全の基礎」の実現とは

2020年の新型コロナウイルスによるパンデミックは，これまで例を見たことがない激しさと広がりを伴う，WHO（世界保健機関）への非難を惹起した。現代世界の編成に深く織り込まれているものとしての医学の歴史を研究してきた者としては，日々目にするこれらの声高な非難に，強い関心を持たずにはいられない。もちろんそこには，やはり先例と比べ難いほど進化・複雑化した情報発信の媒体が影響しているだろう。またその技術史的な新条件によって，WHOや国連という場に実は常時はり巡らされてきた政治的緊張が，今日より鮮明に可視化されたという事実にも留意しておくべきだろう（本多，2020）[註2]。

しかし，それらの重要な事実とともに，今回のパンデミックにおいて表出したものとして，ヨーロッパとアメリカ合衆国，そして日本といった，高度に発達した医学と医療システムとが，程度の差はあるものの社会インフラとして定着していた——それが「劣化」することが可能なまでに——場所において，トリアージが必要になるほどの危機的状況[註3]，あるいは葬送が死に追いつかず放置される棺といった[註4]，しばしば「戦場」の比喩を用いて描写された光景が何を意味するものであったのかは注視されなければならない。なぜなら2020年に先進諸国が体験した混乱は，上記したアリエスが見つめた場面の後，それらの場に成立していた「治療文化」の可能/不可能を鮮烈に映し出したと考えられるからだ。いま・ここに生じている混乱は，それが生じる直前のその場の布置がいかなるものであったかを，正確に表しているはずである。

そして，その布置によって生じた打撃の怨嗟が，アフリカ圏から初めて選出されたWHO事務局長の身に集中する形で表現された——その種の「攻撃」の機運が最初に高まった2020年春の時点で，たとえば彼の出身地であるエチオピアではCOVID-19の感染者数はごく限られたものに留まっていた[註5]——ことの意味は，単に現在の国際関係がもたらした情動の産物としてだけ読み取れるものではないだろう。

WHOは1948年に，「到達しうる最高基準の健康を享有することは，人種，宗教，政治的信念又は経済的若しくは社会的条件の差別なしに万人の有する基本的権利の一である」ことを謳いながら誕生した。その憲章に署名する国々は「国際連合憲章に従い，次の諸原則がすべての人民の幸福と円満な関係と安全の基礎であることを宣言する」と述べられていた。もちろん，そこで謳われた理念の実現が容易でないことは最初から理解されていただろう。しかし，2018年から20年にかけてアフリカ内陸部にエボラウイルスの猛威が襲っていたとき，「Please help the world to gain faith to the UN and WHO again」といった言葉とともに署名を呼びかけるような動きは，先進諸国に生まれなかった。「後進国」でエンデミック，エピデミックが生じている状態に，「ひとりの死」をこそ恐れるような場所で生きている人間たちは慣れてしまっていたのではないか？ 「万人」や「すべての人民」が構成するべきであった「共同体」は，そこにはまだ一度たりとも実現されたことがないはずである。

いま現在のパンデミックのさなか，ほころびた，崩壊したと感じられているものとは，いったい何なのか。「それ自身の過去を照らすほどの大きな出来事が生じるときにはいつも歴史が生まれる」（Arendt, 1994, p.137）とハンナ・アーレントは書いた。まさにその意味において，私たちの身体と医学の歴史がいま，あらわになっているのだと私は考えている。

▶註

1 たとえば次の記事は，この主題に関わる最新の史料の一つとして読めるだろう。Mahal M, Yasir S & Bhagat SV (2021) Denied the rites of grief : Covid-19 has transformed mourning rituals in India into lonely, public affairs. The New York Times. May 11.

2 2020年春にはアメリカ発の署名サイトChange.org上でWHO事務局長テドロスの辞任を求める署名が百万人超の賛同を集めたことが世界的に報じられた。同サイト上にはテドロスの辞任を求める複数の署名活動が異なる呼びかけ人によって同時に開設されたが，注目を集めた最大の運動は「台湾をWHOから排除すべきでない」ことを明記している（Cf. Call for the resignation of Tedros Adhanom Ghebreyesus, WHO Director General (https://www.change.org/p/united-nations-call-for-the-resignation-of-tedros-adhanom-ghebreyesus-who-director-general) ; Resignation of Tedros Adhanom Ghebreyesus : The WHO Director General (https://www.change.org/p/united-nations-resignation-of-tedros-adhanom-ghebreyesus-the-who-director-general)［両者とも最終閲覧日 05/10/2021］)。

3 Privitera G (2020) Italian doctors on coronavirus frontline face tough calls on whom to save. Politico. March 9.

4 Kilgannon C (2020) As Morgues fill, N.Y.C. to bury some virus victims in Potter's Field. The New York Times. April 10.

5 Our World in Data (https://ourworldindata.org/coronavirus/) 提供の数値による。

◉文献

Arendt H (1994) Essays in Understanding : 1930-1954. Schoken.（齋藤純一，山田正行，矢野久美子 訳 (2002) アーレント政治思想集成 2．みすず書房）〔引用に際しては訳本頁数を表記する〕

Ariès Ph (1975) Essais sur l'histoire de la mort en Occident : Du moyen âge à nos jours. Seuil.（伊藤晃，成瀬駒男 訳 (1983) 死と歴史——西欧中世から現代へ．みすず書房）〔引用に際しては訳本頁数を表記する〕

本多倫彬 (2020) テドロスWHO事務局長は何に失敗したのか——新型コロナ・パンデミック対応から浮かび上がる対立の時代の国連機関．シノドス 2020.5.13. (https://synodos.jp/international/23537［最終閲覧日 05/10/2021］).

梶田昭 (2003) 医学の歴史．講談社［講談社学術文庫］.

Sendrail M (1980) Histoire culturelle de la maladie. Privat.（中川米造，村上陽一郎 監訳 (1984) 病の文化史［上］．リブロポート）〔引用に際しては訳本頁数を表記する〕

田中祐理子 (2019) 病む，生きる，身体の歴史——近代病理学の哲学．青土社.

対話と倫理
正しさの在処

新潟大学
宮坂道夫

はじめに

医療従事者向けの教科書の中で，筆者は，倫理を「ものごとの善し悪し」として定義した（宮坂ほか，2017）。古今東西で論じられてきた倫理の定義問題に立ち入らず，最小限の定義を示しているのみである。しかし，「ものごとの善し悪し」は岩石のように物的な実体を伴っているわけではなく，人間から独立して存在するものでもないということは，ケアを職業としようとする人には知っておいてもらわなければならない。よく知られた和辻の言葉の通り，「倫理問題の場所は孤立的個人の意識にではなくしてまさに**人と人との間柄**にある」（和辻，2007，p.20／強調原著者）。ここでいう「間柄」についてもさまざまに議論がなされてきたが，本稿ではこれを**対話**として仮定する。すなわち，倫理とは，人間どうしの間で行われる，ものごとの善し悪しをめぐる対話的な営みであると定義しておく。以下では，ケア実践の倫理を主な題材として，対話的な営みとしての倫理がいかにして成立するのかを考える。

咎める倫理

ものごとの善し悪しをめぐる対話が現実にどのようになされているか，という関心で今日の社会を眺め渡すと，穏やかではない現象が目に飛び込んでくる。とりわけ目に付くのが「炎上」である。一例として，2013年に看護専門学校の女子学生が患者から摘出された臓器を撮影し，「胃。グロ注意」「病院の患者さんの大腸もあるよ」などとのコメントを付けてツイッターに投稿したとされる事例がある。非難する投稿が殺到し，学生が在籍していた看護専門学校が「看護学生として倫理観を著しく欠く情報をインターネット上に公開した」として謝罪し，この学生は退学した（ITmedia NEWS, 2013a, 2013b）。

この看護学生の行為の善し悪し——授業の中で教員が提示した献体由来の臓器を撮影してよいか，それを友人と共有してよいか，SNS上に投稿してよいか，その際にどのようなコメントを付すべきか等々を丁寧に論じるのは難しい。なぜなら，そのような検討を行う際には，**行為者の動機**つまり，何のためにそういった行為を行ったのかを知ることが不可欠であるのに，ツイッターや，この事件を報じた記事には，それが書かれていないからである。そのために，動機の評価は，記事を読んだ人の解釈に委ねられることになる。投稿されたコメントから，読者は無邪気な，あるいは思慮を欠く若い女子学生のイメージを思い描くことだろう。そのイメージは，読者自身の経験の中にある，若さ，ジェンダー，学歴といったものでカテゴリー化された素材を組み合わせて構築された，いわば虚像でしかない。しかし，これが倫理的な評価の基盤となり，患者の人格性や尊厳性を踏みにじっているとか，医療を志す者として備え持つべき徳を欠いている，学校の倫理教育が不徹底だといった評価が下され，それを咎める投稿がなされる。

炎上が生じている場において，ものごとの善し悪しをめぐる対話的な営みが成り立ってるとは，到底言えない。対話の要件の一つに，参加者が対等の立場で参画していることが挙げられるが，炎上が起こっている場にあるのは，著しく不均衡な権力関係である。一方には規範を犯したとされる人たちがいて，他方にはそれを咎める人たちが対置される。規範を犯したとされる側は，特定された個人や組織である（この事例で看護学生個人を特定する投稿があったかどうかはわからないが，学校は実名で報じられた）のに対して，咎める側は匿名である。咎める側からは相手の顔が見えるのに，咎められる側にはそれができない。咎められる側は相対的に少数者（一人の看護師，一つの学校）であるのに対して，咎める側は圧倒的な多数者である。最近では，ロボットがSNS上に膨大な投稿を行うこともできるのだから，このアンバランスは途轍もなく巨大なものとなり得る。

このように，規範を犯したという否定的評価を自明のものとしたうえで，それを咎める場として圧倒的な言葉が一方的にぶつけられるのが炎上という現象である。類似の現象は，かつての村八分のように，私たちの社会に古くから存在していたものに違いないが，現代のコミュニケーション技術の発達によって，新しい姿をもって登場しているように思われる。

ケア実践の倫理における対話

さて，ケア実践の現場に目を移してみると，対話的な営みとしての倫理というものが，時代とともに重視されるように変わってきた様子が見て取れる。特に目立つのが，医の倫理（medical ethics）の変化である。しばしば論じられるように，医師が患者にろくな説明もせずに治療方針を決めたり，ひそかに自分の研究の被験者にしたりすることは，長年にわたって当然のように行われていた慣習だった。1970年代を中心に巻き起こったパターナリズム批判によって，治療方針を患者に説明して同意を得る「インフォームド・コンセント」が，医師たちに義務づけられるようになった。しかし，インフォームド・コンセントは，医療従事者が患者に説明をした上で同意を得るものであり，医師らが多くの言葉を使って説明するのに対し，患者の側は「承諾します」・「承諾しません」というような短い言葉での意思表示を求められるだけである。

このように，対話的営みとして捉えれば，インフォームド・コンセントは不均衡なものであり，医師と患者がもっと対等に参加する方法が提案されてきた。医師が患者に複数の治療方針を示し，その中から患者に選んでもらおうという「インフォームド・チョイス」，患者によく説明をした上で意思決定をしてもらおうという「インフォームド・ディシジョン・メイキング」，さらには，終末期医療などにおいて患者に事前に方針を示してもらおうとする「アドバンス・ディレクティブ」や，医療従事者と患者およびその家族などが協働してケア計画を話し合う「アドバンス・ケア・プランニング」など，海外で考案され，舌を嚙みそうなカタカナ言葉のまま日本に導入された概念が多数生まれた。これらはいずれも，対話参加者としての医師（および医師以外の医療職）と患者（およびその家族・近親者）との対等性を指向するものとして提案されてきたと，捉えることができる。

ただし，ケア実践の現場での対話には，構造的な不均衡があるということを，あらためて指摘しておかなければならない（宮坂，2020）。少なくとも職業的になされるケアにおいては，被ケア者が抱える問題の解決を求めてケア者と相対することで，対話が始まる。そのために，対話の成立にはケア者の側が責任を負うという片務性が生じる。ケア者が聞き手になる場面では，ケア者には適切な質問をして被ケア者の話を引き出す責任がある。逆に，ケア者が語り手になる場面では，専門的な用語を避けてわかりやすく語り，ときには自分の話が十分に通じているかを確認する責任がケア者の側にある。

このような片務性がなぜ生じるのかと言うと，被ケア者の抱える問題を解決・軽減する手段をケア者が提供でき，それによって対価を得てもいるからである。逆に言えば，ケア者が問題の解決や軽減のための手段を持たないような課題を前にした場合には，その前提が崩れることになる。先に列挙したいくつものカタカナ言葉のうち，インフォームド・コンセント以外のほぼすべてが，ケア者の側が決定的な解決手段を提供できない場合，すなわち根治が難しい疾患や，終末期医療などでは，特に必要なものとされる。そのような課題については，患者が手段を選び，意思決定を行い，医療従事者に指示を出し，ケアの計画をすることが望ましいと見なされる。そのために，問題解決の手段を持たない無力さや，弱さのようなものを自覚する限りにおいて，医療従事者が患者に対話を持ちかけるのではないかという，やや意地悪な見方も成り立つように思う。

対話における正しさの在処

こうして，**対話的な営みとしての倫理が成立するためには，対話をする人が各々に自らの弱さを自覚していなければならない**という，魅力的でありながらも多面的な論証を要する考え方にたどりつくのだが，これを現に実践しているように見えるのが，オープンダイアローグやリフレクティング・チームといった，革新的なケア実践である。

セイックラたちは，1984年に，患者の入退院に関する意思決定をする際に，患者本人と，その家族や同僚・友人など，本人にとって重要な人たちを招き，患者のケアに関わっている専門家たちと合同で話し合いをするオープンダイアローグを試みた。アンデルセンたちは，1985年に，家族療法の面接終了後にセラピストたちが行う話し合いを，当の家族の目の前で行うリフレクティング・チームを試みた（Andersen, 1991/2015, p.26）。いずれも，実践現場での試行錯誤の末にたどりついた発想であったらしいが，セイックラの「患者本人がいないところで，その患者のことを決めるのをやめてみようと思いついた」[註1]という言葉には，倫理的な省察——それも，本稿で考えてきた，対話的営みとしての倫理についての省察である——が表現されているし，アンデルセンの「『介入』をすることは，家族よりも治療チームの方が問題に対して理解が進んでいる，という感じを私に与えてしまう」（Andersen, 1991/2015, pp.94-95）という言葉には，ケア者の側の弱さの自覚が込められている。

オープンダイアローグやリフレクティング・チームのような実践からは，**ケア者のみが正解を知っているという前提を放棄して，ケア者と被ケア者とが自由に発言できる対話空間を実現することが，心のケアになる**という，これもまた魅力的かつ慎重な論証を必要とする仮説が生まれてくるのだが，本稿ではこれ以上立ち入らない。ここでは，対話に参画する人たちが，**何を根拠に倫理を語り合うか**に絞って考えていく。

冒頭で，倫理問題の場所が「人と人との間柄」にあるのだという和辻の言葉を引用したが，ここで考えたいのは，ものごとの善し悪しを語り合う対話に参加する人たちは，正しさの根拠を，自分たちの対話空間の内と外のどちらに見いだすかという点である。正しさの根拠を対話空間の内に見いだすというのは，そこで対話に参加している人の固有の認識に頼って，何が正しいのかを見いだそうとする態度である。これに対して，正しさの根拠を対話空間の外に見いだすというのは，対話に参加している人の固有の認識に頼らずに，何が正しいのかを見いだそうとする態度である。前者を構築論（あるいは構築主義）的対話，後者を実在論的対話と呼ぶことにすると，構築論的対話では，正しさの根拠は多元的であり，そこに居合わせた人たちがどう評価するか次第で，同じ問題でも違った判断にたどりついてよいと見なされる。実在論的対話では，そこに居合わせた人たちの認識に依存せず，対話空間の外にあるもの，すなわち法や原則などの普遍的な基準を見いだして，ものごとの善し悪しを判定しようとする。構築論的対話の目的は，正しさの根拠をすべてテーブルの上に並べて，その値踏みをそこにいる人たち全員で行い，全員が最も妥当だと考える判断を導くことにある。一方，実在論的対話の目的は，その正しさの根拠を全員が理解して共有することであり，個別的な問題に対して適切な推論を行って正解にたどりつくことにある。このような二分法は，対話のあり方の両極を示しているに過ぎないが，ケア実践（とりわけ医療）が伝統的に実在論的対話を行ってきたのに対して，オープンダイアローグやリフレクティング・チームが体現しているのは，構築論的な対話であり，その意味でこれらの実践が革新的に見えるのではないかと，筆者は考えている。

対話の健全性

この二つの対話のあり方のいずれかが絶対的に望ましいと論じることはできないように思えるのだが，より革新的な考え方である構築論的対話について，それが相対主義の陥穽を免れるのかという点については，早急に考えておく必要がある。なぜなら，そこにいる人たちの認識によって，社会の多くの人たちが正しいとは見なさない決定がなされる不幸な事例が，時に発生するからである。冒頭に紹介した看護学生の場合がどうであったのかは不明だが，炎上につながるような投稿が，仲のよい友だちの間で企てられることは珍しくない。もっと深刻な事例として，1995年に生じた東海大学安楽死事件がある。この事例では，意識のない患者の家族と医師との話し合いの帰結として，致死薬の投与が行われた。

こうした事例について，仲良しの友人たちの間だけとか，家族と医師との間だけというように，対話が閉ざされていたことが問題だということがしばしば指摘される。ただ，**開かれた対話**がどういうものなのかを考えると，これがそう簡単なものではないようにも思える。SNSの炎上は，通常は誰もが自由に閲覧・投稿できる仮想空間で生じるのであり，参画の自由さという点ではほぼ完全に開かれた対話ということができる。この対話空間が不健全なのは，前に見たような不均衡な権力関係が成り立っていることにあり，もっと言えば，価値判断そのものは対話のテーマにならず，すでに下されている価値判断を自明のものとして，規範を犯したとされる人が徹底的に咎められる言説で対話空間が埋め尽くされることにあろう。

これに対して，対話に参加する人の権力関係に配慮して，立場や価値観が異なる人がバランスよく配分されて参加者となることで，健全な対話空間を実現できるのではないかという方策も，医療の世界では採用されてきた。典型が倫理委員会という仕組みである。ここでは，議題となる領域の専門家，それ以外の医学・生命科学領域の専門家，人文社会科学領域の専門家，一般市民の立場の人，というように，対話参加者をカテゴリー化して，そのカテゴリーが多様なものとなるように配慮される。ただし，この仕組みも対話の健全性を約束するものとはなり得ない。なぜなら，委員会に招かれるカテゴリーの設定や，委員の人選や数の配分を調整することで恣意的な運用が可能だからである。

これに対して，オープンダイアローグで行われている対話は，対話参加者の対等性を，参加者のカテゴリーに依存しない方法で保障しようとする試みなのかもしれない。オープンダイアローグでは，社会的ネットワークの視点を持つことが強調されているが，どのようなカテゴリーの人が参加すべき・すべきでないとか，ケアをする側とされる側とのバランスのよい参加者数を考えるべきだということは規定されているわけではないようである。それよりも，対話の実現や継続が肝心だということが強調されていて[註2]，バフチンの対話理論のような究極的に対等な対話が指向されている。特に興味深いのは，**問題を抱えているのが被ケア者で，その解決を求めてケア者との対話がなされる**という，いわばケアの大前提さえもが棚上げにされ得るという点である。つまり，ケア者の側が問題（自分が行っているケア実践の効果が得られないとか，患者に受け入れてもらえない，というような問題である）を抱えていて，それを話し合おうという対話も設定することができるとされる。このような発想は，対話的営みとしての倫理の中ではほとんど論じられてこなかったものであり，注目に値する。

▶註

1　セイックラが，家族研究・家族療法学会第34回つくば大会（2017年8月19日，つくば国際会議場）の「オープンダイアローグ特別ワークショップ」にて語った言葉である。

2　オープンダイアローグ・ネットワーク・ジャパン（ODNJP）「オープンダイアローグ対話実践のガイドライン第1版」（https://www.opendialogue.jp/対話実践のガイドライン/［2021年7月19日閲覧］）．

◉文献

Andersen T (1991) The Reflecting Team : Dialogues and Dialogues about the Dialogues. W.W. Norton & Company.（鈴木浩二 監訳（2015）新装版 リフレクティング・プロセス――会話における会話と会話．金剛出版）

ITmedia NEWS (2013a) 看護学生が患者の臓器を撮影してTwitterに投稿．「倫理観を著しく欠く」と学校が謝罪（https://www.itmedia.co.jp/news/articles/1307/01/news113.html［2013年7月1日公開／2021年7月1日閲覧］）．

ITmedia NEWS (2013b) 患者の臓器写真をTwitterに投稿の看護学生，退学に（https://www.itmedia.co.jp/news/articles/1307/06/news009.html［2013年7月6日公開／2021年7月1日閲覧］）．

宮坂道夫（2020）対話と承認のケア――ナラティヴが生み出す世界．医学書院．

宮坂道夫ほか（2017）看護倫理 第2版．医学書院．

和辻哲郎（2007）倫理学［一］．岩波書店．

不確実性と終わりなき意思決定
アトピー性皮膚炎患者の事例から

大妻女子大学人間関係学部
牛山美穂

近年，医療の現場では，いかに患者の「意思決定」を支援するかということに注意が注がれるようになってきた。それは，以前のパターナリスティックな医療からの脱却を目指し，「インフォームド・コンセント」や「エビデンス・ベースド・メディスン（EBM）」（Sackett et al., 1996）という考え方が広がり，さらに，EBMを補完するかのように「ナラティブ・ベースド・メディスン（NBM）」（Greenhalgh & Hurwitz, 1998）という言葉が浸透した一連の流れや，「患者中心の医療」や「シェアード・ディシジョン・メイキング（SDM）」といった考え方が台頭していった流れによく表れている。医師が患者の代わりに治療の意思決定をするべきではない，患者自身がよく理解したうえで意思決定をするべきだ，という考えは，もちろん歓迎するべきである。しかしそれと同時に，現在進行中の患者の意思決定を支援しようとする流れのなかで，いくつかの重要なことが見落とされているように思えてならない。

本稿では，成人アトピー性皮膚炎患者の経験を取り上げ，患者の意思決定について，少し異なる角度から考察を加えてみたい。

アトピー性皮膚炎と脱ステロイド治療

まず，アトピー性皮膚炎という病気について簡単に説明したい。アトピー性皮膚炎というのは，皮膚が痒い状態が慢性的に続く疾患であり，現在のところ，疾患を完治させるような治療法はない。基本的にはステロイド外用薬を中心とする対症療法を行うことで，症状を寛解状態にもっていくことが治療の目標とされる。なお，幼少期にアトピー性皮膚炎を発症するパターンが多くみられるが，多くの場合，成長とともに自然に症状は消失する。

しかし，患者のなかには，成人になっても症状がよくならず，ずっと症状と付き合い続けている人もいる。とくに重症の患者のなかには，ステロイド外用薬の塗布を中心とした標準治療を続けていても一向に症状がよくならず，どんどん薬の量が増えていき，症状が抑えられなくなると感じている人たちが一定数いる。こうした患者の一部には，ステロイド外用薬を使い続けること自体が，アトピー性皮膚炎の症状をより抑えにくくさせていると考え，このステロイド外用薬の使用を中止することでアトピー性皮膚炎の症状を改善しようとする「脱ステロイド治療」を行うものもいる。

日本では，1950年代から，アトピー性皮膚炎治療にステロイド外用薬が使われてきたが，

1990年代になると，このステロイド外用薬の副作用がマスメディアなどを通じて語られるようになり，それがきっかけとなって，「脱ステロイド治療」の考え方が，数人の皮膚科医の間で提唱されるようになっていった。現在でも，全国でおそらく数十名ほどの医師が，ステロイドを使わない治療法を実践していると考えられる。こうしたステロイドを使わないという考え方は，ステロイド外用薬の使用を第一選択肢とする，現在のガイドラインに基づいた標準治療の治療方針と真っ向から対立しており，患者のなかには，いったいどちらの治療法が正しいのかわからないと混乱を感じるものもいる（牛山，2015, 2017)。

私が調査を行ったのは，成人アトピー性皮膚炎患者のうち，比較的重症の患者である。こうした患者たちには，主に，いくつかのアトピー性皮膚炎関連の自助グループを通して出会った。軽度の患者の場合は，あえて自助グループに参加しようというモチベーションが少ないため，自助グループには，比較的重症度の高い人が集まる傾向がある。そのため，私は，重症度の高い患者の話を多く聴くこととなった。なお，私が出会った患者の多くは，脱ステロイド治療を行っていた。

こうした脱ステロイド治療という，いわゆる標準治療から外れるような治療を行っている患者たちにとって，意思決定にはどのような意味があるだろうか。そもそも，患者の意思決定をめぐる議論の前提として，医師が提示する治療の選択肢のなかから，患者が自分にとってもっとも望ましいと感じる治療を選択できるようにする，ということが想定されている。しかし，私が調査をしたような脱ステロイド治療を希望する患者がいる一方で，脱ステロイド治療という選択肢は，一般的な病院には存在しない。標準治療を遵守する病院では，こうした患者の考えは誤った考えとされ，ステロイド外用薬に対してむやみに怖がることをやめるよう，患者教育が施されたり，たしなめられたり，場合によっては非難されたりする。そのため，ステロイドを使いたくない患者の多くは，脱ステロイド治療を掲げている医師にかかるか，もしくは，病院に通うのを止めてセルフケアをするようになる。

このアトピー性皮膚炎患者たちのケースからみえてくるのは，病院側が提供できる治療の選択肢のなかに患者の求めるものがない場合は，患者の意思が，病院の提供できる選択肢にフィットするよう誘導されるということである。これは，病院側が，エビデンスに基づく治療以外の治療を，責任をもって提供できないという，ある意味もっともな理由による。しかし，これでは，エビデンスにばかり注目するのではなく，個々の患者の価値観や信条を考慮に入れた意思決定を支援しようという（もともとの）EBMやNBM，SDMといったモデルが提唱しているスローガンが骨抜きにされているともいえる。こうした意思決定支援モデルは，あくまで病院側が提供できる選択肢（たとえばA，B）のなかから，Aを選択するかBを選択するか，ということのために作られているモデルなのだろうか。それとも，まったく想定外のCという治療を患者が望むときに，それを実行することを考慮するようなモデルになりうるのだろうか。また，Cという治療を想定するときに，どこまで患者の希望は汲み取られるべきなのだろうか。意思決定支援のこうした点についても考えていく必要があるだろう。

医療の外側の「意思決定」

通常，意思決定という言葉は，医療機関の内部で医師が提示した治療の選択肢のなかから患者がどの治療を選択するかを決定するときに用いられる。しかし，患者の側からみると，病気にかかわる意思決定は日々の生活のなかで毎日のように行われている。何を食べ，何を着て，どこに住むかといったひとつひとつの決定が症状に大きく影響を与えることもある。どこの医療機関にかかりどのような治療を選択するか，ということも患者にとっては重要な意思決定だが，それは患者が生活のなかで行っている意思決定のごく一部に過ぎない。本稿では，意思決定という言葉を医療従事者の視点からではなく患者の視点から捉え直し，医療機関の内部にとどまらない日々の生活のなかでの意思決定にまで拡張して考えていきたい。

アトピー性皮膚炎の場合，食事や服装や住まいといった生活のあり方が症状に影響を与える場合が少なくない。そのため，患者にとっては医療機関の外側，つまり，日々の生活のなかでの意思決定がことさら重要になってくる。

たとえば，私が出会ったとき，Aさん（44歳・男性）には一見症状が出ておらずアトピー性皮膚炎を抱えているとはわからない外見だった。しかし，彼はその状態を保つためにさまざまな試行錯誤を重ねていた。彼は，幼少期から20代まで，「もう皮膚がゾウみたいになって，それで滲出液とかが出てガビガビのボソボソに全身がなってく感じ」という重い症状を抱えていた。化学物質過敏症のような症状もあり，新車を買ったときにはクッションに入っている防腐剤に反応したのか症状が酷くなってしまい，車に乗ると目が真っ赤になったという。また，シックハウス症候群のような症状もあり，家の床を張り替えたときに症状が悪化し，接触性アレルギーもあったようで洋服に関しては麻や化繊が入ったものが着られなかったという。また，食物アレルギーもあり，幼少期から20歳頃までの間，納豆なら納豆ばかり，蕎麦なら蕎麦ばかり，といった偏った食事をしていたところ，そうした食事でアレルギーが出るようになってしまい，どんどん食べられないものが増えていったという経験もあった。「毎日タンパク質は摂るんですけれども，肉と魚は1日交替にして，その食べる肉に関しても，その3個ぐらいでローテーションして」といった回転食を行うようになってから，食物アレルギーを起こす食べ物が増えていく事態は避けられるようになったが，こうした食事のコントロールは現在でもずっと続けているという。

Aさんの場合は，20歳頃にステロイド外用薬の使用を止めて，それ以降はあまり医療機関にかかっておらず，自分でセルフケアをしながら体調を保つ工夫を続けていた。彼のように，ステロイドを使わず病院にもかからずにいる患者の多くは，食事や着るものなど，生活全般にわたってさまざまな試行錯誤を重ねたうえで体調を保っている。彼らにとっては，そもそも病院の外側，毎日の生活のなかでのひとつひとつの意思決定が大きな意味をもつ。

治療と並行して行われる生活のなかの試行錯誤

また，彼のように完全に医療機関から外れた患者ではなく，標準的な治療をベースとした医療機関にかかっている患者にとっても，病院での治療は最終的な決定打とはならず，やはり日々の生活における試行錯誤が大きな意味をもつ。

2018年に，アトピー性皮膚炎の新しい治療薬として生物学的製剤のデュピルマブが承認され，今までのステロイド外用薬をベースとした治療では効果があらわれない重症の患者に限って使用できるようになった。患者のなかにはこの治療によって大きく症状が改善したというものも出てきた。

私がインタビューを行った人のなかにも，インタビュー時にデュピルマブを使用していた人が2人いた。2人とも重い症状を抱えてきていたが，デュピルマブを使用するようになってからかなり症状が改善した様子がみられた。

しかし，実際に話を聴いてみると，やはり，薬だけでは体調を保つ決定打とはならず，生活のなかの工夫が必須であることがみえてくる。たとえば，Bさん（41歳・男性）は，幼少期から喘息・自律神経失調症・アトピー性皮膚炎を抱えており，普通に運動ができず，しょっちゅう体調を崩すような状態が続いていた。高校時代や大学時代には体調のよい時期もあったようだが，基本的には症状のアップダウンを繰り返してきた。就職した後，20代半ば頃には倒れて入院してしまったようだが，その後，「自分で家事っていうか，料理をちゃんとするようにして，夜飲みに行くのとか，たばことかも全部やめまして，いろんなとこから全部改善していって」というように，生活改善をしていったようである。

ただし，それでも完全に体調がよくなったわけではなく，「ちょっとストレスがかかったり，食事が悪いとすぐ悪くなりますね。……僕，ファストフード食べた瞬間にじんましんできるんですよ。パスタとかハンバーガーとか，たぶんひと口，ふた口ぐらいがもう限界かなっていうぐらいで」と語る。

彼は，インタビューの2年前，2018年からデュピルマブを使用するようになり，それによって「よくなったとはいえませんけど，皮膚の状態は普通にだいぶきれいになりました」と語った。ただし，やはりデュピルマブによって，表面的には症状が抑えられるようになったが，根本的な部分では症状が治ったわけではないため，引き続き食事には気を遣った生活を続けていく必要があると語った。

> 要は小麦類とか，乱れた食生活っていうか，大量にご飯食べても痒くなるんですね，血糖値が上がるんで。だから，ご飯も大体1回で100グラム以下ぐらいにして。根本は，注射〔※デュピルマブ〕で抑えてるんですけど，食べたら結局痒くなって湿疹ができるんですよね。だから，根本は改善されてないんです。

この語りからわかるように，患者にとっては，何をどの程度食べるかといった日々の試みや工夫が，医療のなかでどのような治療を選択するかという意思決定に匹敵するほど，大きな意味をもっている。しかし，こうした医療機関の外で行われている患者個々人の取り組みについては，多くの場合，医療がかかわる領域ではないと認識されてしまい，それが患者にとっては重要であるという認識が医療従事者の頭のなかから抜け落ちてしまう。

不確実性のなかの試行錯誤

また，患者の治療に関する意思決定という問題を考えていくうえで，治療を施しても，標準的な経過をたどることなく，治療がなかなかうまくいかない不確実性の高いケースについても言及しておきたい。患者の意思決定に関する多くのモデルは，もともとある選択肢のなかから，患者にとってよりよい選択ができるようにするためのものである。しかし，ことさら，治療による完治が見込めず，予後がうまく予測できないようなケースの場合は，すでにある治療のなかから何かを選択するということよりも，個々人の生活において，どういったことが症状に影響を及ぼすのかを注意深く観察し，行動を変化していくプロセスのほうがより重要であるように思われる。

たとえば，私が話を聴いたCさん（40歳・女性）は，20代以降，酷いアレルギー症状とアトピー性皮膚炎を抱えており，ステロイド外用薬を中心とした標準治療をベースに，舌下免疫療法やシクロスポリンといった，そのときどきの最新の治療法を試し続けてきた。彼女の場合は，

「(治療が)ずっとやれなかったんですよ，うまく。どうして薬を塗ってるのに症状が治まらないのかが，どんなに調べても全然わからなくて」と述べるように，さまざまな治療を試しても，ほとんど症状の改善が見込めない状態が続いていた。2017年，彼女はアレルギー症状が原因で白内障になって手術をすることになり，眼鏡をかけなくてはならない状況になった。そのときに，眼鏡のフレームに沿って潰瘍と水ぶくれができてしまい，それがきっかけとなって，自分が金属アレルギーであることがわかったという。病院で金属アレルギーの検査を行い，とくにニッケル製品に反応することがわかったため，チョコレートや豆類，雑穀，鮭など，ニッケル製品のアレルギーの場合に反応してしまう食べ物を控える食事療法を始めたところ，症状が大きく改善したという。

その後，デュピルマブを使用するようになり，さらに症状が改善したというが，前述のBさん同様，彼女の場合も，デュピルマブがすべてを解決してくれたわけではなく，食生活からヘアスタイルに至るまで，生活においてさまざまな試行錯誤を繰り返していくなかで，症状を抑えながら生活していく術を見出していった。たとえば，ニッケル製品にしても，症状が激しく出ない程度，ギリギリの量までは食べてもよいと医師に言われていたため，チョコレートや枝豆，紅茶などの食品を試して症状が出ない量を確認し，自分なりに食事のルールを決めたという。何でも好きなものは食べるけれど，「1つ食べたら1つやめる」「職場でペットボトルのお茶を1本飲むけど，それ以外は絶対飲み食いしない」「職場で夜勤でみんなでおやつ食べるときに(ここまでニッケル製品を食べてよいという)キャパを使って，普段は食べない」といった工夫をしているという。また，20代で症状が酷くなる前は，髪を伸ばしていたというが，症状が酷くなって以降は，「シャンプーしたときに死ぬほど洗って流さないと，残っちゃうと首回りが真っ赤になっちゃう」ために，髪もショートヘアにするようになった。

Cさんのように，既存の治療法を施すだけではうまく症状がコントロールできないようなケースの場合，たとえば，シクロスポリンを用いるか，デュピルマブを用いるか，といった治療法の選択よりも，生活のなかでどういったことが症状の悪化をもたらすのかを注意深く観察し創意工夫をこらしていくプロセスのほうが，より症状に影響を与えているようにみえる。そして，その試行錯誤は生活のなかで常にアップデートを繰り返しながら続いていく。病院での意思決定が，ひとつの点のようなものであるのに対し，日々の生活における意思決定は，線のようにずっと続いていく。

最後に

医療従事者が，よりよい意思決定支援を行うことにばかり目を奪われてしまうと，患者にとってより大切だと感じられている部分が見過ごされてしまうのではないか，というのが本稿で問いかけたいことである。まず，そもそも，脱ステロイド治療をしている患者のように，患者の希望する治療が医療の側の選択肢にはじめからない場合は，どうすればよいのか。患者の希望はどこまで叶えられるべきなのだろうか。医療の範疇の外側にある，衣食住などの生活の領域は，患者にとって大きな意味をもっているにもかかわらず，この領域が軽視されていないだろうか。もちろん，限られた診療時間のなかで患者から話をじっくり聴くというのは現実的に難しいこともよくわかる。しかし，医療の外側に広がった生活の場に埋もれているさまざまなヒントや工夫に注意を払い続けるということも，意思決定の支援に劣らず重要なポイントなのではないだろうか。意思決定支援が軌道に乗り，フォーマットができていくほどに，それ以外の部分が見過ごされてしまうことを危惧している。

●附記

本調査は，科学研究費・基盤研究（C）17K04302「患者視点の理解と臨床活用のためのプログラムの開発」（研究代表者：松繁卓哉）の助成を受けて行われた。

◉文献

Greenhalgh T & Hurwitz B (1998) Narrative Based Medicine Dialogue and Discourse in Clinical Practice. BMJ Books.

Sackett DL, Rosenberg WM, Gray JA, Haynes RB, & Richardson WS (1996) Evidence based medicine : What it is and what it isn't. BMJ (Clinical research ed.) 312 (7023) ; 71-72.

牛山美穂 (2015) ステロイドと「患者の知」――アトピー性皮膚炎のエスノグラフィー．新曜社.

牛山美穂 (2017) 脱－薬剤化と「現れつつある生のかたち」――東京のアトピー性皮膚炎患者の事例から．文化人類学 81-4 ; 670-689.

弔いの時間

カイロス（永遠の時間）

静岡県立総合病院 緩和医療科
岸本寛史

感情体験

彼女を看取ったのはもう30年近く前のことになるが，つい昨日のことのように思い出される。19歳の白鳥歩美さん（仮名）は急性リンパ性白血病を発症し，近くの総合病院で抗がん剤治療が開始された。私が当時いた病院に紹介されてきたのは骨髄移植を受けるためだった。私は彼女の主治医として骨髄移植を行った。

編者の森岡正芳は，本特集の企画にあたり「人はどの時代においても，強い感情の動きに苦しんできた。戦乱，暴力，予期せぬ災害などに巻き込まれ，癒えない傷を負うことがある。人々が被ってきた感情体験の分厚い歴史がある」と述べ，「人々は古来，痛みや悲しみ，怒り，嫉妬や恨みをどのように対処してきたか。人を苛み，つき動かす情念＝受苦（パトス）の働きについて，心理学，臨床心理学は何を応えてきたか」と問うている。ここでのキーワードのひとつは「感情体験」であろう。それは情念＝受苦ともいうべき強い感情である。本稿では，白鳥さんの経過を振り返り，森岡が投げかけた問いと向き合ってみたい。

骨髄移植に至るまでの経過

白鳥歩美さん（19歳，女性）はX-2年12月2日に，A病院で急性リンパ性白血病と診断され，抗がん剤治療が開始された。骨髄移植を目的に当院に転院してきたのがX年2月25日。発病からおよそ1年3カ月が経過し，この間，2度再発していた。2度目の再発は当院への転院直前に判明していたばかりであった。また，X年1月にできた右足趾の蜂窩織炎（ほうかしきえん）もまだ膿が出ていて感染コントロールも不十分であったが，再発して感染も合併しているという厳しい条件で骨髄移植に望まざるを得なかった。

少しでも良い条件で移植ができるように，抗生剤を強化し，抗がん剤治療を開始した。2月26日に移植までの流れを説明し，吐き気などの副作用についてはしっかり対処することを伝えた。

2月27日（日）に訪室した際，「絵を描くのは嫌い？」と尋ねてみた。嫌いではないとのことで，「一つ描いてほしいものがある。実のなる木」と頼んでみた。「実のなる木？　先生，それどうするの」というので，「どうもしないよ。僕が担当している患者さんにはみんな描いてもらっているんだよ」と答えると「へーっ，変わってる。今日は気分がのらないから，気が向いたら描いといてあげる」と言ってくれた。

その後，催促したわけではないが，3月6日（日）に「絵が描けたよ」と言って渡してくれた（図1）。「昨日は少し調子がよかったから描いてあげた。何の木かわかる？」「ヤシの木でしょう」「そうだよ」「何か思い出でもある？」「特にないよ。一番簡単だから描いた。今日は気持ち悪い。点滴をやっている間はだめ」。描いてくれた絵を一緒に眺めながらそんなやりとりを交わした。

3月10日。「今，足の傷はどのくらいなの？」「前がこのくらいで今はこのくらい」（と指で大きさを示すと）「アー，嘘ついた。初めはもっと小さいとか言ってたのに」「嘘じゃないよ。最初からある傷がこのくらいで，これくらい切除して，今これだけ小さくなったんだよ」「本当？」「本当だよ」「じゃあ信じてあげる。自分でも傷がきれいになってきているのがわかるから先生を信じてあげる」。この頃には，白鳥さんとは「描いてあげる」「信じてあげる」と言ってもらえる関係ができていた。

3月15日から4日間の全身放射線治療が始まった。放射線治療では目立った副作用はなかったが，3月20日から3日間行った抗がん剤治療では吐き気が強く出た。3月22日，抗がん剤治療が終わった時のやりとり――「今日は吐き気が強くて3回も吐いちゃった」「大変だけど頑張って。点滴は全部終わったから，吐き気もそのうち治まってくるよ。ところで，夢は見る方？」「ううん，そんなに見ない」「入院してからは？」「特に覚えている夢はないけれど」「そうか。でも，こういう話をした後は夢を見ることが多いから，もし見たら聞かせて」。しかし，翌日，「夢は見なかったよ」と彼女。「それはそれは」と返すしかなかった。

3月25日に予定通り，骨髄移植が行われた。

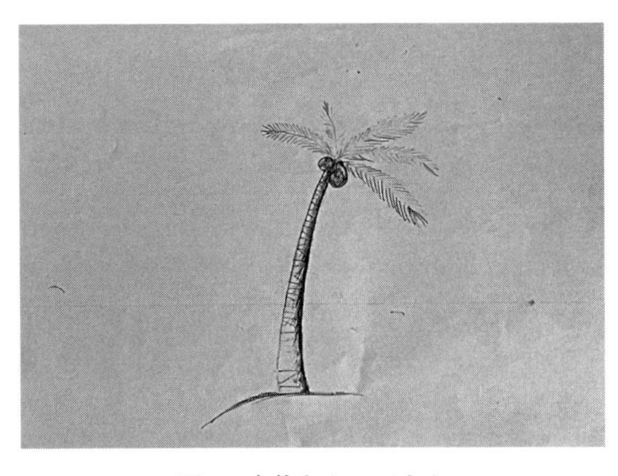

図1　歩美さんのバウム

辛い日々

3月28日に，血液培養からカンジダ（カビの一種）が検出されたと報告があり，今後の見通しがさらに厳しくなる。全身倦怠感も強く，尿便失禁となり，肛門痛も強く，涙ぐんでいる。内服，含歌，吸入など，処置を促すと涙を流しながらも頑張っている。4月1日の夜，看護師に「こんなに大変だとは思わなかった。何か飲もうとは思うんだけど痛みがこわくて飲めない」と言った言葉が記録に残されていた。

感染の勢いが増し，熱，吐き気，口内炎，胃腸炎，肛門周囲炎，下肢の倦怠感と痛みで，「つらいよー，つらいよー」と泣いていることも多く，「生きた心地がしない」と。それでも，泣きながら，ひどい口内炎で血を流しながら，必死に薬を飲んでいる。

4月12日には腎不全が悪化。この頃，病状が悪化するたびに，ご両親には私の上司である部長から急変もありうる（死に至る可能性がある）ことが伝えられていた。4月15日は尿毒症がさらに進み，意識レベルが低下して意思疎通も困難となる。出血傾向も顕著だが人工透析を導入した。4月18日には，通常の人工透析では追いつかないため，集中治療病棟（ICU）に移り，24時間連続透析を開始。これにより，意識レベルは少しずつ改善に向かい始める。4月23日の明け方に「みんな爆発する。地球が終わる」と言っていたと看護記録に記載あり。4月24日には，意識はかなりしっかりしてきて，「おふろに入りたい」と言えるほどになった。

4月25日。ICUより一般病棟に戻る。発熱は続いていて口内炎も持続。口腔内は凝血塊がすぐにたまる状態。話すのは大変そうだが意識はほぼ元に戻る。頷きなどで疎通はでき，文字盤を使い筆談もできる。「大変だったね。ごめんね，一杯痛いことして。歩美さんに恨まれても仕方がないね。先生に言いたいこと沢山あるやろ。元気になって話せるようになったら聞くから。ごめんね」。私の方をずっと恨めしそうな目で見ている。依然として感染の勢いは衰えないが，移植した骨髄の細胞は増え始め，人工透析により尿毒症が改善して小康状態を得つつあった。

4月27日頃より全身状態は少し上向きとなる。5月2日には「今日はおふろに入ってさっぱりした。調子もいい」と発語も多くなり，テレビを見たりして落ち着いていた。しかし5月4日には呼吸困難感，嘔吐あり。レントゲンでは肺出血が疑われ，予断を許さない状況が続く。

夢と現実

5月11日は，自発的に夢の話をしてくれた。「昨日，夢を見たよ。歩ける夢を見た。恐る恐るだけれど立ってみると歩けた。足を踏み出すと，いつもと歩く感じは違うけれど，どんどん歩けた。小学校の時の友達が一緒に歩いてくれていたのだけれど，その子（女の子）が，歩いていることには変わりはない，と言ってくれた。しばらくして，自分が裸足で歩いていることに気が付いて目が覚めた」「そう，それはよかったね。本当に歩けたんだよきっと歩けるようになるよ……」「そうかな，本当に歩けるようになるかな」「なるよ，夢は見ようと思っても見れるものではないでしょう」「それはそうだけど……」。

5月16日。「先生は第一印象と違う。第一印象は真面目」「今は？」「嘘つき。一昨日の透析は1時間で終わると言ったのに，3時間かかった」「そうか，ごめんね。あのときは病院の日直でとても忙しくて見に行けなかった。夜になって仕事が終わって見に来たときにはもう寝ていたから，そのまま起こさないで帰ったんだよ。ごめんね」「そう，それなら許してあげる。でも，最初はこんなにいろいろ話せる先生とは思わなかった。もっと真面目だと思っていたけど冗談が通じるし，優しいし。ところで，先生，先生が不治の病だったらどうする？」「そうだな，私の場合は病気のことがよく分かるだろうからかえって難しいけれど，最後まで頑張るかな。それに，歩美さんは不治じゃないよ」「私はね，白血病だと知ってたよ。B先生（A病院の主治医）に言われる前から知ってたよ。でも，みんな隠しているし，それに合わせないと悪いかなって。でも，分かっていたんだよ。ねえ，白血病の人ってどういうふうに死ぬの，苦しむ？」「うーん。私は医者になって4年になるけれど，見させてもらった人たちのなかには残念ながら亡くなられた方もあった。人それぞれで何とも言えないけれど，苦しむ人もなかにはあるけれど，眠るようになくなられる方が多いように思う」「何が原因で死ぬの」「やっぱり肺炎とか出血とかが多いけれど……。でも，今は白血病は治る時代だから。歩美さんだってちゃんと骨髄をもらってよくなって来ているじゃない」「うん。初めはね，（病気のことが）信じられなくて不安でたまらなかったけれど，退院して外来通院している頃からもうどうでもいいって言うか……」（付き添っておられた母が「そんなふうに思っていたの」と口を挟まれたので）「そうじゃあないよね，どうでもいいというよりは，それを乗り越えるというか，死ぬ時は死ぬのだからと納得できるというか，成るようにしか成らないと，悟ったんだよね」「そうそう，そのとおり」と我が意を得たりという面持ちで私の目を見つめて頷いてくれる。

5月19日，再び感染が悪化。脾臓には膿瘍が多発，黄疸が悪化，午後には呼吸状態も悪くなった。5月20日には再びICUに移って集中治療を行うが改善に兆しは見られず，5月24日，人工透析が終わった後，胸が苦しいと言ってそのまま呼吸停止。蘇生処置を行い再びICUへ移すも多量の肺出血も生じ，5月25日17時3分，息を引き取られた。解剖を申し出るとご両親も同意してくださった。肝臓，脾臓，腎臓のみならず，心臓にすら，カビが繁殖して猛威を奮っているのを目の当たりにし，私は言葉を失った。

手紙

後日，ご両親から依頼のあった診断書を郵送する際，手紙と彼女が描いてくれたヤシの木の絵を添えて郵送した。

「この度はあのような結果となり誠に残念に思っています。私には入院されたその日に初めてお会いしたときの歩美さんの笑顔が今も脳裏に焼き付いています。同封しました一枚の絵は歩美さんが抗癌剤の点滴が始まり，体調が悪い中，描いて下さったものです。私に恥ずかしそうに見せて下さったときのことが昨日のように思われます。ヤシの木の絵ですが，一番簡単だから描いたとおっしゃっておられました。歩美さんには実にいろいろのことを教わりました［…］」（［…］は略を示す）

まもなく，お母様から返信をいただいた。

拝啓
うっとうしいつゆに入りました。先日は歩美の一枚の絵をありがとうございました。思いがけない歩美の遺品に，何度も何度も見つめ直し先生のお人柄を改めて見直させていただき，また涙にくれました。発病してから一年六カ月。私たちは一心同体で病気と闘って来ました。［…］忙しい時間を割いて歩美を見舞って下さる折，暖かい言葉や私の体をも気遣って下さったこと，いろいろな処置や治療のことについても優しく説明して下さり，歩美一人の先生じゃないのにと，いつも二人で話をしていました。先生が歩美の部屋に来て下さると何か心の安らぎを覚え病気のことも一瞬忘れることができました。歩美の最期の時も，岸本先生に看取られて安心して眠っていったと思います。言葉には言い尽くせない程の手厚い看護のもとでやることはすべて治療していただき，歩美をはじめ主人も私も後悔はありません。［…］入院生活は正直言って歩美にとっては一日も快い日はなかったと思います。でもそれは，よくなるためのステップだからと歩美に言い聞かせて来ました。そんな中で我がままをそのまま先生にぶつけて私をハラハラさせられたことが一番脳裏に焼き付いています。でもそれだけ先生を信頼し甘えられた歩美は悲しい結果になったにせよ，幸せものでした。［…］

追伸
一年前に撮った写真が遺影になってしまいました。在りし日の歩美を見ていただいたらどうぞこの手紙と一緒に焼き捨てて下さい。まずは一言お礼を申し上げたくて一筆させていただきました。

かしこ

歩美の母より

彼女が亡くなって1年後，私は，治療経過のなかでの彼女の様子をご両親に伝えたいと思い，臨床記録をまとめたものを携えてご自宅まで伺った。その日は休日で，ご家族はディズニーランドに旅行に出かけているとのことで，留守番をしていた祖母にご挨拶させていただいた。ご家族には新たな時間が流れ始めているとわかり，再び考えさせられた。ご両親は後日，病院までわざわざ挨拶に来てくださった。

医学の盲点

私の前には，上記の経過のオリジナルの臨床記録，そして歩美さんが残してくれたバウム（のコピー），そしてご両親から送っていただいた歩美さんの写真がある。お母様からの手紙にあるように，私が担当してからの入院生活は歩美さんにとって辛い日々の連続であった。抗がん剤による吐き気とだるさ，感染症による発熱と痛み，口内炎（いつも血の塊が唇や口腔粘膜に付着していた），足のだるさなど，辛さのオンパレードであった。腎不全を合併してからは人工透析も行った。彼女の経過を読み返すたびに目が潤んでくる。こちらの感情も動く。

医療において感情の果たす役割は決して小さなものではない。感情が病気の経過に及ぼす影響という点でも，治療関係の醸成という点でも，感情は重要である。しかし，医学は感情について考える術を持っていないようにみえる。感情は主観的であると同時に客観的な側面もあるので，主観と客観を同時に扱う方法論が必要になるからである。個別の実践では感情が大切にされているかもしれないが，客観性を重視する医学が，臨床の学として感情に取り組むためには，その方法論を根底から見直す必要がある。感情は医学の盲点となっている。

情念の記録

それでは，臨床心理学はどうだろう。私は臨床心理学における事例研究は感情について考える有力な方法論だと考えている。私は主治医として骨髄移植を行いながら，臨床心理学の事例研究に倣って，語りに基づく形式の臨床記録も残してきたため，上記のような事例記録を残していた。これはパトス（情念，受苦）の記録とも言える。歩美さんの言葉を拾ってみよう。

「今日は気分がのらない」(2/27)，「アー，嘘ついた」(3/10)，「じゃあ信じてあげる」(3/10)，「こんなに大変だとは思わなかった」(4/10)，「つらいよー，つらいよー」，「生きた心地がしない」(4/中旬)。そして，「みんな爆発する。地球が終わる」(4/23)。この言葉からは彼女の辛さが極まっている様が思われる。この種の言葉を聞くと，医療者はすぐに「せん妄」という診断を思い浮かべる。しかし上記の感情の経過を辿るなら，彼女の感情の真相を見事に表現した言葉と受け取ることもできる。「せん妄」の背後に動いている感情を汲み取ることが，その後の展開の支えとなるのである（岸本，2021）。

なお，最近は，事例記録を用いないライブ形式の事例検討会にも関心が広がっている。しかし，記憶は時とともに変化する。特に大切な細部は失われていく。つい先日も，緩和チームのカンファレンスで，病状が悪化する前に私に語ってくださった「今幸せです」という患者の言葉を紹介したが，後で記録を見ると「今少し幸せです」となっていた。「幸せ」という思いを強調したくなると，この「少し」が抜けてしまうが，リアリティはこの「少し」にある。感情の機微に敏感であるためには，記録を残して自分を振り返るということを続けて自分を磨き続ける必要があると思う。

灯滅せんとして光を増す

灯火が消える直前，パッと明るい光を放す一瞬がある。後で振り返ると，5月16日の歩美さんの語りは，この言葉がまさにあてはまるように響く。意識レベルも低下して疎通もできなくなり，24時間持続透析を必要とする状態から驚くほど回復し，5月11日には自発的に夢を語られた後でのことだった。

5月11日の夢は，骨髄移植前の3月22日に夢について尋ねたことが伏線になっている。その翌日は「見なかった」とのことだったが，この言葉が彼女の心のどこかに残っていて，夢を見た時に話してくれる道を開いたのだろう。「歩ける夢を見た」という歩美さんに，「きっと歩けるようになる」と前向きに励ますようなスタンスを強調した。今なら，夢のなかで歩いていた時の様子をもっと詳しく聞き，そこで体験したことをもっと大切にするような聞き方をすると思う。

5月16日の「嘘つき」という言葉には返す言葉がない。そして彼女はこの時，嘘ではなく本心を語ってくれた。病気に対する思い，白血病だと知っていたこと，もうどうでもいい，という思い。それに対して「歩美さんの病気は不治じゃないよ」と返した私の言葉はまたしても「嘘」になってしまったのだが。それでも，「みんな爆発する。地球が終わる」というところを通ったからこそ，このように本心を語れる心境に至ることができたと思う。

ヤシの木

彼女が描いてくれたヤシの木は，私の心のなかにずっと立ち続けている。折に触れてこのイメージが蘇ってくる。この木のイメージは心理テストの結果などではなく，つまり，性格や心理的な問題を探る素材などでは全くなく，私にとっては何よりもまず，歩美さんが生きた証であった。本稿に，「カイロス（永遠の時間）」というサブタイトルをいただいたが，私にとってこのヤシの木は歩美さんの形見であり，カイロスの次元にしっかりと立ち続ける永遠の木である。既存のバウムテストの理論では，描画のこのような側面を掘り下げることはできないが，アビ・ヴァールブルクの再評価によって脚光を浴びたディディ＝ユベルマンの「残存するイメージ」がひとつの手がかりになるかもしれない（Didi-Huberman, 2002/2005）。イメージを科学的，客観的に分析する実証主義的な立場ではなく，その単独性を重視し，過去がそこで生き，そこで残存する歴史としてその衝撃を受け止めようとするイメージ学への眼差しが，そこには生きているからである。

止まった時間

「弔いの時間」というタイトルをいただいて，歩美さんのことを書かねばと思った。実は，彼女のことは亡くなられてまもなく書いていた。書かずにはいられなかった。それを論文としてまとめ，『心理臨床学研究』（日本心理臨床学会の学術雑誌）に投稿した。25年も前のことである。しかしながら，修正再審査のコメントを頂いて，書き直さねばと思いながらも筆を取れないまま今日まで来てしまった。そこで私の時間は止まっていた。

私は，人の心にさまざまな側面があるように，一人の人間における時間の流れも一様ではないと思っている。川の流れが速くなったり遅くなったり，枝分かれしたり，底の方では淀んでいたりするように，人が体験する時間にも幾筋もの流れがあり，位相があり，層があると思う。今振り返ってみると，歩美さんの治療に携わるなかで，私の心に生じた断層が，彼女との体験時間を止めてしまったのではないかと思う。

今回の執筆を通して，私のなかで，止まっていた時間が，少し流れ始めた感触がある。執筆の依頼をいただいたことに感謝する。

◉文献

Didi-Huberman G (2002) L'Image survivante. Minuit.（竹内孝宏，水野千依 訳 (2005) 残存するイメージ．人文書院）

岸本寛史 (2021) せん妄の緩和ケア．誠信書房．

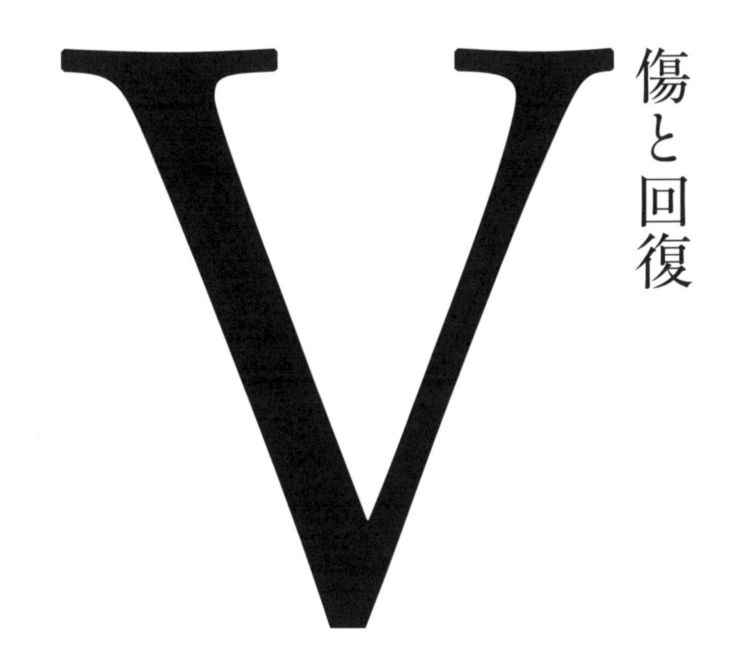

傷と回復

［対談2］

傷と回復の時
——トラウマの時間論

宮地尚子+森 茂起

対談2

傷と回復の時

トラウマの時間論

一橋大学
宮地尚子

甲南大学文学部
森 茂起

さまよえる時間たち
——記憶の体制化と誤作動

宮地 「トラウマの時間論」という対談のテーマ，森さんが相手だと限りなく話が進みそうですね。実は，これまで「時間」という軸で論文を書いたことはあまりないのですが，時間については主に2つの側面からずっと考えてきました。

ひとつは，臨床における「タイミング」の重要性についてです。クライエントが抱えている課題をどこまで寝かせておくか，どのタイミングで触れるか，あるいは触れないままにするか，そういったことはとても重要です。本人は思い出したくないけれど，ある瞬間に想起が起きてしまって，みるみる調子が悪くなっていく，しかしそれは必然的でもある，といった時間的経過もありえます。ただ，支援者がこの変化にどう伴走していくかということは，あまり論じられていないですよね。

もうひとつは，社会の出来事に関連した時間のことです。今年は東日本大震災から10年，ニューヨークの9.11から20年，阪神・淡路大震災から26年，第二次世界大戦の終結から76年に当たります。社会的出来事のうち，どのテーマ群と向き合うのかによって，時間軸の設定は変わってきます。たとえば，まだ生々しい出来事が起こった直後に対応する場合と，何十年か経って議論する場合とでは，当事者の「傷」をどのような言葉で語るのかも変わってくるだろうと思います。

森 臨床におけるタイミングという側面と，傷が生まれた出来事からの時間的経過，どちらも重要なテーマですね。トラウマと時間について，私はそもそも人間の時間認識がどのように成長していくのかという観点も大切にしています。私たちは時間軸というものを生まれつきもっているわけではなく，成長するなかで次第に時間を認識していきます。おおよそ学童期前半までの間に，1年，2年，3年……という単位で人生が進んでいくことを理解するようになると言われています。いわば時間認識によって記憶が「体制化される (organized)」わけです。私の場合，小学生時代に切手を興味を持ち，今年の年賀切手から去年，2年前とさかのぼって家にあるものを探しはじめたのが時間認識の芽生えでした。1年という単位で過去と現在が区切られるということが，ふと頭のなかで見えてきたんですね。

宮地 「記憶の体制化」という概念はおもしろいですね。

森 私たちの体験は体験そのままに――と言ってもそういうものがあるのか自体問題ですが，それは置くとして――記憶されるわけではなく，ある種の認知枠によって整理されていきます。整理の方法はさまざまで，たとえば学校における出来事や家庭内の出来事といった文脈に沿って整理されるわけです。学校のことを思い出すと連鎖的に学校で起こった出来事が思い浮かんでくるけれど，そのときに家庭内の出来事は思い浮かんでこない。それは，家庭内の出来事が別のカテゴリーとして保存され，学校という文脈をもった記憶とすぐに結び付かないからです。人生史における記憶は分野別に整理されているわけですね。

ほかにもたとえば映画関係の知識は映画関連の記憶のネットワークとして整理されていて，他の分野の知識はまた別個に記憶されている。知識はまるで事典のように整理されて記憶に保存され，さらに成長・発達とともにこの整理体系が多様かつ複雑に構成されていく過程があるのですが，そうした枠組みのなかで時間は記憶を整理するための特に重要な軸になっているようです。

宮地 つまり，小学校のときの記憶，中学校のときの記憶，高校のときの記憶といったように，時間軸に沿っていても，学校の区切りごとに記憶は体制化されていくということですね。

森 そうですね。記憶の体制化においては，時間軸というカテゴリーが最大限に活用されます。もちろん記憶は時間軸だけで構成されるわけではありませんが，時間軸の利用によって，出来事が起こった順に記憶に遡行できたりもする。

しかし，トラウマ的出来事を経験すると，時間軸それ自体に混乱が生じると考えられます。一般にフラッシュバックという症状は「現在が過去に戻る」あるいは「過去が現在に侵入してくる」と説明されますが，本人にとっては「現在」や「過去」という時間軸やカテゴリー自体がすでに混乱している，という言い方もできるでしょう。つまり，「現在」や「過去」を適切に位置づけられなくなってしまうわけですね。

たとえば小学3年生のときに何らかの大きなトラウマ的出来事を経験したとします。すると，それ以前の出来事は過去から現在に至る時間軸に沿って整理されていたけれど，トラウマ的出来事だけが，すでに形成されていた時間軸から完全に浮いてしまう。つまり，時間軸に収まらない記憶，人生史に定位されないがゆえに混乱した記憶になっていく。そのときそこで何が起こったのか，どのように体験したのか，どのような感情を抱いたのかということも，明確には認識できなくなってしまう。フラッシュバックによって出現する「視覚的印象の坩堝（るつぼ）」は，まさにこの状態の発現とも言えるでしょう。このような出来事の経験が多くなると，人生史に位置づけられないだけでなく，人生史という時間軸そのものが混乱していきます。

時をかける
――喪の作業と時間意識

宮地　時間と記憶を巡る森さんのお話から，たくさんのことが思い浮かんできました。

私自身，ごく最近まで歴史というものをあまり意識していなくて，いつまでも自分が子どもか若造のような気分でいたのですが，ふと気がつくと，けっこう歳をとっている。そして，自分にとっては「現在」の範疇に入る出来事――たとえばニューヨークの9.11は，私のなかでは今だに「現在」の出来事なのですが――から20年が経っていて，私が教えている学生にとっては遠い過去の出来事なんですよね。その当時まだ生まれていなかった学生だっているし，「9.11って何？」っていう質問も出てくるような時代になっている。自分が生きてきた時間はすでに歴史化されつつあることに，最近，ようやく気づいてきました。

同時に，20年，30年といった節目とともに，ある出来事が歴史化されていくとはどういうことなのだろうとも考えています。社会や世界では容赦なく時間が流れていくわけですよね。このように流れていく「外の時間」のなかで，私たち個人はどのようにして「自分の内なる現在」との折り合いをつけていくのか……そんなことも考えていました。

森　社会のなかで流れる時間と個人のなかで流れる時間との「ずれ」が生じ，結果的に個人のほうが取り残されていくという感覚でしょうね。もちろん，社会のなかで流れる時間もつねに一定の速度ではない。たとえば震災をずっと記憶しようとする動きがある一方で，震災のことを早く忘れて先へ進もうとする動きも社会にはあって，想起と忘却のバランスは一様ではありません。戦争の記憶にも同じことが言えるでしょう。戦後社会であれば，戦争体験を振り返らず前を向いて生きていこうとする動きは強くなり，一方でそれは「記憶の風化」とも表現される。社会における記憶の風化が速すぎて，個人のなかに戦争の記憶が「現在」として生きているとしたら，2つの時間の「ずれ」によって個人が戦争を語りにくくもなるでしょう。戦争が遠い過去であるかのように進んでいる社会では，みずからの戦争体験を語る機会も少なくなり，語ることに場違いな雰囲気も生じるでしょうから，どこか自分が取り残されたような感覚を抱くかもしれない。

宮地　森さんのお話を聞きながら，私は具体的な人たちのことを思い浮かべていました。東日本大震災から10年が経過していて，当時は中学生くらいの多感な時期にあった人たちが，今は20代半ばくらいになって，自分の生き方を模索し，表現活動を始めたりしています。私が接する機会の多い大学生たちは，当時は自分の経験を言語化することができなかったかもしれないし，言語化しようとしても子どもの発言として片づけられてしまうことが多かった。その違和感を覚えていて，大人になった今，少しずつ自分の経験を語りはじめている。大学教員として身近で経験することもあるし，そういう世代の人たちのドキュメンタリー作品などを目にすることも増えていて，時間を考えるうえで興味深い現象です。

阪神・淡路大震災のときは中学生で，今は「茅葺（かやぶき）職人」になっている相良育弥さんのドキュメンタリー番組も印象に残っています[註1]。茅葺を使った建築には今では規制が多いから，茅で家の壁面をデザインするなど工夫をしたり，海外の茅葺建築を見学に行ったりしているんですね。番組ではご本人が，阪神・淡路大震災の経験があって茅葺職人になったというニュアンスのことを語っていて，もちろん直接的につながっているとは限りませんが，これもトラウマティック・イベントに対するひとつの向き合い方ではないかと感じました。

森　このような伝統的な世界に入っていこうとした背景には，ゆっくりと流れる時間に関与して，みずからの手で確認したいという思いも影響しているのでしょうか……

宮地　そうですね。少し一般化して考えてみると，手を動かして作業をする職人的な仕事であり，かつ自然素材，朽ちていくものを相手にしているわけですよね。もしかしたらそういうことを大切にしたいのかなと思ったりもします。

森　日々の作業を繰り返すなかで「もの」ができあがる時間も経験するでしょうし，新しいものから古いものまでさまざまな素材に宿った時間も体感する。さらに，技術（テクノロジー）によって仕事の性質が変わっていくという意味での時間の流れも感じられるかもしれません。宮地さんとしては，彼が茅葺職人の仕事を選んだことに，こういった時間の流れをふたたび見つめ直そうとする体験のステージのようなものを感じ取ったのでしょうか。

宮地　ひとつの「喪の作業」と考えられるかもしれませんね。ひたすら手を動かす作業って，祈りに近いような気がします。無心になるというか。職人的な仕事は相応の時間をかけた修業も必要で，そのなかでは必ず季節の流れや年ごとの変化も感じられるわけですから。

森　たしかに10年20年という時間の流れには，喪の作業が濃密に含まれているでしょうね。トラウマや傷という言葉で表されるもののなかには「喪」の問題が含まれるけれど，両者は決して等号で結ばれない。過去に目を向けてはいるけれど，決して過去に戻れるわけではない――それが喪の作業の性質でもあります。たとえば震災を経験して失われた仕事や家族や生活の場に対する「喪」がありますが，なかでも失われた命の「喪」は重い。

宮地　昨年2020年は，安克昌さんの作品『心の傷を癒すということ』（安，1996/2019）が原案になったNHK大阪放送局のテレビドラマ制作に関わる機会に恵まれました［註2］。私は関西出身ですが，東京に住んでいると阪神・淡路大震災はすごく遠くて，周りで話を共有できる人も少ないのです。でも，テレビドラマをきっかけに，いろいろなことを振り返ったり，いろいろな人と当時の体験をシェアしたり，意識的に関連ドキュメンタリー番組を観たりして，25年の節目をていねいに過ごすことができました。

ただ，25年という節目で阪神・淡路大震災が語られる一方で，私は東京に住んでいて，東北出身の友人や学生が周りに多くいます。今年は東日本大震災から10年という節目なので関連する報道も多く，それらに触れていると，25年という節目と10年という節目では見えてくるものが全く違うと感じられます。阪神・淡路大震災を経験していると，東日本大震災から10年という節目にある人たちのこれからの10年，15年後が，うっすらと垣間見える感じもします。ですが，それを語ること自体が失礼なのかもしれないとも思います。時間については，すでに経験をした先行く人が「わかりすぎている」ところがあって，しかしそれを語ってしまうことが必ずしも良い結果につながるとは限らないし，かといって何もガイドしないほうが良いとも言い切れない。ある意味では「未来の情報提供」をしてしまうことの暴力性もあって……そういったことも考えざるをえないですね。

森　支援や治療の場面でも，仮に支援者・治療者側からは「クライエントのその後は，このように進めば，こういう時間のなかで，こう変わっていく可能性がある」と見えたとしても，それをクライエントにどう伝えるか，あるいはそもそも伝えるべきか否かというのは，きわめて難しい問いです。それがクライエントを励ます場合もあるけれど，「今ここ」における自分の苦しみが伝わっていないという感覚を抱かせてしまうかもしれませんから。では，クライエントにどのように寄り添うべきか――本人が体験して気づいていくことが最大限尊重されることはもちろん大切ですが，何か道標のようなものがなければ，「今ここ」を過ごしていけないという側面も否定できない。臨床現場では，そのあたりの事情を察しながら実践をしていくことになるのでしょうね。

宮地　そうですね。たとえばクライエントが語ってくれた将来の夢が，聴いている側には実現不可能だと思えたとしても，それでも本人の語りにどう対応していくのかということが大切ですよね。これは決して個人レベルの話だけではなく，原発事故の事後処理をどうしていくのかといった社会レベルの話でもありうる。仮に廃炉への工程が10年延長されたとしたら，外から見た場合と現地の人たちとでは，捉え方は大きく異なります。現地の人たちにとって，とりわけ子どもたちにとっての10年は，どうしようもなく長く，たまらない時間になる……にもかかわらず，そのずれや長さ自体を語る言葉や枠組みが足りないと感じます。

森　子どもにとっての10年と大人にとっての10年の違いも，時間の問題として考えると途轍もなく大きいですよね。個人差もあるけれど，年齢によって時間感覚も変わっていきますから，子どもと大人とでは過去を振り返ったときの感覚も違うでしょう。

これは先生から直接伺ったこともあるのですが，中井久夫先生は「年をとると記憶は一枚の画に近づく」という言葉を引用されています（中井，2004）。英国の作家，E・フォースターが89歳の時に語った言葉だそうです。子ども時代や若い頃は，人生が均一の速度で流れ，10年前が遠い昔のように感じられるものですが，年代が上がるにつれて，10年は瞬く間に過ぎ去ってしまったように感じられる。ところが，そこからさらに年齢が上がって，ある年代まで来ると，最近の出来事より子ども時代に経験したことのほうが鮮明に思い出される。60歳70歳にもなると，過去との距離がすっかり縮まって，人生全体におけるさまざまな出来事が等距離になり，過去から現在へと時系列に並ぶのではなく，まるで一枚の画のように平面状に収まっていく……おそらく中井先生はそのことをおっしゃっていたのでしょうね。

受け継がれた傷痕
――戦争体験から集合的記憶へ

森　60年後70年後に戦争体験を語りはじめた方にとって，60年前70年前の出来事は決して色あせてもいないし古びてもいない，鮮明な記憶としてあるのだろうと思います。経済発展のために過去が回顧されずに先へ先へと進んでいく社会のなかで，記憶はたしかに風化していったのかもしれません。ですが個人の記憶のなかでは決して風化していない。

宮地　その場合，「語られていなかった」からこそ「風化しなかった」，つまり語られなかったがゆえに記憶が体制化されず，風化されざる記憶が残った，ということもあるのでしょうか。

森　そうですね……トラウマと呼べる出来事のなかった幼少期を過ごしていても，当時の記憶が鮮明に思い出されることはよくありますよね。それは幼き日の体験がありありと残っていて，さまざまな風景が美しく「一枚の絵」に収まっている，ある意味では理想的な人生の絵とも言えるわけです。逆に，「一枚の絵」としては整理されていない，つまり体制化されないトラウマ記憶があると，描かれる絵はどこか「いびつ」になっているかもしれません。戦争体験の部分だけが画布から逸脱して外に置かれているなど，その現われはさまざまだと思います。

一方で，70歳になって戦争時代の経験を言語化していく作業に取り組んで，記憶の整理が進んだクライエントもいらっしゃる（森，2021）。年齢が進んだからといって，たとえば50年前の記憶が整理できないわけではないんですね。

宮地　この戦争体験の言語化は，まさに時間に関わるテーマですね。

森　私の研究では「戦争の子ども」という括りでインタビューを行いましたので，ご自身が兵士として戦争を体験した方の聞き取りはしたことがないのですが，空襲による被災体験，戦争に絡む被差別経験，家族の死，戦後の貧困生活，あるいは家族の崩壊など，いろいろな出来事が折り重なっている方が多く，決して簡単に整理できるものではないことを実感します。

宮地　PTSD的なのか，複雑性PTSD的なのか……この違いにはきちんと気づいておきたいですね。

森　ええ，そうですね。複雑性PTSDを思わせるクライエントの場合，戦災孤児として本当に悲惨な体験をされて，戦後数十年を経てようやく過去を語れるようになった方もいました。戦災孤児の体験の掘り起こしを本庄豊さんが行っておられますが，戦後は戦災孤児をケアするために児童養護施設が数多く設立されました。しかし，施設に入ることさえできず，今日の言葉で「ケア」という支援をまったく受けることができなかった子どもたちが大勢いたことも忘れてはならないと思います。かつての子どもたちの証言から，大変な苦労があったことがわかりますし，犯罪に手を染めざるをえなかった場合もあって，みずからの体験を「恥」と感じている方もいらっしゃいます。人に語れない経験をした方が安全に記憶を整理するのは，非常に難しい作業だと思います。

宮地　そういった複雑で容易に語りえないテーマは，むしろ文学や映画のほうが多くを語ってきたのかもしれません。映画の場合，正面からそういったテーマを扱った作品や，物語の伏線になっている作品も多いですよね。

森　たとえばルネ・クレマン監督の「禁じられた遊び」（1952年公開）は，戦災孤児たちの経験を，同時代的な出来事，あるいは近い過去として描いていますね。近年の映画作品には，進行するプロットの背景に主人公の子ども時代の戦争体験が絡んでいるといった「トラウマ・オチ」が見られます。ジョナサン・デミ監督の「羊たちの沈黙」（1991年公開）には，アンソニー・ホプキンス演じるハンニバル・レクター博士という恐ろしい殺人者が登場しますが，「ハンニバル・ライジング」（ピーター・ウェーバー＝監督／2007年公開）で，子ども時代の戦時トラウマがレクター博士を猟奇殺人者にしたという謎解きがなされました。ただ，こういう説明はやや図式的すぎて，「羊たちの沈黙」が持っていた底知れない恐怖が失われてしまうところもあると感じました。

宮地　「あやしい彼女」（水田伸生＝監督／2016年公開）という韓国映画のリメイク映画は，倍賞美津子が演じるおばあちゃんが自転車事故のショックで孫娘役の多部未華子と入れ替わる，というのがメインプロットです。この作品では，おばあちゃんは風呂屋の店主と幼なじみで，二人は協力しながら生き延びてきた戦災孤児だったという伏線が登場します。

森　文学や映画における戦争体験の描き方のひとつの典型ですね。ただ，今はかろうじて一人の人生の物語のなかに戦争体験やその周辺の時代を描けるのですが，いずれ戦争の記憶は一人の人生の時間を超えてしまいます。つまり，今まさに生きている個人の体験として戦争を描くことができない時代がやってくる。

宮地　記憶の継承と密接に関連するところですね。一方，福島では「前の戦争」と言ったら1868年に始まる戊辰戦争を指すという話を，なかば冗談交じりに聞くこともありますね。

森　それはおそらく，恥や恨みなどの情動が世代を超えて共同体に息づいている，ということでしょうね。あるいは，個人の人生を超えて文化的土壌に残された傷痕，といえばいいのでしょうか。行政改革によって共同体の統廃合が進んでも，江戸から明治にかけて持ち越された問題，さらにそれよりずっと以前にさかのぼる地域間の対立といったものが，今でも生きている地域は少なくないのかもしれません。

宮地　『現代思想』の対談「環状島の水位を下げる——震災とトラウマケアの10年」（宮地・山内，2021）で，山内明美さんからこんな話を聞きました。東日本大震災では，かつて敵対関係にあった人たちも共に被災した。でも震災から10年が経過するなかで，震災前の町村合併の時の「きしみ」が噴き出して，復興に向けた話が難航する——外からは「ひとつ」に見えていても，現地に分け入ってみると事はそれほど単純ではありません。また，外からの介入によって共同体が分断されることもあるかもしれません。グローバルな話に結びつけると，中東地域ではまさに，イギリスやフランスが二枚舌を使って自分たちに都合のいいことを行ってきた結果が，現在に至るまでのトラブルを生んでいるわけですよね……

森　たとえば，農作のための水をどう分け合うかという利害の対立と交渉による宥和の歴史などは，技術革新もあって今ではその問題自体がなくなったとしても，上の世代までさかのぼれる歴史の古層がすべて消えるわけではない……こういった政治的問題になると100年ないし1,000年単位の話で，まさに考古学（アルケオロジー）ですね。

宮地　未来を考えるうえでは過去を振り返らなければいけないし，現在の問題を考えるうえでも，かつてどのような出来事があったから「あとくされ」を起こしているのかを見ることは重要でしょうね。たとえば水俣病の被害者の方たちへの補償問題は，地域間，地域内，被害者間の分断を引き起こした側面もあります。そういった過去の事例を知っておくことで，東日本大震災を経験した東北の人たち，被災者の人たち，そしてわたしたちも，よりよい対応を考えていけるかもしれません。

記憶の継承
——秘密と証言のポリティクス

宮地　以前，森さんから，戦前・戦中までは日本社会で中心になって活躍していたけれど，戦後，吊るし上げに遭った人たちの話を聞いたことがありましたね（宮地・森，2021）。私の場合，海外の友人や現地でガイドしてくれる人と車で移動するなかで，驚くような話を聞いた経験が何度かあります。そのうちの幾つかは，かつて権力を握っていた体制派に彼／彼女たちの親や近親者が属していたために，革命や戦争の後に一転して吊るし上げられた経験をしているという話です。父親が長い間家にいなくてなぜだろうと思っていたら，政治犯として拘束されていたことを大人になって知ったという話や，拘束を逃れるために家族で亡命したという話も聞きました。レストランだと誰が聞いているかわからないし，家でもそういう話は出てこないけれど，安全な車のなかで，そして長い移動の時間，他にすることもないので，ふっと打ち明け話のように，「よそ者」の私にこっそり語られたのだろうと思います。話を聞くにつれ，「世界史を勉強していなければ，この人のライフストーリーは理解できない」とわかってくるし，そこから改めて勉強すると世界史の内容がすっと入ってくる。世界史と個人史が密接に重なった経験をしている人は多いと思うけれど，戦争や革命における「敗者」の場合，子どもたち世代にも話しづらいだろうし，家族間でも表立っては語られないのだと思います。

そしてこの話には，もうひとつ別の側面もあるように思います。ある日を境に突然，「正しいもの」が逆転すること，社会の価値観が反転する瞬間があるということです。日本でも戦時中の「軍国少年」たちのなかに，戦後に自分の信じていた価値体系が反転して，さらに大人たちの変わり身の速さにショックを受けた人は少なくありません。戦時中に思想弾圧を受けて転向した人もしなかった人もいますが，どちらが正しかったのかもわからなくなりますよね。話が少しずれますが，学生運動で挫折した全共闘世代の人から，自分は転向したけれど転向しなかった友達が悲惨な末路をたどり，それ以降，虚無的になったという話も聞いたことがあります。深い恥の感覚や罪悪感があるようで，ぽろっとこぼされただけですが。転向すれば楽になるのか，転向せずに頑張りつづけたほうが楽なのか。周りがみんな転向しても自分だけは転向しなかった人の話や，逆の話や，いろいろありますよね。遠藤周作の小説『沈黙』も近年再注目されましたが，そういう話ですね……「転向」ということが，私は非常に気になっています。

実を言うと，今回の対談に備えて自分の本棚の発掘，ちょっとした考古学（アルケオロジー）をやってみたんです。すると，ずっと読んでいなかった1990年代の本がいくつか見つかって，そのひとつが『過去と闘う国々——共産主義のトラウマをどう生きるか』（ローゼンバーグ，1999）という本でした。原題に「トラウマ」という言葉はなくて，“The Haunted Land : Facing Europe's Ghosts after Communism”，haunted（憑依）とghost（亡霊）という言葉が使用されています。森さんの編集された論集のタイトル，『埋葬と亡霊』（森，2005b）とも通じますね。

森 haunted（憑依）は，トラウマを考えるうえで重要な言葉ですね。

宮地 過去に取り憑かれて未来を呪う，つまり未来に呪いをかけているわけですね。文学者の西成彦さんは，トラウマとは「あとくされ」であると言っています。その言葉に興味をひかれて調べてみると，「あとくされ」の英語訳が“future trouble”だと知って驚きました。「あとくされ」は過去の話ではなく，未来に撒かれた「トラウマの種」ということなんですよね（宮地，2011）。

ほかにも1990年代には戦後ドイツを題材にした『目に見えない傷痕——お父さん，戦争のとき何をしたの？』（ライヒェル，1991）や『沈黙という名の遺産——第三帝国の子どもたちと戦後責任』（バルオン，1993）といった本も出版されています。1990年代には戦争責任論が多方面で議論されましたよね。ところが，その後の20年ほどはそれほど議論が活発ではないようにも見えます。ただ私の関心が逸れていただけかもしれないけれど……

森 ここまでの議論は，戦争をどう語り継いで継承するのかという問題，さらには戦争を体験していない次世代が戦争の経験をどう理解するのかという問題にも関連すると思います。自分の親世代や祖父母世代が経験した共産主義あるいはナチス時代の政治的状況を，殊に批判にさらされる加害者の子どもや孫たちの世代がどう理解していくのか——知ってはいるけれど語れないということもあるでしょうし，家族のなかでも隠されていた事実に何らかのきっかけで気づくこともあるでしょう。

いずれにしても，世代が下れば下るほど，過去の記憶はつかまえにくくなる。

一方で，研究者やジャーナリストが問題をとらえる言葉・概念をうまく設定して，広く理解されるようになると，いろいろな方が語りやすくなる状況が生まれる。歴史学でもトラウマ学でも，「世代間連鎖」という言葉を用いることで，世代から世代へと伝承される作用を考えることができます。戦争責任という言葉は決して消えたわけではないけれど，社会で共有することが難しくなっているのが現状でしょうか。

宮地　社会学的手法のインタビューでは語れない問題や，語られはしても「オフレコ」になってしまう問題も非常に多いだろうと思います。個人レベルでは打ち明けられても，パブリックな媒体で発表されることには抵抗があったり，逆に研究者が公表を避けてしまうことも起こりそうです。

森　ここには当事者の「恥」という問題も関わってきますし，研究者からすると現在の政治的問題に直結してしまう危うさもあるのでしょうね。たとえば共産主義をめぐるトラウマを研究しようとすれば，各国共産党の歴史を掘り下げざるをえないわけで，必然的に現在の政治的問題に接触することになる。個人レベルないし社会レベルのトラウマを考えるときに，研究者はみずからの政治的ポジションをどう考えるべきか――これはきわめて大きなテーマです。私も参加している，第二次世界大戦が日本社会に与えた影響や戦争体験を考える研究会では，特定の政治的立場に与(くみ)しないことが共有事項になっています。いわば「政治的中庸」というわけですが，しかしそこを避けていては語れないテーマもありますから，研究者は実に難しい判断を迫られます。

宮地　現在の政治的問題に関わらないというのは一見すると「政治的中庸」ですけれど，実はそれ自体が強い立場表明でもありますよね……

森　ええ，それがすでにひとつの政治的姿勢，政治に関わらないという政治的振る舞いになっている。

宮地　ハンセン病の問題が広く議論されるようになったのは，ハンセン病の当事者たちがある意味で社会的な「脅威」ではなくなってからのことで，そこからようやく救済や補償が始まりました。それは話を聴く人が現れるタイミングとも同期していますよね。おそらく水俣病の問題にも同じ構造があるように思います。

森　当事者の救済は，つねに，あまりに遅い。

宮地　当事者からすればあまりに遅いわけですよね。沖縄の問題にしても福島の問題にしても。政治的問題に抵触しない研究とは，つまり政策に影響を及ぼさない研究とも言えますから。そのこと自体に問題がないとは言えないかもしれないですね。

想起の文化
――2つの記憶化

宮地　『現代思想』の対談でも話したことですが，宮城県南三陸町の防災庁舎を残すか否かという議論は住民のなかでも意見が分かれていて，2031年までの10年間，決定を保留するという暫定的な結論に達したそうです。実は広島の原爆ドームも保存が決まるまでに約20年以上かかっていて，その意味でも「とりあえず保留」というのはとてもいい案だと私は思います。決断を急がないというか，時間による熟成を待つというか，そういうことも必要ですから。

森　10年20年が経つあいだに，被災者一人ひとりの感覚やコミュニティ全体の考えも変化していくでしょうね。原爆ドームの場合，忌まわしい記憶を思い起こさせるから無くしてしまい，広島という街を新しく刷新したいと思った方もいて，しかし結果的に記憶を留めるために遺構として保存すべきだという思いが優ったわけですよね。南三陸の防災庁舎についても，個人の思いの変化，コミュニティの理解の変化，そして社会の論調の変化などが重層的に絡み合って，今後，判断がなされていくのだと思います。

宮地　そうですね，ひとつの決定までには，さまざまなものが重層的に絡んでいる。そして仮に防災庁舎を残すことになったとしても，ほかの建造物はほぼ取り壊されていて，震災の記憶のごく一部が残るにすぎないわけです。

森　以前ドイツに滞在していたとき，私と同世代の精神分析家から，戦後ドイツでは，古い建物がナチスと結びつく忌まわしい記憶を宿しているために次々に壊して，戦後様式の新しい建物が建っていった，という話を聞きました。近代建築が並ぶフランクフルトの街はまさにその典型でしょう。戦後世代にとって，空襲で破壊されたことを悲しむよりは，新しいドイツに生まれ変わる象徴でもあった。しかし時代は移り，戦後の建物こそアグリー（醜悪）だという感覚が生まれ，戦後の建物を撤去して古い街並みを再現する方向へと進んでいった……かつての戦争やナチス時代への時代感覚の変化が，この転換には強く反映されています。

宮地　「遺構」となりうるか否かには，時代ごとの価値観や権力関係が大きく影響しますよね。ケネス・フットという研究者は『記念碑の語るアメリカ――暴力と追悼の風景』（フット，2002）のなかで，ある出来事が起こった場所の風景がどう変化していくのかを「聖別」，「選別」，「復旧」，「抹消」の4種類に分けています。遺構として残すのは聖別，つまり「聖地化」です。一方，抹消への動きも強い。たとえば，過去に大量虐殺が起こった場所では，忌まわしい記憶を抹消するために全く違うものが建てられたり，土地の名前そのものが変えられたりする。記憶は場所に依拠している部分が大きいですよね，特定の場所に行って記憶がよみがえることも多いですから。場所そのもの・風景そのものを破壊・抹消することで集合的記憶（collective memory）を消そうとする動きは少なくありません。

森　ドイツをはじめ世界中には多くのユダヤ・ミュージアムがあって，かつての記憶を留めようと，巨額の費用を投じてアーカイブが整備されています。ただ，ワルシャワのゲットー跡地に行ったとき，そういった整備されたミュージアムよりも遥かに大きな衝撃を受けた経験があります。ゲットーには爆撃が及ばなかったのか，レンガ造りの建物がそのまま残され，記録フィルムで見たワルシャワ・ゲットーの風景が，そのままの形でそこにあったのです。ユダヤ人のほとんどが強制収容所に移送されて空になった建物に，戦後ポーランド人たちが住むようになり，そのままその家族が日々暮らしている。ですからその地域には，若干の表示はあるにしても，何かゲットー跡であることを示すモニュメントも，記憶をとどめるための修復作業も行われていないわけです。まるで歴史に迷い込んだような不思議な感覚を味わいました。

これはつまり，ポーランドという国家やワルシャワという都市において，過去の諸問題を歴史として記憶する作業が戦後ドイツのようにはなされていないことを意味しているとも言えますし，逆に，当時の時間の流れから連続して時間が流れてきたことによって記憶が保存されているとも言える。おそらく記憶化にはこの2つの側面――モニュメントにして象徴化する手法と，風化をそのまま受け入れる手法――があるのかもしれません。そして，後者の方がかえって記憶が生々しく蘇ってくるのです。私がポーランドで体験したのは後者の記憶化，つまり終戦時のまま象徴化がなされなかった実例だったわけです。

宮地　記憶化には2つの側面があるという考え方は非常に興味深いです。外から来た人間としては，歴史上の大きな意味をもった場所だから，まさかそこで日常生活が営まれているとは思わない。ですがそれは過去をそのままに留める記憶化の手法にもなりえているのですね。南三陸の防災庁舎はすでに倒壊の危機にあって，現状を維持するのには費用もかかる。朽ちていくに任せてもいいけれど，それでは「遺構」にはならない。象徴化の作用をもった「遺構」とするためには，壊れかけた時間のままフリーズさせなければいけない。自然に任せるのでもなく，生活のなかに溶け込ませるのでもなく，意図的にモニュメントとして「聖地化」せざるをえない。それに対してワルシャワの建物は，今なお人々が日常生活を送る「生きた建物」としてメンテナンスがなされつつ残っている……これは記憶化を考えるうえでとても大事なポイントですね。

語られる生命
――歴史と個人の交差点

森　オーストリアのウィーンにもユダヤ博物館があるのですが，ウィーンとナチスとの関係には諸説あるといったことが，戦争責任を巧妙に回避しながら短く記されていて，ナチス時代の記述がなんとも微妙なものでした。ナチス時代の問題をどう位置づけるべきか，オーストリアでは完全に決着していないことを感じさせ，その点ではナチス時代を「暗い記憶」として保存することを決めたドイツと対照的です。オーストリア政府もナチスとつながっていたとか，ナチス側についた人たちがいたと指摘されてはいるものの，オーストリア国家あるいはウィーン市として公的に表明するには至っていない……学問と政治の「温度差」を感じさせられました。

宮地　ある問題が解決していないことは，何を回避・隠蔽しているのか，というところから読み取れますよね。ウィーンの場合，親ナチスだった人が戦後も有力者として残っていたりもするでしょうし，その子どもや孫にしてみれば，過去を蒸し返されたくないですよね。

森　つまり，国家の歴史が個人史に還ってくることにもなる。それほどまでに傷痕は生々しいわけですね。

宮地　話は変わりますが，森さんは，7年ごとに人を追いかけるドキュメンタリー番組があるのをご存じですか？　さまざまな階級の7歳の子どもたちを7年ごとにインタビューしていく，1964年から始まったイギリスのドキュメンタリー番組です。NHKでも1992年から「7年ごとの記録」という番組が制作されていて，最近35歳バージョンが放映されました。個人史と国家の歴史が決して無縁ではないことも含めて，この番組で設定されている「7年ごと」という時間のくぎりから見えてくるものは多いだろうと思います。

イギリスの番組は，制作当初，「階級は再生産されるのか」ということを検証する目的があったらしいです。ところが時代が移り変わるなかで，イギリスの国情の変化やグローバリゼーションなど世界情勢の変化も大きく，それらが個人の変化に複雑に影響を及ぼしていることがわかる。とてもすばらしい番組です。日本の番組も，沖縄・普天間基地の近くに暮らす女の子，北方領土から戻ってきた人の孫，東京の伝統芸能一家の子どもなどを取材していて，おもしろい取り組みだと思います。

森　その番組は，全部は観ることができなかったのですが，私も観ました。あえて時系列では整理せず，個人が過去を振り返る順序で時代を飛び越えながら構成されているのが特徴的ですよね。まるで個人史の語りを聴き取っているような趣きがあります。

宮地 制作している時点では先読みができないことも，おもしろさの秘訣でしょうね。一方で，7年ごとに自分の足跡が記録されるとわかっていることが，果たして支えになるのかプレッシャーになるのか，被写体になった個人の人生に及ぼす影響は気になるところです。途中で番組に出るのをやめてしまった人たちもいます。

森 イギリスの番組には，長く撮影されてきたことが自分を理解するうえで良い経験になったと語る男性も登場していました。長期間の撮影を通じて人生史を整理しつつ語ることになったわけですよね。普通そうした外部の目を意識して自身の人生を語り続けることはないですから，番組によって人生史が形成されているわけです。

番組を観ながら，私はジェノグラムのことも連想していました。ジェノグラムは，私たち治療者がクライエントの個人史を聴き取りながら書き留め，クライアントと共有しつつ自己理解に使っていく家系図のようなものですが，どのように臨床に活用するのかは治療者や技法によって異なります。ジェノグラムを書き留めていると，一人のクライエントの個人史に，先行世代のたどってきた歴史や，時に背景にある政治的問題が流れ込んでいることがよくわかります。

宮地 精神科臨床や心理臨床では早い段階で個人史や家族歴を聴き取ることが原則で，そこにはさまざまな歴史の痕跡が残されていることもわかってきますよね。難民の受け入れが少ない日本ではあまり話題になりませんが，海外の文化精神医学では難民・移民が対象になるケースも多く，地域および文化圏の「移動」に伴う世代間ギャップもよく議論されます。

森 逆に言うと戸籍文化の日本には，戸籍を見たり本籍地までたどったりすると多くがわかるという，他国にはあまり見られないシステムがある。

一方，日本では，社会的養護の対象となった子どものケース記録が，大人になって自分の子ども時代を知りたいと思った本人にもアクセスしにくいという問題もあります。だからこそ，子どもがケアされている時期，つまり18歳になって社会的養護から自立していく前に伝えるべき情報を開示する「ライフストーリーワーク」が必要になってくる。もちろん，家族側の個人情報にも関与しますし，そこに犯罪歴が含まれることもありますから，開示できない情報もあります。そういった制約はあるにせよ，本人に何をどう伝えるのかを十分に検討し，しかも口頭で伝えて終えるのではなく，「ライフブック」といった形で情報を整理して本人の手元に残す作業が重要だと考えています。そうでなければ，子どもたちが知って然るべきみずからの来歴に「空白」が生じるわけですから。

宮地 自分の担当するクライエントが，自分の過去のある部分をまったく知らず，曖昧な答えしか返せなかったりすると，診断するうえでも今後のサポートを考えていくうえでも，大事な手がかりがつかめないままになってしまいますよね。

森 クライエントが個人史のなかで覚えていない部分があるとして，そこに本人も自覚していないトラウマが潜んでいるのか，あるいはある種の解離状態にあるのか，それを徐々に明らかにしていくことも臨床場面では必要になるでしょうね。

臨床と時間
──「遅すぎる救済」を超えて

森　個人史にアクセスしようとしても情報源が消滅していること，さらに先ほどのハンセン病や水俣病における当事者の救済がつねに遅すぎるという話題は，どこかで接続されているように思えます。世界中のさまざまな問題において，当事者の苦しみがピークにあるときに救済がもたらされることは少なく，あまりに遅れた形でしか和解も訪れないのかもしれません。

宮地　たしかにそうですね。一方で私たち臨床家の場合，苦しみがピークにあるクライエントに関わることも多いですよね。

森　その点，治療という営み自体が遅すぎるものであるとも考えられないでしょうか。つまり，本来は予防が為されるべきだったが果たされなかった，それゆえに子ども時代から悲惨な経験や被害を重ね，そして治療が必要になって私たちの前に現れる──もちろん治療のタイミングがクライエントの苦しみのピークにぴたりと合うこともありますが，未然に防げなかったと考えれば，そこにはつねに「遅延」が生じている。虐待事例はその典型かもしれません。

宮地　そうですね……同時に，予防と治療の「間」というものを想定して，出来事そのものは止められなかったけれど，それでも治療は何かを為しうるとも考えられないでしょうか。たとえば災害支援のファーストエイドに関わる治療者・支援者は，発端となった出来事自体をどうすることもできずに無力感も覚えるけれど，生じてしまった症状を重症化させないという役割を担ってもいる。予防と治療とその「間」を含めて，長い時間軸のなかで支援を考えることも大切だと思います。

森　おっしゃる通りだと思います。治療や支援には諸段階があって，事後的に治療する支援にしても，症状を緩和する段階から重症化を防ぐ段階までが想定できます。自然災害における支援も，復興支援の一環として安全確保を第一とした生活支援から，精神保健や心理の専門職によるトラウマに特化したファーストエイドまでがあって，双方を並行させるための連携も重要になってきます。

宮地　先日，NPO法人リカバリーを主宰する大嶋栄子さんと対談をしたとき，ソーシャルワーカー出身の彼女は，薬物依存をはじめ，複雑性PTSDや慢性トラウマ体験を累積させた女性たちをケアするうえで，生活支援を特に重視していると語っていました（大嶋・宮地，2021）。「食べる」というシンプルで根源的なことから始まって，クライエントの「今・ここ」にフォーカスすることは，将来に大きな違いをもたらすでしょうね。大きな出来事があった直後の支援と，時間が経過してからの支援は，分けて考えたほうがいいのかもしれません。

　このような「臨床と時間」というテーマに関して，森さんが対談の冒頭で説明された「記憶の体制化」はやはり印象的です。学校の記憶と家庭の記憶は分割されていて，「体制化された記憶（organized memory）」と「体制化されざる記憶（disorganized memory）」があるということでしたね。たとえば，森さんが実践されている「ナラティヴ・エクスポージャー・セラピー（Narrative Exposure Therapy：NET）」（シャウアーほか，2010）の「花と石のワーク」を実施するときも，自分の人生について一本の線に花と石を置いていくのではなく，「公的領域の自分」の線に沿った花と石，家族など「親密的領域の自分」の線に沿った花と石というように，分割して置くこともありえるのでしょうか？

森　NETでは，これら2つを分けるのではなく，むしろ2つの「間」をつなぐことを試みます。たとえば家庭で虐待があって，その出来事に対応した石だけが置かれるようなケースがあるとします。すると私たちには，虐待という出来事の比重が大きく，学校での出来事の比重の小さい人生史だったことがイメージされる。実際，当時は本人も家庭のことに精一杯で，学校に行ってもぼんやり座っていて，教師からは集中力のない子どもに見えていたかもしれません。このような場合にNETでは，「小学校の出来事で何を覚えていますか？」と質問をして，欠けていた学校生活というピースを継ぎ足しながら，生活の全体を復元しながらクライエントの人生史をつくりあげていくことになります（森，2011）。

宮地 その作業を通じて，学校の行き帰りで見かけた風景がきれいだったとか，道端にいた動物と遊んだとか，ささいに思える記憶がよみがえってくるかもしれないし，「実は学校生活でも，（忘れていたけれど）ある場面では救いや支えがあった」というポジティブな資源が発掘されるかもしれませんね。

森 ええ，家から離れて友達と遊んだ時間は楽しかった記憶や，教師の何気ない一言に助けられたといったエピソードを発見するかもしれませんね。家に帰るのが嫌で寄り道をしたときに，きれいな風景との出会いがあったりしたら，実は自分だけの大切な時間があったと気づけるかもしれない。これらの断片がつながって，家庭の時間の比重が軽くなって，人生史における意味が相対化されていく——このように人生全体におけるトラウマ記憶の比重を軽くして，別のポジティブな資源を膨らませていくことも，トラウマケアのひとつではないでしょうか。

トラウマにふれる
——浄化（catharsis）／耕すこと（culture）

森 トラウマ治療にゴールはないのかもしれませんが，それでも目指す方向はあると私は考えています。実に多彩な技法が編み出されているトラウマ治療のいくつかは，記憶の体制化を推し進めることを可能にしてくれます。言い換えれば，本人を苦しめるほどのインパクトが低下するまでPTSD症状を軽減させながら，大切な記憶を整理して新たな体制化へと差し向けていく。

もちろん，トラウマ治療によってクライエントの人生の問題がすべて解決するわけではないですし，トラウマの整理と理解に「終結」はないとも思います。フラッシュバックに襲われずに自分の経験と向き合えるようになった後にも，トラウマの整理と理解の作業は続いていく。たとえば震災で家族を喪った経験に対する考え方も，年齢とともに，成長とともに，そして人生経験とともに変わっていくでしょうから，治療という枠組みとはまた別の次元で続いていくわけです。

宮地さんがおっしゃったように，精神医学や心理学が語りえないテーマを文学や芸術が語ってきたとすれば，そのナラティヴや表象は「トラウマの浄化」（森，2005a）のプロセスのひとつかもしれません。そして，このプロセスにもまた終着点はない——ある世代で解決されなかった問題が次の世代に引き継がれ，共同体レベルにまで拡大すれば，積み残された課題は数百年単位で継承されていくわけですから。

宮地 安克昌さんの人生を描いたドラマ『心の傷を癒すということ』は映画化もされたのですが（安達もじり＝監督／2021年公開），その劇場版パンフレットに，詩人の最果タヒさんも言葉を寄せています。中学生の時に阪神・

淡路大震災に被災した彼女は，いつもは被災体験のことを書いているわけではない。けれど，やはりどこかで影響を受けながら，詩や散文を書き続けている。彼女のような人はたくさんいて，文学や芸術などはそこから生まれている。トラウマからの回復を考えるときに，もちろん専門家による治療が必要なこともありますが，治療の「外」にあるものこそ大切です。そして，生きていくなかでトラウマ体験を「活用」することも重要ではないかと思っています。回復とは，トラウマの体験と記憶に集約・限定されずにアイデンティティが広がり，そしてさまざまな選択肢が増えていくことでもあります。被災や被害の経験は個人のアイデンティティのひとつではあるけれど，いつかそれが“one of them”になっていくことが大事だろうと思います。

経験を重ねながらアイデンティティを構成する要素を蓄えていくことは「アイデンティティ・ビルディング」とも呼ばれます（ジェイ，2018)。一般に10代でアイデンティティ・クライシスが訪れると言われますが，裏を返せば，その年代ではクライシスを起こすくらいアイデンティティが定まっていないということですから，アイデンティティは可塑的であるということもぜひ知ってほしいですね。もちろん，ある時点でトラウマにフォーカスしなければならない局面もあるけれど，それは人生のごく一部ですから，人生経験を増やしていくなかで，それ以外の部分を少しでも豊かにできたらいいと思っています。決してそれはトラウマを無視することではありません。トラウマは依然として何らかの形で人生に作用しているけれど，哀しさ，虚しさ，切なさなど豊かな感情の源泉にもなりうるし，生きていくなかで必然的に訪れる挫折や喪失に向き合う力にもなりうるし，またそうであってほしい――それが「トラウマを耕す」（宮地，2013）という言葉に託した思いです。

森　ある社会的養護に関連する研究会に参加したとき，支援者は「体験の手配者（arranger)」であると表現された報告があったことを思い出しました（Phelan, 2015)。つまり支援者には，糧になる資源を生活のなかで有効活用して，子どもが「自分」をつくっていく体験の機会をつくる役割がある――「手配者」という言葉には，良質な経験を蓄えるための仕組みや器をつくるだけで，実際に体験するのは子ども自身であるということが絶妙に含意されているように思います。

宮地　「体験の手配者」という言葉はおもしろいですね。誰かに与えられるだけではなく，自分も与える側に立つ経験や，苦労する経験は案外大切かもしれません。トラウマの被害者や被災者を前にすると，周りはつい何かをしてあげなければならないと思い込んでしまうけれど，必ずしもそうではないと思います。逆に手を出さずにちょっと放っておいてみるくらいの距離感のほうがいい場合もあるし，“もしかしたらうまくいかないかもしれない”といったリスクがある環境に送り込んでみることが大事だったりもする。

森　自分で関心をもって，みずから関与して，自分からつくりだす体験こそがしっかりと根を下ろすわけですよね。そして記憶の整理も，単なる過去の回顧ではなく，将来のためにあるという視点も，われわれは大事にしたいですね。

宮地　記憶の整理は思い出づくりでもあり，同時に未来のための技術の獲得でもあるということですね。ネガティブに見える体験も意味づけが変われば，自分がそれを生き延びたことや，その体験から得た学びが，自分の大切な一部になっていく。これまで「回復」という言葉で表現されてきたことですが，この言葉には原状に復帰して終わるニュアンスが含まれるから，「外傷後成長（Posttraumatic Growth：PTG）」や「成熟」といった言葉を使ってもいいと思います。私は新しい言葉を探しているところです。この対談で語ってきたことを指し示す言葉を見つけるのは簡単ではないと思いますが，いつか巡りあえることを願っています。

［2021年3月17日｜Zoomによる収録］

▶註

1 「SWITCHインタビュー 達人達『奥田瑛二×相良育弥』」（NHK Eテレ／2019年8月17日放送）。俳優・映画監督の奥田瑛二との対談に出演した茅葺職人・相良育弥は1980年生まれ，現在は淡河かやぶき屋根保存会「くさかんむり」の代表を務める。

2 2020年1月18日から2月8日にかけてNHK総合テレビで放送された全4回ドラマ。原案＝安克昌，脚本＝桑原亮子，精神医療考証＝田中究・宮地尚子，出演＝柄本佑・尾野真千子ほか。第46回放送文化基金賞・テレビドラマ部門最優秀賞を受賞している。

◉文献

安克昌（1996）心の傷を癒すということ．作品社［新増補版＝2019］．

ダン・バルオン［姫岡とし子 訳］（1993）沈黙という名の遺産――第三帝国の子どもたちと戦後責任．時事通信．

ケネス・フット［和田光弘ほか訳］（2002）記念碑の語るアメリカ――暴力と追悼の風景．名古屋大学出版会．

メグ・ジェイ［北川知子 訳］（2018）逆境に生きる子どもたち――トラウマと回復の心理学．早川書房．

宮地尚子（2011）震災トラウマと復興ストレス．岩波書店．

宮地尚子（2013）トラウマ．岩波書店［岩波新書］．

宮地尚子，森茂起（2021）臨床における秘密と嘘――環状島から考える．In：宮地尚子 編著：環状島へようこそ――トラウマのポリフォニー．日本評論社，pp.37-62.

宮地尚子，山内明美（2021）環状島の水位を下げる――震災とトラウマケアの10年．現代思想 49-3；8-22.

森茂起（2005a）トラウマの発見．講談社［講談社選書メチエ］．

森茂起 編（2005b）埋葬と亡霊――トラウマ概念の再吟味．人文書院．

森茂起（2011）児童養護施設における子どもたちの自伝的記憶――トラウマと愛着の観点から．トラウマティック・ストレス 9-1；43-52.

森茂起（2021）戦争体験の聞き取りにおけるトラウマ記憶の扱い．In：蘭信三，小倉康嗣，今野日出晴 編：なぜ戦争体験を継承するのか――ポスト体験時代の歴史実践．みずき書林．

中井久夫（2004）発達的記憶論――外傷性記憶の位置づけを考えつつ．In：中井久夫：徴候・記憶・外傷．みすず書房，pp.38-79.

大嶋栄子，宮地尚子（2021）［対談］傷を生きる．臨床心理学 21-4；387-400.

Phelan J（2015）Child and Youth Care：The Long and Short of It. The CYC-Net Press.

ザビーネ・ライヒェル［亀井よし子 訳］（1991）目に見えない傷痕――お父さん，戦争のとき何をしたの？．晶文社．

ティナ・ローゼンバーグ［平野和子 訳］（1999）過去と闘う国々――共産主義のトラウマをどう生きるか．新曜社．

マギー・シャウアーほか［森茂起 監訳］（2010）ナラティヴ・エクスポージャー・セラピー――人生史を語るトラウマ治療．金剛出版．

貧困地域の考古学
西成の歴史，外国，障害，子育て支援

大阪大学
村上靖彦

序
――居場所とアウトリーチ

筆者は先日『子どもたちがつくる町――大阪・西成の子育て支援』を上梓した[註1]。大阪市西成区は生活保護率が22.8%（2020年）[註2]と貧困が深刻な地域であり，とくにこの本で取り上げた西成北部は困難が重積している。そのなかの「あいりん地区（釜ヶ崎）」と呼ばれる地域は，日雇い労働者街を抱えるなどの理由で生活保護率がさらに高い。子どもについて見てみると，不登校も深刻な状況にある。虐待も，（驚くべきことに過去10年間増えていないものの）少なくはない。そして精神疾患や依存症に苦しむ親も少なくない。

ひとり親家庭や，多数のきょうだいがいるステップファミリーの家族，外国籍の子ども（ときには国籍がない子ども）も多く，深刻な逆境のなかにいる子どもも多い。そして本を書き終えたあと，私は学校の授業を見学し，この地で母親や，ヤングケアラーとして育った若者たちのインタビューを始めることで，さらに深くこの地で暮らす人たちにコミットすることになっている。

きわめて複雑な成り立ちをもつ地域を相手にしている以上当然なのだが，拙著のなかで気づいてはいたのだが扱えなかったテーマがある。そのいくつかが「臨床心理学」と「考古学」に関わっている。表面化している困難の背景にある地層を掘り下げるための端緒を開きたいのだが，本論に入る前に『子どもたちがつくる町』のテーマを振り返りたい。

この本では，居場所とアウトリーチという両極から西成の子育て支援を分析し，子どもの声を徹底的に聴き，それに従って組織をつくっていく西成の子育て支援の発生構造を論じた。「こどもの里」や「にしなり☆こども食堂」といったよく知られた居場所は，実は重層的なアウトリーチと多職種連携の分厚いネットワークのなかでなりたっている。遊び場であり暴力からの避難場所であり生活支援の拠点でもあるような際立った居場所は，単独で成立しているわけではない。地域全体が子どもと親のニーズに目を凝らしていく活動の結晶化が居場所なのだ。

そして実践者一人ひとりの実践も際立ったスタイルを持つ。粗暴な振る舞いや問題行動といった子どもたちが発する声なきサインを，SOSとしてキャッチする「SOSのケイパビリティ」が，この地域では徹底されている。サインを出して生き延びる地域の人の力，声を出すことができない人のSOSを感じ取る支援者の力，2つの力が噛み合っている。

居場所は，複数の人で一人の人を見守る同心円状の場となる。子どもの声を聴くなかで居場所の形を組み立てていくとき，こどもの里のように，一見するとカオスなのだがアメーバ状に

変化し続ける組織が生まれる。遊び場として始まった居場所だが，暴力を受けた子どもが滞在することも可能な場所になっている。西成では民間主導で支援のネットワークが生まれたため，子どもたちが大人になって帰ってきても，かつてお世話になった人がそこにいる。つまり居場所は経験の連続性も保証するのだ。

SOSのケイパビリティが徹底したとき，地域は（文字通りに不就学やホームレスという仕方で）すき間に陥っている子どもや母親をキャッチするアウトリーチの場となる（すき間を探す活動は，1962年にあいりん学園に設置された日本で初めてのスクールソーシャルワーカーの活動に少なくとも遡る［註3］）。そして妊産婦の訪問，困難を抱える家庭の生活の支援，保育園などの送迎の支援，役所や病院への同行支援といったきめ細かいアウトリーチの仕組みを重層的に張り巡らしている。家庭での生活支援と，いざというときに子どもがレスパイトすることができる居場所との組み合わせによって，まったく知らない遠くの施設に子どもを保護するのではなく，困難を抱えながらも家庭での生活が可能になるのだ。

土地に生まれた人に刻まれている歴史

さて，『子どもたちがつくる町』では取り扱えなかったテーマのなかで大きなものは，一人ひとりの当事者の生活や支援者の活動のなかに歴史的な蓄積が色濃く反映されているということの掘り下げだ。例えばあいりん地区（釜ヶ崎）は歴史的に，20世紀初頭に人夫の強制移住によって作られたスラムが日雇い労働者の街になった。1960年にドヤ街が生まれてからは（あいりん地区に限ると）子どもの数がいったん急激に減る。また，この地域ではキリスト教の支援活動が1933年以降一貫して行われ，のちに他の支援団体も生まれる。現代では労働者の高齢化に伴って，海外旅行客向けの安価な宿への転用が始まった［註4］。あるいはあいりん地区に隣接した日本最大級の被差別部落があり，そのなかに在日コリアンの集住地区が形成されている。このような歴史は直接に当事者と支援者が背負っているものでもあり，その生活や実践のなかに歴史がかいま見られる。

新型コロナウイルス感染症に関連させるならば，この地域は非正規雇用で働く人，例えばホテルの清掃員やパチンコ店や飲食店の店員といった職に就くひとり親家庭が少なくない。今回の緊急事態宣言と旅行者の急激な減少では経済的に大きな影響を受けている。そして貧困地区の子どもたちの少なくない人数は，給食に栄養を頼っている。休校は栄養状態に直結するのだ。つまりもともと生活困難だった層に対してまずパンデミックは影響したのだった。

それゆえ2020年4月からの緊急事態宣言の際に，全国にある多くの民間の子ども施設やこども食堂が行政の指導により閉鎖したなかで，こどもの里は開放し続け，にしなり☆こども食堂は通常週2回開催を週6回の昼食提供に切り替えた。これは子どもたちのニーズを優先する支援者たちの伝統の表れであるとともに，この地域が背負っている社会背景の表れである。そして地域と支援どちらの側にも歴史的な文脈がある。

次の語りはNPO法人「えん」代表のスッチさんの語りだ。スッチさんは地域で家庭訪問しながら送迎や同行支援といった子育てのアウトリーチの実践を続けている。

スッチ　私は，この〔国道〕26号線の向こうの，同和地区のなかで生まれて，両親が二世で，在日なんです。で，昔ね，親は，皮革業［註5］。革か。靴の甲の裏の，裁断師をしていて，で，商売をしてたんですけど，で，あそこの地域は，靴の，多くって。［…］在日の人のコミュニティーっていうか，商売とかもしてはった方が多いと思うんですよ。

で，なかで商売に，多分，不渡りが出たとかで，すごく，生活が激変するというか，両親が大きな借金を負って，で，まあ，必死にお金の工面をしたりとかっていうことになるんやけれども。小学校〔に通っていた〕あたりでは，がむしゃらに働いても，返済できるような金額じゃなかったんやと思うんです。まあ，ほとんど両親もいないなかで，当時，サラ金って知ってます？

（拙著『子どもたちがつくる町』，p.6［編集を加えた］）

スッチさんは在日三世として同和地区に生まれ，ひとり親家庭で借金を抱えた父親を支えるヤングケアラーとしてきわめて困難な経済状況のなかで育つ。子どもだけが滞在する家にサラ金の取り立てが日常的に来る環境のなかで，同じような困窮家庭で育った友人と支え合いながら育っている（つまりピアサポートだ）。そして自身もシングルマザーとして子どもを育てた。この経験が，きめ細かく連続的なアウトリーチで母親たちを支える今の実践のなかに色濃く反映されている。つまり在日であり同和地区で育っているという歴史的な背景と，何代にもわたる経済的な困窮をそのまま背負ったなかで，プロの支援でありピアサポートでもあるような家庭支援が組み立てられているのだ。

インタビューではこのあとに，現在訪問しているさまざまな生活の困難を抱えている家庭の様子が語られた。生活困窮が世代を超えて連続してしまう背景には，歴史的に解決されていない教育機会や就労機会の不足がある。そしてそのような条件のなかで個別の家庭では，ステップファミリーであったり，家族の成員の依存症や精神疾患であったりといった困難が生じる。一見すると問題がなかったとしても，ロールモデルや将来の展望の不在といった行き埋まり感が子どもにはのしかかる。表面に目に見える困難は，不登校であったり母親の精神疾患であったり，子どもの万引であったり「心理支援」に関わるトピックであったとしても，地域全体で抱える歴史的な課題・制度的な課題が，個々の身体を通して発現しているのだ。当事者と支援者双方の身体を通して，過去100年にわたる状況が表現される。

もちろん歴史にはもっと直接的な世代性もある。次の引用は助産師による妊産婦の家庭訪問の場面だ。妊婦である15歳の少女を訪問したところ，その母親がかつて出産をサポートした女性だったのだ。その女性も10代だった頃に，今は15歳になる少女を出産している。

ひろえ　で，15歳と16歳のカップルでね。そこも行ったんです。まあ同級生〔のカップル〕。中学のときに妊娠して。［…］

で，私なぜか，そのカップルの，母方祖母というか，おばあちゃん〔を知ってたんです〕。ハハ，あかちゃんに言うたら祖母やけど，〔15歳の少女にとっては〕まだ30代のお母さんがいてるんですね。［…］

村上　お母さん，うん。

ひろえ　このお母さんを，私，ずっと〔前に〕，たまたまなんですけど，芦原病院で知ってたんです。芦原病院でこのお母さんが10代で，それで外来にしょっちゅう来てた人だったんですよ。〔抑うつやいらいら，不眠といった〕不定愁訴がいっぱいあってね。それで，性感染症もあるし，妊娠中絶もあったかなっていう，そういう彼女がいてたんですよ。で，そこで外来で，関わるようになって，困ったら外来にこう，来るんですよ。「風邪引いた」言うても産婦人科に来るわけ。ほん

> なら「それはこっちへ，あっちへ行ったらいいよ」とか言うて。来るわけですよね。困ったときに来るわけ。
>
> ［…］で，「また再会したね」ってそこで〔30代になった母親と〕会って。［…］その産んだ子どもが15歳になって，［…］妊娠してってなってきたんですよ。［…］ほんで，「あ，やっぱりここでまた出会ったね」ってなった。で，その15歳で産んだ子を，4カ月まで〔訪問に〕行ったんですね。 （同書，pp.212-213）

2代，3代にわたって継続的に1つの家庭を支援するという場面はこの地域ではよく目にする。そして，この地域には（父親が違う）きょうだいが7, 8人いるステップファミリーは珍しくない。ひろえさんは，この引用のあとで，きょうだいがたくさんいても，母親からの愛着が得られなくてみんな寂しいと語る。だから早い年齢からセックスをして子どもが生まれ，パートナーが変わって，とまたステップファミリーが再生産されていくという語りが続く。ここには教育機会や就労機会が限られているという状況も絡み合っている。

一人ひとりの子どもは世代をまたがる形で地域の複合的な歴史を抱え，そこにひろえさんたち地域の援助職が継続的に支援者として関わることで，サポートがつながるのである。当事者の歴史と支援者の継続性という2つの線の絡み合いとして，ある一場面の出会いはなりたつ。ひろえさんはこれを「『あ，また出会ったね』っていう，遠い宇宙から見たら，赤い糸じゃないか知らんけど，こうつながってるよ」と表現した（同書，pp.215-216）。

地域の支援の歴史性

さらにいうと，困難の歴史は住み続ける人のなかで代々受け継がれ，生活のなかで表現されるだけではない。というのは，新たに西成に来た人においても，西成の歴史性が表現されるからだ。西成は全国からなんらかの事情を抱えて移住してくる人が（この100年間一貫して）後をたたない。制度的な支援から漏れたとしても民間のセーフティーネットが充実しているため，「来たらだいたい，なんとかなる」町だ［註6］。

遠方から借金を抱えて逃れて点々と移住してきて，最後に西成に落ち着いた母子のインタビューを取ったことがある。その親子は，にしなり☆こども食堂の川辺さんと出会ったことによって，この地域でなんとか生活がなりたっている。そして子どもには，こどもの里や小学校といった複数の支援者が関わっている。このケースからは，単にこの地域に貧困の世代間連鎖があるというような問題ではないことがわかる。この地区が持っているセーフティーネットという歴史的な力が，他県から移住した親子の生活の基盤のなかに流れ込んでいるのだ（少なくともこれは1933年に始まった聖心セッツルメント以来の伝統でもある）。

親子の身体に地域の歴史が刻まれているというよりは，地域の歴史がこの地域に住むすべての人の身体を通して顕現するかのようである。このようなセーフティーネットの歴史性は，困難層が他の地域から流入して定着するという伝統という形で見えているものであり，俯瞰的な視野で見たときに見えてくる地層の一つだ。セーフティーネットでありフラットな場が持つ磁場に惹きつけられたという意味では，足繁く西成に通っている私自身も西成の磁場を表現する一人かもしれない。

国籍や文化の多様性という地層

西成にはもともと在日コリアンが集住した地域が同和地区に隣接してあるが（川本，2018［註5参照］），そのあと1990年代後半からは新たに参入した韓国系のキリスト教団体が盛んに布教活動を始め協会を作っている[註7]。そして現在では家賃の安さもありベトナムを始めとする多くの国からの移民が住む。釜ヶ崎にはベトナム人が多数在籍する日本語学校もある。

さきほど登場した助産師のひろえさんは，ベトナム出身の母子を訪問するときに，スマートフォンに翻訳ソフトを入れて会話すると語っていた。2018年に大阪北部地震があったときには，地震を経験したことがないためにベトナム人コミュニティで風評も流れ，不安を収めるのが大変だったという話を聞いた。

私が授業を見学した近くのある小学校には，クラスに数人外国籍の生徒が在籍していた（記憶が正しければ4カ国にまたがっていた）。なかにはまだ日本語に習熟していない子どももいる。もともとこの学校には民族学級があり（現在は多様なオリジンを持つ子どもたちの補習や交流のための場であるようだ），校舎の廊下には中国語とハングルの掲示も貼ってある。しかも，クラスで学習意欲に困難を抱えている子どもとしてあがってくるのは，外国にオリジンがある子どもではなかった。多様な困難が集積する地域では，言葉のハンディキャップは多様性の一つを形作ることはあっても，他の特徴のなかの一部に過ぎなくなるのだ。

つまりこの地域は多民族・多国籍という意味で多様性が体現された地域である。『子どもたちがつくる町』のなかにも，外国籍の父親が行方不明になり，母親の在留許可が切れていたために子どもたちが無国籍になっている事例があった。

西野　［…］〔小学校の先生が〕「心配やな。あそこにもう一人，一番下にきょうだいいたから。まだ保育園に入らないような，小さい子がいてたから」〔って話した〕。「もしかしたら，なんかあったらあかんから家庭訪問しようか」って。えっと，家庭訪問こう，保育園，わかくさ〔保育園〕が行くんですよね。

で，そのときに，何となく胸騒ぎがするから，［…］行くまえに，愛染橋病院にこう，電話して，「ごめんやけど，ちょっと，急に来る，かもしれへんからベッド一つ空けといてくれる？」って念のため電話しといた。

で，行くんですよ。で，ドアをノックして開けると，ちょうどお母さんが，そのあかちゃんにミルクをあげてる途中やった。あげてる途中やったから，ちょっと，ほっとして，せっかく来たからお母さんに話聞いていこうと思って，寄ると，それは，ミルクじゃなくて，米のとぎ汁やったんですね[註8]。

で，見るからに痩せていて，生活も困窮していて，生活保護も受けていない状態。てなって，お母さんの話聞くと戸籍がないから，生活保護受けれないと思ってたっていうところで，苦しんでた。で，「念のために受診しようか」いうて，「車も用意してるから」って，病院に行って，受診すると，即入院になって。ま，後々，命は取り留めたってな状態だったんですよね。　（『子どもたちがつくる町』，p.19）

この事例は内容の変更を加えている。とはいえ外国籍の移民がこの地区には多数住んでおり，もともとの困難な生活環境が子どもの世代にいたったときに，国籍を持てないという仕方で，単なる困窮でなく基本的な制度からの排除という極端な形をとっている。この家族は両親の国籍も異なり，母親は日本語もあまり得意ではない。多数のきょうだいがいる家族だが，療育手帳を持っている人もいる。つまり貧困の背景にある事情は，国籍の壁，言葉の壁，文化の差異，精神疾患や障害といった重層的な困難の文脈が絡み合っているのだ。

西成は20世紀始めに人工的に作られた町であり，よそから流入することが伝統ですらある。とすると異文化を背景に持つ人が混じり合い，ある人は国籍や戸籍に由来する困難を抱えるということも町の地層の一部なのだ。

そしてこのような困難も支援の歴史によって補完されている。

> **荘保**　先に生きた一人の大人としてね。できることがあるんだったら，ま，役所に行くとかね，そんなんできるわけだから。もっと言えば，出生届がなかったら，作ったらいいんだからって。それは子どもにはできないことだから，私たちが動いたらいいだけのことであって。[…] そういう出生の，戸籍をつくるっていうことも，こんなんだけでも動いたらできることね。ほんで，今も，例えば国籍のない子の国籍つくるっていうのは，もう動いてもできない。　（同書，pp.72-73）

多様性を許容するコミュニティを実現するために，場合によっては国籍を獲得するための争いを国と行うというような極端な権利創設の運動とともに，地域を作り出す多様性の文脈と支援の文脈は二重化されているのだ。

障害，マイノリティ

先ほどの引用は，もう10数年前の出来事を描いた場面だが，このきょうだいのなかには療育手帳を取得した人もいた。『子どもたちがつくる町』では，昼間，町で浮遊している少年に保育士が声をかけてみるとホームレスだったという場面が出てくる（同書，pp.108-109）。本では引用しなかった続きの語りを引用してみる。

> **西野**　やっぱり，17の路上生活っていうのは，これ，問題やなって，子どもの権利やっぱ，ね，完全に守られてない状況なので。[…] ま，児相に投げかけたんですけれども，17歳っていう年齢が微妙なんですよね。
>
> **村上**　そうですね。ぎりぎりですよね。
>
> **西野**　どこにも入れないんですよね，この年齢。17から児童養護施設って，なかなか取ってくれないし，かといって，家に戻らすかっていっても家に帰れる状況になかった，後から調べると，継父からの暴力をずっと受けてて，軽度の知的障害もあって，帰る場所がなかったっていうことが。[…] で，なぜ彼がここで，命を継続できてたかっていうのんは，よくよく聞いてみると，その公園の前には，当時，組事務所があったんですよ。で，その組事務所の人が，服を与えたり，食べ物与えたりとかして，で，その子，うまく利用して。

軽度の知的障害の場合，支援の制度のすき間に落ちてしまうことがある。しかも17歳という年齢は児童福祉法の適用範囲の上限ぎりぎりであるため行政も支援を開始することを渋る。このように見えにくいハンディキャップのために支援に乗らないがゆえに，国籍や戸籍を持たない人と同じように，制度のすき間に落ちるのである。

この事例の場合，単にハンディキャップが気づかれていなかっただけでなく，学校からも家からもはじき出されてしまうという仕方で社会のすき間に落ちてしまっている。そのような人はどこにでもいるはずだが，まさにすき間であるがゆえに見えていないことも多いだろう。西成の場合，すき間に対する感度と社会的な包摂に対する意識が強いために，すき間に陥った人が可視化され，支援が組み立てられる。

私が見学した小学校のクラスにも配慮を必要とする生徒が在籍していた。現在参加している要保護児童対策地域協議会（要対協）でも，子どもそして親が療育手帳や精神障害の障害者手帳を持つ家庭は少なくない。こどもの里を描いたドキュメンタリー映画『さとにきたらええやん』（重江良樹監督）のなかでも，学校の集会で自らの障害を告白する高校生や，あるいは聴覚障害のある子どもと子どもたちやスタッフが手話で会話する姿がカメラに映っている。あるいは私が参加しているまちづくり会議などの多職種と行政が集まる会議体でこれからの地域全体のプランを考える際にも，発達障害を持っていると思われる若い労働者の支援を充実する必要性が話題になる。つまり障害のある人とともに，必要なことをサポートしながらコミュニティを作ることは，ここでは日常のことであって取り立てて言及する必要があることですらないのだ。

結語

この地域では，多様なハンディキャップを持つ人たちの共生へ向けての動きが，学校・居場所・就労というさまざまな局面で自然と行われている。貧困・外国籍・障害という異なる地層について略述してきたが，コミュニティの動き，支援の動きとしては，すき間に入る人を見つけてそのつどのニーズに即して生活をサポートするという同じ応答をすることになる（そしてこの3つの困難が重複することも少なくない）。

私が気になっているのはしかし共通性ではない。一人ひとりの人の背景にある多様性を丹念に追うことで，一つの地域が持つ複雑な成り立ちを今後の調査で深く掘り下げていきたい。そのために支援者だけでなく当事者の人たちにもインタビューを取り始めている。

この小論に結論らしきものがあるとするならば，一人の人が抱える困難は，（たしかにしばしば精神疾患や物質依存という形を取るので）心理的な不調として表面化することも多いのだが，実はその背景には多様な文脈が浸透している，とするとサポートは，生活のディテールとそのつど異なる生存のためのニーズにかかわる重層的なものになるのではないか，という点だろう。政治とは自分が生存するために声を上げること，周りの人の生存のために声を上げることだとすると，私が西成で目にしている住民の生き方と支援活動は，そのような小さな政治の営みである。

▶註

1 村上靖彦（2021）子どもたちがつくる町――大阪・西成の子育て支援．世界思想社．

2 大阪市ホームページ「令和2年度版『区政概要』」（https://www.city.osaka.lg.jp/shimin/page/0000509961.html［2021年5月10日閲覧］）

3 大阪市立新今宮小学校 編（1984）あいりんの教育22年――1962-1984．

4 白波瀬達也（2017）貧困と地域――あいりん地区から見る高齢化と孤立死．中央公論新社［中公新書］．

5 被差別部落と接していたこの地域では，皮革業を営む在日コリアンが多かった（川本綾（2018）移民と「エスニック文化権」の社会学――在日コリアン集住地と韓国チャイナタウンの比較分析．明石書店，p.60）。

6 大阪市西成区ホームページ「新今宮エリアの魅力を伝える新コンセプト「新今宮ワンダーランド」を発信します！」（2021年3月31日）（https://www.city.osaka.lg.jp/nishinari/page/0000530720.html［2021年5月10日閲覧］）

7 白波瀬達也（2015）宗教の社会貢献を問い直す――ホームレス支援の現場から．ナカニシヤ出版，pp.78-79．

8 のちにこどもの里の荘保共子さんから「米のとぎ汁は母親の故郷の習慣だったみたい」と教わった。実はここにも多様性の問いが隠れている。

トラウマ・スタディーズと批判的障害学を接続する

一橋大学
菊池美名子

依存症女性の回復を支援するダルク女性ハウスには，そこに参加する母親たちの子育てを支援する，とあるプログラムがある[註1]。ママ・クローズド・ミーティングと，子どもプログラム。通称「ママクロ」「子プロ」。すでに，20年近くの歴史があるプログラムだ。研究者として，そこに参加させてもらうようになってから，もうすぐ9カ月が経つ。とはいえこの論考は，それらのプログラムについて直接論じるものではない。いつか，この経験を言語化できる日がくるかもしれない。けれど，今はそのような段階にはないように思う。

それでも本稿を彼女たちの話から始めたのは，ここでわたしは，未来の話をしたいからである。さまざまな逆境体験や抑圧状況を生き延び，「その後の不自由」（上岡・大嶋，2010）を引き受けてきた人々の，リプロダクションをも見据えた未来の話を，ここから始めたいからである。

本稿にもともと与えられた課題は，トラウマからのリカバリー，レジリエンス，心的外傷後成長について社会学的にアプローチすることだが，これにわたしは，批判的障害学 critical disability studiesとよばれる障害学の新潮流の紹介と，そのトラウマ・スタディーズとの接続可能性について論じることで部分的にこたえてみたい。とくに，アリソン・ケイファーの著書*Feminist, Queer, Crip*から，障害者にとっての「アクセシブルな未来」を想像／創造しようとする独自の時間論をとりあげる。そのなかで，リプロダクションと未来の時間から排除されてきた人々の，抵抗と連帯について論じるための，道具立ての話をここではしてみようと思う。

＊

2000年代以降，批判的障害学とよばれる，既存の障害学の枠組みや諸前提を批判的に再考しようとする，新しい動きがある。

障害の社会モデルは有名だ。身体の機能的な障害であるインペアメントと，社会が障害者に強いる不利益や社会的障壁であるディスアビリティを区別し，後者をこそ問題にしようとするこのモデルは，1970年代からの歴史をもち，数十年をかけて洗練されてきた。これは当然ながら，障害を，ある身体／精神に内在する問題として描き出し，「おかしな」個人的身体／精神の修正，正常化，あるいは排除によって「問題」を解決しようとする個人モデルあるいは医学モデルの，対極をなす立場でもある。

一方で，批判的障害学は，この社会モデルにおけるインペアメント／ディスアビリティという二分法，あるいは個人モデル／社会モデルという二分法すらも乗り越えていこうとするものである。社会的なものを問題にしようとする点においては，社会モデルと相違はない。しかし概念上，ディスアビリティのみを社会的に構築されたものとして問題にする社会モデルでは，身体の，インペアメントの社会構築性と政治的配置が覆い隠されてしまう。社会的・文化的な意味や理解をはなれて存在する，所与としての「自然な」障害者身体／精神などない。その自明とされがちな障害者／非障害者というカテゴリーの虚構を，近代の産物として問い直し，オルタナティヴな未来の政治の可能性を練り上げようとするのが，批判的障害学のおおよその傾向であるといってさしつかえないだろう［註2］。

この批判的障害学のなかで，重要な位置を占めるのが，クリップ・セオリーである。「クリップ crip（クリップル cripple）」とは，身体障害者への蔑称，あるいは「うまく機能しない，十分な力のない」行動／出来事／もの／人を描写する言葉だという（Hutcheon & Wolbring, 2013）。ただ，わたしを含めネイティヴな英語話者でない者には，そして，その言葉で名指されるおそれがない（と思っている）者には，おそらくこの表現のもつ，えぐるような苛烈さを，ほんとうの意味で理解することは難しいのだろうと思う。それは，「風変わりな・奇妙な」という意味をもつ「クィア」という語が，かつて性的少数者に投げつけられる蔑称として機能していた仕方の，その理解され難さと似ている。

2000年代の言説空間にて，「クリップ」という貶めの響きをもつこの侮蔑語が，堂々と，そして着々と増殖し，障害者の抵抗とプライドをあらわす用語として新しい意味づけを獲得していったのは，障害学およびクィア理論の研究者やアクティヴィスト，アーティストたちによる，この概念の再領有の政治に依る（Sandahl, 2003）。こうしてクリップ・セオリーは，障害学とクィア理論の交差点に立ち現れ，障害とクィアが共に「正常性 normalcy」から疎外されると同時に，それを強化・再生産するために，いかように利用され，「包摂」さえされてきたのかを論じ，健常主義 ableism と異性愛主義との共犯関係を明らかにしてきた（McRuer, 2006）。また，クィア理論のみならず，現象学，ポストコロニアリズム，フェミニズムといった各種思想や他の学問領域と進んで切り結び，領域横断的な知を形成してきた［註3］。

*

女性のトラウマとアディクションの問題系を批判的障害学にひらくにあたり，わたしがここでとくに参照したいのは，その代表的論客の一人であるアリソン・ケイファーの論である。ケイファーは，この領域の理論化によってその基礎を築いたR・マクルーアの論を批判的に継承，発展させたほか，「昨今の障害学のテクストには，フェミニズムとの関連性を軽視したり排除したりする傾向がある」（Kafer, 2013, p.15）と評し，フェミニズムへの強いコミットメントを公言し，広く参照されている。

ケイファーの思想の全体や，独創性のすべてにここでふれることは叶わないが，その機軸となる時間論の一部と，彼女が社会モデルに代わって提示する政治／関係性モデルについて，少し説明してみたい。

ケイファーが自身の時間論を展開するにあたり，まず参照するのは，規範的時間性を問題にしようとする近年のクィア・テンポラリティの議論を誘引した，リー・エーデルマンの（悪）名高き著作 *No Future*（2004）である。エーデルマンはこのなかで，「再生産的未来主義 reproductive futurism」という概念をもって，〈子ども the Child〉をお題目としたヘテロ・シスでない性の排除が，いかに正当化されている／きたかを告発する。「LGBTのカップルのために税金を使うことに賛同が得られるものでしょうか。彼ら彼女らは子供を作らない，つまり『生産性』がないのです」［註4］という件の「生産性」発言や，中絶をめぐる論争を思い出すまでもなく，政治的言説における「無垢で傷つきやすい〈子ども〉」の至上の価値の称揚は，〈子ども〉を未来性の特権的象徴（エンブレム）とし，それを脅かす存在としてクィアを否定すると同時に，異性愛規範を特権化してきた。この〈子ども〉という「理想としての市民を体現」（Edelman, 2004, p.11）する形象に訴えることで，再生産的未来主義は，その妥当性を問われることのない規範になっている。クィア・ポリティクスは，だから，そうした未来性への信仰を断ち切り，「〈子ども〉を選ばないこと」を選択し，「未来はここで終わる」（Edelman, 2004, p.31）と宣言するネガティヴィティをこそ受け入れるべきだとエーデルマンは主張する。

これを受け，こうした〈子ども〉の理想化の政治は，クリップの場合にもあてはまるとケイファーはいう。リプロダクションの言説にはつねに障害に対する不安がつきまとい，その未来像を描く場では，「私たち」はみな，自分たちに似ていて，より健康で，活動的で，強く賢い〈子ども〉が育つのを望み，そのために「私たち」は全力を尽くすべきだということになっている。「障害のある未来は避けねばならない」「障害は未来を破壊する」という未来に関する根強い信念と，とくに子どものそれへの懸念から，断種，隔離，排除，施設収容が正当化されたことは，一度や二度ではない。

しかし，そうであるからこそ，ここでケイファーはエーデルマンの戦略への同意を拒否し，袂を分かつ。「未来のない存在」としてつねにすでにしるしづけられ，未来の時間性から放逐されてきたクリップという存在にとって，未来そのものの完全な拒絶は，とるべき／とることのできる戦略ではない。だとすれば重要な課題は，ケイファーは論じる，障害者の「アクセシブルな未来」を積極的に想像すること，つまり「クリップたちの未来，すなわち，障害者を受け入れる未来，障害を今とは異なるかたちで想像する未来，複数の存在の仕方をサポートする未来を欲望する」（Kafer, 2013, p.45／傍点筆者）ことである，と。

そこにはもちろん，強制的な健常的身体性／精神性[註5]のために「未来」を配置してきたその方法との，格闘が含まれる。クィア・テンポラリティについてJ・ハルバースタム（2005）が論じるように[註6]，時間は，「正常性」産出の基礎だからである。それはたとえば，治療的時間curative time――医学的用語はしばしば「慢性的」「発生率」「再発」「寛解」「予後」「後天性」「先天性」「発達性」といった時間性を示す用語で構成され，「進歩」や「発展」といった概念と結びつきながら健常主義に囚われてきた――や，「障害をもったその後（AFTER）」の自分は「障害をもつその前（BEFORE）」の時代を切望するはず（べき）だが，その逆はありえない，とする直線的時間観と，失われた健常的身体性／精神性への「強制的ノスタルジー」を問い直すことである。

同時にそれは，たとえばクリップタイム――障害者関連のイベントでいつも開始時間が遅れてしまうことや，どこに行っても時間通りに到着しないような障害者を揶揄する言葉――による時間の再編成を要請するものでもある。M・プライスは，次のように説明している。「クリップタイムに従うということは［…］人々がさまざまな間隔でやってくることを認識し，それに合わせて（イベントを）デザインすることかもしれないし，（人々が）さまざまな速度で言語を処理していることを認識し，会話のペースを調整することかもしれない」（Price, 2011, p.62）。つまり，クリップタイムの核とはそのフレキシビリティであり，単に「より多くの」時間を必要とする人への配慮を求めることだけでなく，物事のペースやスケジュールに関する正常化された規範的時間性への挑戦でもある。このように，ケイファーの時間論は，違った形の生を認めていくための理論であり，実践でもある[註7]。

＊

ただし一方で，彼女の論は，単純なアイデンティティの政治のみを志向するものではない。他の障害学研究者と同様，ケイファーは障害の医学モデルに対して批判的な立場をとるが，医学的介入を完全に否定することにも注意を払う。

社会モデルは，ケイファーによれば，社会による障害化の影響にのみ焦点を当てることで，しばしば身体の機能不全の影響を見落としてしまう。すなわち，個人の治癒を障害の望ましい未来として想像する個人／医学モデルを否定するあまり，厳格な社会モデルでは，治癒をわたしたちの想像する未来から追いやり，慢性疾患や痛み，疲労といった困難を抱える人々の生きられた経験を，議論の俎上にのせることができない[註8]。

それに対し，ケイファーが提案する障害の政治／関係性モデルは，医学的介入に反対するものでも，価値を与えるものでもない。医学モデルに政治／関係性モデルを対置させることで，医学モデルは政治と無縁であるとしているわけでも，もちろんない。むしろ，医学的介入を当然のこととは考えず，そこにおける正常／逸脱の判断におけるイデオロギー的なバイアスを認識すると同時に，「ケアの質はどうか？　誰がアクセスできるのか？　期間はどのくらいか？　選択権はあるのか？　誰がコストを支払うのか？」といった，医療的枠組みと政治・経済領域との関係性について積極的に明らかにするものである。

政治／関係性モデルは，このように，社会モデルも，医学的介入も，ただ否定すべきものとするのではなく，そこから「（友好的な）出発」をすべき地点として認識し，絶えず政治的議論に向けてひらいていく。そして，対立や係争にくれるのではなく，固定的なアイデンティティの保持・主張や，一枚岩になるような連帯を目指すのでもなく，そのうねるように絡まりあった政治／関係性をあらためて問い直し，それによるカテゴリーの意図的な不安定化，そして，未来の想像のための理論およびクリップな身体／精神の地図の，複数化，拡張，再生，そしてハイブリッド化を志向するものであるといえよう。

いいかえれば，政治／関係性モデルは，「障害」を，コレクティヴな再想像のための可能性がひそむ，場とみなすのである。

＊

女性のトラウマとアディクションの問題系を，批判的障害学にひらくという課題に戻ろう。

ケイファーのいうクリップには，トラウマ関連障害ももちろん含めることができる。PTSD，複雑性PTSD，その他の身体的／精神的な外傷体験後の「後遺症」をもつ人々が，障害学がこれまでその対象としてきた人々と「本質的に」類似しているから，ではない。これらの人々がみな，障害や病のラベルを貼られ，その結果としての構造的不平等や差別，排除に直面するからである[註9]。さらにいえば，政治／関係性モデルは，障害を固定された定義ではなく，問いかけの場として捉える。だから，アディクションも外傷体験後の関連障害に含めることができるか？「適切な」（医学的に認められたり，保険会社に承認されるような）診断を受けていない人々の訴えはどうか？　支援者の代理受傷は？　アディクションをもつ親のもとに生まれた子どもが抱える葛藤や困りごとは？……というように，カテゴリーとわたしたちの想像力の政治性を問うこともできる。

いまから十数年ほど前の，「児童虐待，トラウマ，心的外傷後記憶」などをキーワードにかかげた，ある対人支援職者による講演録は，次のような，クリシェともいえる文言でしめくくられている。「最後になりますが，彼等の名誉のために，虐待を受けた子どもすべてが成人して，心の傷を世代間伝達させ，再被害化し，自己否定的行為・行動という結末をむかえる訳ではありません」（傍点筆者）。おそらく，善意による発言なのではないかと思う。これは長い講演録のほんの一部だが，ここには，外傷体験のあとに，その被害当事者が背負わされる「回復」のプレッシャーが端的に表現されている。悲劇としての外傷後障害，誰も望むはずのない排除しなければならない未来，生まれてくる〈子ども〉たちの脅威としての未来。モンストラス monstrous な精神としてのトラウマ関連障害への貧困な想像力のなかで，「お前は不幸になる，お前の子にもその災いがふりかかるだろう」と予言された未来からの，全力を尽くした回避が被害者個人の課題とされる[註10]。

これを個人モデルとするなら，トラウマ関連障害の政治／関係性モデルは，いったいどのような想像力をもって，私たちの地図を複数化，拡張，再生，ハイブリッド化させることができるだろう？

思いつく課題や提案，すでに広がっている地図はいくつもあるが，紙幅も尽きてきたところで，ここではひとつだけ，簡単に提示して本稿を閉じたい。それは，ケイファーの問題意識の根本にもある，「障害を耕す／育むこと cultivating disability」（Kafer, 2013, p.45）ができるか[註11]，つまり，障害を否定しないばかりか，欲望し，愛することまでが果たして可能なのかという，通奏低音のような問いに関わることである。

外傷体験のあとの変化には，フラッシュバックや自己破壊的行動，慢性的な疲れ・痛みなど，本人にとってもつらく，困難を伴う経験が多く含まれ得る。それらのケアはもちろんのこと，治癒に向けた医学的／心理的アプローチ，セラピー，各種プログラムに，わたしは常に反対するものではない[註12]。また，その変化の原因となった暴力，災厄そのものは，予防され，否定されてしかるべきだとも思う[註13]。

しかし，その残余を切り分けて想像する力を，わたしたちは得たことがあっただろうか。変化したその後の自分がそのまま受け入れられ，それ以上の変容を求められず，それどころかその状態を祝福さえされることはありえるのか。

これをとらえるのに最も近いトラウマ・スタディーズの概念は，「心的外傷後成長 Post-traumatic Growth（以下，PTG）」であろう。これは，困難な出来事の後にその当事者が経験する，「ポジティブな」心理的変容を指す概念である。「成長」「ポジティブ」という言葉の選択からもわかるように，この概念は，「レジリエンスにより，素早く回復するどころか，困難を克服して，外傷体験の以前よりもさらに成熟した人格への成長を成し遂げることさえできる」という，西洋的な，そしてポジティブ心理学的な物語を背負って登場した。数々のレジリエンス研究や介入がそうであったように，これは，いかなる災厄に直面しようとも，柔軟に対応し，乗り越え，適応し，まるで災厄などなかったかのようにシステムの全体性を回復させることのできる「フレキシブルな身体」（McRuer, 2006, p.16）という新自由主義的要請に応えつつ，以前よりもさらに前進・成長できる身体を称揚し，異性愛規範から逸脱するような変容はその射程から排除し（菊池，2020），社会的，文化的に許容された能力を許容された方法で示すことを求める――つまり，リスク対処の非政治化，適応と変化の個人化，そして健常主義と異性愛主義的規範を強化するものでありえる。

けれども一方で，PTG研究の実際の進行とともにどうしても露呈してきたのは，それとは裏腹な，苦しみや困難との共生やバランスというある意味で非西洋的なテーマや，当事者らが語る「ポジティブな変容」の多様性と複数性，そして，それらが必ずしも適応や「生産性」，資本蓄積の論理には還元され得ないという事実であった。たとえば，自らの信仰に疑念を抱くようになったことや（Barrington & Shakespeare-Finch,

2013)，自身や世界がいかに脆いものであるかに気づいた（Splevins et al., 2010）といった，自身の不安定化をこそ祝福しようとするクリップな主体の創出が，そこには（図らずも）描き出される。このようにPTG概念は，自らの限界を，その出自に反して知らず喰いやぶってしまう，新自由主義，あるいは西洋中心主義（ユーロセントリック）的な知性の，鬼子なのである。

批判的障害学ではすでに，既存のレジリエンス概念の読み直しと再定義――健常主義，個人化に依らないクリップなレジリエンス概念構築の試み（Hutcheon & Wolbring, 2013）や，クリップなケアワークによる，新たな連帯の可能性の探究も行われている（Nielsen, 2019）。その連帯は，「失われた共同体」への（強制的）ノスタルジーに基づくコミュニティなどではもちろんない。集合的親和性に基づき，多くの亀裂と矛盾を抱えつつも，離れ離れの人々の過去の時間も未来の時間も含みもつような，連帯の形である［註14］。

「世代間連鎖」の脅威ではなく，「世代間継承」される外傷体験の遺産（レガシィ）を抱え，コミュニティを新しい仕方で結びつくものとしてその存在と実践によって想像／創造する人たちと，それを可能にするコミュニティ――クリップな時間と空間のあり方について，記述していくこと。まずは，こうした課題にこたえる作業が必要とされよう［註15］。

●付記

この批判的障害学の文献をわたしに紹介してくれたのは，世古有佳里氏だった。わたしたちの共同研究は，「アクセシブルな未来」を想像するためのそれそのものだと思っている。また，松村美穂氏，山口留妻氏からも貴重な助言をいただいた。記して感謝する。

▶註

1 これらの母子支援プログラムについては，ダルク女性ハウスによる報告書（特定非営利活動法人ダルク女性ハウス 2015；2016）や上岡他の書籍（上岡・ダルク女性ハウス・熊谷, 2019）に詳しい。

2 また，批判的障害学の文脈に限らず，既存の社会モデルの限界に関する議論や批判は，英米圏では2010年頃までにひととおりは提示されつくしているように思う。たとえばShakespeare（2006）を参照。日本の障害学は社会モデルを中心に発展しているものの，同様の問題意識が共有されていないわけではもちろんない。日本にほとんど輸入されていない批判的障害学の全体を概説するという重要な作業の労をとった辰巳によれば，「日本の障害学理論は『社会モデル』概念に対する注釈と再検討を中心に展開されてきたといえる」（辰巳, 2021, p.42）。

3 クィア理論とクリップ理論の，複雑な「共闘」関係については，井芹（2013；2019；2020）に詳しい。

4 雑誌『新潮』2018年8月号にて展開された杉田水脈議員の発言より。

5 マクルーアは，非障害者を優遇するだけでなく，障害を組織的に排除しようとする文化システムを指して，強制的な健常的身体性と呼ぶ（McRuer, 2006）。ケイファーはそこに，意図的に精神性の語を付け加え使用している。

6 ハルバースタムは，クィアがクィアであるのは，欲望の対象の問題だけでなく，「間違った時間に間違ったことをやりすぎるから」だとする。それは，クィアが，人間の成長の「自然で常識的な」過程とみなされるパラダイム的な指標，すなわち「青年期－結婚－出産－育児－辞職－死」の外側で活動していることを指す（Halberstam, 2005）。

7 ケイファーの時間論は，実際には全7章構成の著作のうち，4章もの紙幅を割いて多彩に論じられるものであり，これはその一部にすぎない。ケイファーの本著作をはじめ，批判的障害学の文献が日本語に訳出され，出版されることを望む。

8 こうした考えは，いわゆる「存在論的転回」後の障害学における議論とも軌を一にしている。ただし，ケイファーが問題にしているのは「厳格な」社会モデルだが，この議論において問われたのはむしろ，インペアメントの社会構築性をも問おうとする立場である。そこでは，そのポスト構造主義的アプローチが，言説やテクストの分析に偏ることで障害当事者が生きる生活世界を見落とし，とくに身体的な苦痛や困難の経験を無視あるいは軽視してしまうこと，そして健常主義的な言説の構築を担う近代科学を否定し，科学的な研究蓄積それ自体も言説の産物にすぎないとして排除しようとする傾向が，治療やテクノロジーの補助を望む当事者たちを疎外してきたことの問い直しが行われた（Feely, 2016）。

9 これは，ジェンダー史研究で著名なジョーン・W・スコットの「集合的親和性 collective affinity」の概念を援用した，定義ならざる定義である。

10 そうした強制力は，アディクション，なかでも薬物使用など，スティグマ性が高い経験を持つほど強く働く。女性ならなおさらである。ただしそれは単純な加算ではない。ジェンダーのほかにも，階級，人種などのさまざまな変数が交差する場所に，インターセクショナルな構造的不平等と排除の論理が働く。

11 この，精神障害やトラウマを「耕す」という表現を用いることにより，「回復」の想像力を広げる試みは，日本でもすでに行われている（星野，1996；宮地，2013）。

12 ただし，それらのプログラムや施策などの，インターセクショナリティを考慮した治療環境を提供する能力，あるいは政治的文脈に関連した質的な評価が，並行して必要である。たとえば，物質使用研究のアンドロセントリズムの裏側で，その例外は女性物質使用者のリプロダクションの管理に関する研究であった。現代では，国際的な薬物政策言説において，妊娠中あるいは母親である女性薬物使用者が，新自由主義的な「包摂」，介入の対象として構築されている（Thomas & Bull, 2018）。人々をリプロダクションへと／から疎外する施策やプログラム，つまり，母親たちと，性的少数者，若年や高年齢女性，子を生まない女性，その他支配的な規範的リプロダクション言説から外れているとみなされるすべての人々を分断し，後者のハームリダクションのニーズを不可視化し，男性をリプロダクションから疎外するとともに性役割規範を強化するあり方の政治／関係性について，明らかにする必要がある。

13 これは本来，障害の出生前診断や予防に関する議論と関連し，緻密に論じるべき大きなテーマだが，紙幅の都合上別稿に譲る。

14 クィア理論における，過去や現在の「周辺化された人々」を繋げつつ，「時間を横断するコミュニティ」を作る可能性についての議論は，松村のレビュー（2011）を参照。

15 日本で2010年前後から花開き始めた，当事者研究の数々や，当事者たちの「生きられた経験」を精緻に描き出す現象学的質的研究の試み，一方で，英米圏のフェミニスト臨床家や社会学者らによる，たとえば境界性パーソナリティ障害を捉え直し，その政治性を明らかにし，再想像しようとする研究など，そうした試みはすでに拡がっている。

◉文献

Aubry T & Travis T (Eds.) (2015) Rethinking Therapeutic Culture. University of Chicago Press.

Barrington AJ & Shakespeare-Finch J (2013) Working with refugee survivors of torture and trauma : An opportunity for vicarious post-traumatic growth. Counselling Psychology Quarterly 26-1 ; 89-105.

Edelman L (2004) No Future : Queer Theory and the Death Drive. Duke University Press.

Feely M (2016) Disability studies after the ontological turn : A return to the material world and material bodies without a return to essentialism. Disability & Society 31-7 ; 863-883.

Halberstam J (2005) In a Queer Time and Place : Transgender Bodies, Subcultural Lives. New York University Press.

星野弘（1996）分裂病を耕す．星和書店．

Hutcheon E & Wolbring G (2013) "Cripping" resilience : Contributions from disability studies to resilience theory. M/C Journal 16-5. https://doi.org/10.5204/mcj.697

井芹真紀子（2013）フレキシブルな身体――クィア・ネガティヴィティと強制的な健常的身体性．論叢クィア 6；37-57.

井芹真紀子（2019）〈不在〉からの視座，〈不在〉への視座――ディスアビリティ，フェミニズム，クィア．現代思想 47-3；289-298.

井芹真紀子（2020）反／未来主義を問い直す――クィアな対立性と動員される身体．思想 1151；70-86.

Kafer A (2013) Feminist, Queer, Crip. Indiana University Press.

上岡陽江，ダルク女性ハウス，熊谷晋一郎 編（2019）ひとりでがんばってしまうあなたのための子育ての本――「ダルク女性ハウス」から学ぶこと・気づくこと．ジャパンマシニスト社．

上岡陽江，大嶋栄子（2010）その後の不自由――「嵐」のあとを生きる人たち．医学書院．

菊池美名子（2020）心的外傷後成長――変容の先に待つもの．臨床心理学 20-1；32-38.

北中淳子（2003）「意志的な死」と病理の狭間で――自殺の医療人類学．三田社会学 8；4-11.

松村美穂（2011）クィアな時間と空間――交差をみつめる．論叢クィア 4；109-120.

McRuer R (2006) Crip Theory : Cultural Signs of Queerness and Disability. New York University Press.

宮地尚子（2013）トラウマ．岩波書店．

Nielsen E (2019) Transforming disabling trauma through care work and collective affinity : Mental disability and "a Shared Queerness" in Cereus Blooms at Night. Studies in Canadian Literature 44-1 ; 181-197. Retrieved from https://journals.lib.unb.ca/index.php/SCL/article/view/30395［2021年7月20日閲覧］

Price M (2011) Mad at School : Rhetorics of Mental Disability and Academic Life. University of Michigan

Press.
Sandahl C (2003) Queering the crip or cripping the queer?. Gay Lesbian Quarterly 9-1 ; 25-56.
Shakespeare T (2006) The social model of disability. In : LJ Davis (Ed.) The Disability Studies Reader. Taylor & Francis Group, pp.197-204.
Splevins KA et al. (2010) Vicarious posttraumatic growth among interpreters. Qualitative Health Research 20-12 ; 1705-1716.
辰己一輝 (2021) 2000年代以後の障害学における理論的展開／転回 ――「言葉」と「物」，あるいは「理論」と「実践」の狭間で．共生学ジャーナル 5 ; 22-48.
Thomas N & Bull M (2018) Representations of women and drug use in policy : A critical policy analysis. International Journal of Drug Policy 56 ; 30-39.
特定非営利活動法人ダルク女性ハウス (2015) 障害や生きづらさを抱えた女性への子育て支援――いつ，どのような支援が必要か．特定非営利活動法人ダルク女性ハウス．
特定非営利活動法人ダルク女性ハウス (2016) ネットワークの中で子供は育つ――必要な支援が必要な人に届くための工夫．特定非営利活動法人ダルク女性ハウス．

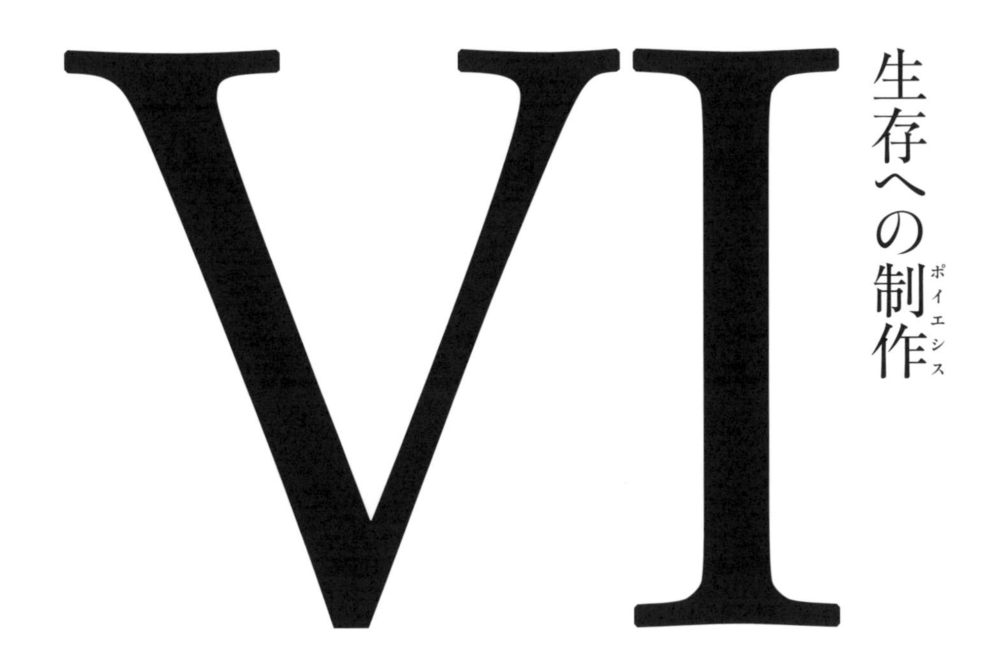

VI 生存への制作（ポイエシス）

「生存の美学」
フーコーのエートス

明治学院大学文学部フランス文学科
慎改康之

古代ギリシア・ローマを扱った晩年の探究において，ミシェル・フーコーは，キリスト教的道徳と根本的に区別される異教の倫理を，歴史を超えた価値を持つものとみなしているかのように思われる。すなわち，自らの自由な選択にもとづいて自らの生を一つの作品としてつくりあげようとする実践，「生存の美学」，「生存の技法」などと呼ばれるそうした実践を，今日の我々が身を委ねるべきものとして甦らせようとしているかのようであるということだ。このことは，フーコー的言説に慣れ親しんできた読者を困惑させずにはおかない。というのも，現在のための範例を過去に求めたり，何をなすべきかを人々に語ったりすること，これは，フーコーが一貫して拒絶していることであるからだ。「生存の美学」をめぐる彼のいくつかの発言は，一見したところ，そうした拒絶と相容れないものであるように思われるのである。

歴史のなかに標定された一つの「倫理的配慮」が，現在の我々に対して説き勧められているように見えるとき，そこで実際に問題となっているのはいったい何か。この問いに答えるために，以下の順序で考察を進めていく。

まず，フーコーの歴史研究のなかで，「生存の美学」と呼ばれる実践がどのようなものとして描き出されているのかを明確に把握すること。次に，そうした実践が，彼自身の「哲学的活動」とどのように関係づけられているのかを示すこと。そして最後に，現在における「自己の倫理」の必要性が説かれるとき，それをどのようにとらえるべきかを明らかにすること。

「生存の美学」とその歴史

まず，「生存の美学」をはじめとする一連の表現によって何が指し示されているのかということを，フーコーの歴史研究のなかにそれらを明確に位置づけながら探ってみよう。

そもそも晩年のフーコーが古代ギリシア・ローマの倫理について考察することになったのは，セクシュアリティの歴史をめぐって企てられた長大な研究に根本的な変更がもたらされたことによる。

1976年に刊行された『性の歴史』第1巻において，フーコーは，性に関する言説の夥しい増殖を，18世紀以来の権力形態との関係において分析する，という企図を表明していた。しかしその後，その企図は宙づりとなり，新たな研究計画が提示されることになる。すなわち，西洋の長い歴史のなかで人々が自分自身の欲望を執拗に解読しようとすることになったのはどのようにしてなのかという問いが立てられて，古代ギリシア・ローマからキリスト教初期に至るまでの自己をめぐる技術の変容に関する分析が企てられるのである。

そのような再編成を経て執筆された『性の歴

史』第2巻以降において，とりわけ強調されているのは，個人が自分自身のなかに隠された欲望を狩り出すという解釈学的な任務が，キリスト教の発達のなかで初めて出現するものであり，ギリシア・ローマの哲学には決して見いだされなかったということである。フーコーによれば，キリスト教の性道徳と異教の性倫理のあいだで，性をめぐる厳格さには大差がないのに対し，自己の自己に対する関係は根本的に異なっているという。一方においては万人に対して規則として命じられる節制が，他方においては，少数の人々が自分の生を美しいものとするために自発的に引き受けるものであったということ。同様の規範，同様の禁止事項のもとに，自己を解読しつつ自己の放棄へと向かう「欲望の解釈学」と，自己を統御して自らの生を一つの作品としてつくりあげることを目指す「自由の行使」という，自己に関する全く異なる技術が見いだされるということだ[註1]。そして後者のような「自由の行使」としての「倫理的配慮[註2]」を指し示すためにフーコーによって用いられているのが，「生存の美学」「生存の技法」「自己の技術」「自己のテクノロジー」などといった一連の表現なのである。

ところで，古代に見いだされたようなものとしてのそうした「倫理的配慮」，そうしたエートスについて，フーコーはそれが，西洋社会において長いあいだ大きな重要性を担ってきた実践によって引き継がれているということを付言する。「自分自身を変貌させ，自らの特異な存在において自身を変容させ，自らの生を，ある種の美学的価値を備えある種の様式的基準に応える一つの作品としようとする」際になされるような，「反省的＝再帰的かつ意志的な実践」[註3]。そうした実践は，キリスト教によって，そして後には教育や医学や心理学によって，その重要性およびその自立性を一部失ってしまった。とはいえ，その実践は，ルネサンスにおいて，さらには近代においてもなお存続し，発達して，重要な役割を果たしてきたのだ。したがって，そのような実践，そのような技法について，その長い歴史を研究する必要があるだろう。そして，古代における性的行動様式の問題化に関する私の研究は，「『自己の技術』に関する一般史の一つの章——その最初の章のうちの一つ——とみなされうる」だろう，と[註4]。

古代の倫理を特徴づけると同時に，西洋の長い歴史のなかに繰り返し現れる実践の総体をも指し示すものとして，「生存の美学」はこのように，フーコーによる歴史研究の重要な対象のうちの一つとされるのだが，しかしそればかりではない。1980年代のいくつかの対談やコレージュ・ド・フランスでの講義に目を向けてみるとき，そこには，自己をめぐるそうした技術そのものに対して特権的な価値を与えているように思われる発言を見いだすことができる。つまりそこでは，過去の時代に標定された「倫理的配慮」が，現在の我々が再発見すべきもの，従うべきものとして提示されているかのようなのである。

自分自身の変容

フーコーにおける「生存の美学」の称揚を思わせるものとして，まず，1982年のコレージュ講義『主体の解釈学』のなかの一節を挙げることができる。16世紀以来の西洋において，「自己に関する倫理および美学」を再構成するためにさまざまな試みがなされてきたこと，そしてそうした試み，そうした努力が，今日の我々には欠けていることを指摘しつつ，フーコーはそこで，「自己の倫理を構成することはおそらく緊急かつ根本的な課題であり，政治的にも不可欠な課題であろう」，と述べているのである[註5]。

また，まさしく「生存の美学」と題されて1984年に発表された対談のうちに見られるのも，同様の言明である。すなわち，自分が古代に興味を持ったのは，「規則体系に対する服従としての道徳という考え方が今や消滅しつつあり，すでに消滅してしまった」からであり，そうした道徳の不在に対して応えるべき探究，それが，「生存の美学の探究」なのだ，と[註6]。

「自己の倫理」を構成すること，「生存の美学」を探究することが，今日の我々にとって重要な任務であるという，こうした記述を前にしたとき，これを次のように理解したくなるかもしれない。すなわち，フーコーは，歴史研究のなかで彼が出会った一つの技法，今は失われてしまっている一つの技術を，現在の我々のために甦らせようとしているのだ，と。

そうした技法，そうした技術にフーコーが魅惑されていたということ，これはおそらく間違いのないことであろう[註7]。しかしその一方で，彼が繰り返し述べているのは，歴史のなかで忘れ去られた過去の原則や論拠を現在に適用するために再発見すべきであるなどという考えほど，自分の考えと無縁のものはないということである。「一つの問題の解決策は，異なる人々によって別の時代に提起された別の問題の解決策のなかには見いだされない」，というわけだ[註8]。

とはいえ，過去のある時代に見いだされたものに範例的な価値を認めることはできないとしても，それを現在の我々について考えるために役立てることは可能であるとフーコーは言う。歴史上の「文化的発明」のなかには，今日の我々において起こっていることを分析したりそれを変容させたりするために有用であるような「ある種の視点を構成する」ことを可能にしてくれるものがあるのだ，と[註9]。実際，歴史への問いかけは，「現にあるものがいつもあったわけではないことを示す」という役割を果たしてくれる。すなわち，我々にとって自明であると思われていることが，実は「脆く不安定な歴史の流れに沿って」構成されたものであることが示されたならば，そうした自明性は解体されうるだろうということだ[註10]。そしてそもそも，そのように現在我々が囚われとなっているものから身を引き離し，新たなやり方で思考するための手がかりを見つけだすこと，これこそまさしく，フーコーの歴史研究の目的そのものに他ならない。

『性の歴史』第2巻『快楽の活用』の序論によれば，フーコーの研究活動を貫いているのは，「思考をそれがひそかに思考しているものから解放し，別の仕方で思考することを可能にする」ものをめぐる問いかけであるという。彼が従事してきたのは，「思考の思考自身に対する批判作業」としての「哲学的活動」であるということだ[註11]。そして，自分自身から身を引き離すためのそうした努力が自らの歴史研究の根底にあるということ，これは，早くから，フーコーがさまざまな場所で語ってきたことでもある。私自身が以前とは同じやり方で考えないようにするため，私自身が変化し続けるためにこそ，私は仕事をしているのだ，と[註12]。

ところで，確認しておいたとおり，自分自身を変貌させるというこの目標は，「生存の美学」を特徴づけるものの一つとして，フーコーによって挙げられているものである。加えて彼は，自身の研究活動のなかで目指されるそうした自己の変容を，「美学的経験」に近いものとして語ってもいる[註13]。つまり，フーコー自身の「哲学的活動」が，古代ギリシアから近代に至るまで繰り返し登場してきたとされる実践に，重ね合わされている，とまでは言えないとしても，少なくとも明示的なやり方で結びつけられているということだ。では，その結びつきとはいったいどのようなものであろうか。フーコー的な歴史研究のなかで標定された倫理的態度と，その歴史研究そのものを動機づけている哲学的態度とのあいだの関係を，どのようなものとして考えればよいのだろうか。

この問いに答えるために重要な示唆を与えてくれるのが,「啓蒙とは何か」と題されて1984年に発表された論考である。現在との関係を問題化するとともに自分自身を美学的練り上げの対象とするという任務，ボードレールのダンディズムに見いだされるようなそうした任務が[註14],歴史のなかで絶えず再活性化されてきた一つの態度に結びつくものであることを指摘しつつ,フーコーは，そのような態度，そのような「哲学的エートス」を,「我々の歴史的存在の絶えざる批判」として特徴づけようとする。カント的な批判とは異なり，そこで問われるのは，超えることを諦めるべき限界とはどのようなものかということではなく,「普遍的，必然的，義務的なものとして我々に与えられているもののなかに，特異なもの，偶然的なもの，恣意的な制約に帰すべきものがどれくらいあるのか」ということである。必然的な制限を課すことではなく,歴史的存在としての現在の我々が自らに課されている限界を超え出る可能性を測ることが問題なのだ。こうして，そのような批判，そのようなエートスは，我々自身をめぐる歴史的調査として実行されることになる。すなわち，我々の言説を「歴史的出来事」として扱おうとするものとしての「考古学的」調査と，我々が今とは別のやり方で存在し，行い，考えるための可能性を,「我々が今存在しているようなかたちに我々を存在せしめた偶然性」から出発して探るものとしての「系譜学的」な調査が，我々自身に関する批判作業のために要請されることになるのである[註15]。

ここで用いられている「考古学的」および「系譜学的」という2つの用語は，言うまでもなく,フーコーが自らの歴史研究を指し示すために使用しているものである。つまりここでは，フーコー自身の探究が，西洋の歴史のなかに標定された一つの「哲学的エートス」によって導かれたものとして語られているのだ。これに，フーコーが自らの「哲学的活動」をまさしく一つの「批判作業」として示していることを考え合わせるとき，次のように言うことが許されるだろう。すなわち，フーコーは，自らの探究を動機づけている自らの批判的態度，自らのエートスを,歴史のなかで繰り返し現れる「倫理的配慮」の系譜のなかに組み入れられうるものとして捉え直そうとしているのだ，と。過去の解決法，過去の倫理的原則を，現在のために再生させようとしているのではない。そうではなくて，問題は，ここでもやはり，現在の自分自身を歴史との関係において位置づけ直し，それを新たなやり方で思考することなのだ。

しかし,「生存の美学」ないし「自己の倫理」に対するフーコーによる価値付与が以上のようなやり方で理解されうるとしても，そうした美学や倫理の探究が今日の我々にとって不可避の任務のようなものとして差し出されているということについては，それをどのように捉えればよいだろうか。というのも，フーコーは，とりわけ知識人としての自分の役割について問われるたびに，それが処方や指針を与えようとするものではないことを断言しているからだ。どうあるべきか，何をなすべきかなどということを,自分はこれまで語ってはこなかったし，今もやはり語ろうとはしていないのだ，と。

自由の実践

自分が預言者的な任務を徹底して拒絶するということについて，フーコーはおおよそ以下のように語っている。人々はしばしば，私を，問題を提起しておきながらそれに対する解決策を与えてくれないと言って非難する。しかし，知識人としての私の役割は，人々に対し，何をなすべきか，何を信じるべきかなどを告げることではない。なぜなら，人々に対して何らかの法を課そうとするとき，それによってもたらされるのは，権力関係の維持，支配の継続といった効果でしかないからだ。私がやろうとしているのは，自分自身の専門領域に関する分析から出発して，自明であると思われていることを問い直すこと，そしてそうした問題化の作業によって，人々にとって有用でありうるような手段や道具を提供することである。万人が従うべき原則や助言を与えるのではなく，人々が自ら選択する際の手がかりを提示すること，それが，知識人が今日果たすべき役割なのだ，と[註16]。

ところで，人々に処方を与えることを自らに禁じるこうしたフーコーの配慮には，人々に対する一つの願望ないし一つの要請を読み取ることができる。すなわち，従うべき規範や命令を求めようとはしないでほしいということ，一人ひとりが自分自身の自由にもとづいて選択を行うべきであるということだ。そしてまさしく，そのようなものとしての「自由」こそ，フーコーにおける「生存の美学」への価値付与において賭けられているものに他ならない。つまり，それを自分自身の歴史研究に結びつける際にも，それを人々が自ら練り上げるべきものとして提示する際にも，問題となっているのは常に，「自由の実践」であるということだ[註17]。

まず，フーコーによる歴史研究が自由をめぐる試練のようなものであるということについて。やはり「啓蒙とは何か」のなかに，次のような明確な記述がある。すなわち，歴史的調査によって限界を超え出ることを可能にしようとするものとしての「批判」は，「自由の無限定な作業を，可能な限り遠くへ，可能な限り広く推進することを目指す」ものである，と。実際，我々自身を変容させ，我々自身から脱け出そうとすること，これは，「自由に対する待ちきれぬ思いに具体的なかたちを与える」ことでなくて何であろうか。別の仕方で考えることを目指すフーコーの「哲学的活動」は，このように，不自由への苛立ちによって突き動かされているのだ[註18]。

そしてまた，「生存の美学」ないし「自己の倫理」が，現在の我々において構成されるべきもの，探究されるべきものとして提示される際にもやはり，そうしたフーコーの身振りを，何よりもまず，「自由の実践」へのいざないとして理解する必要があるだろう。

先ほども触れたとおり，預言者として振る舞うことを拒むフーコーの配慮には，一人ひとりが自分自身の行動様式を自らの自由にもとづいて練り上げるべきであるという思いが含意されている。構成すべき倫理的態度について語られる際に問題となっているのは，実際，そうした練り上げ以外の何ものでもない。人々に対して要請されているのは，従うべき価値や規則を再発見することではなく，そうした規則や価値との関係における自分自身の主体としての在り方を自ら組み立てることなのだ[註19]。そのような意味における倫理ないし道徳が，現在の我々には欠けているとフーコーは言う。古代ギリシア人と同様，我々は，宗教や法規の上に基礎づけられうるような道徳を欲してはいない。しかしその一方で，我々は，自我，欲望，無意識などといったものを拠り所としながら「自分自身との適合性」[註20]へと向かうような道徳しか見いだしえていない。つまり，我々はもっぱら，「心理学の知や精神分析の作業の力を借りて自らの真理を解読することによって」真の自己を構成しつつ，その自己に回帰しようとしたり，その自己を解放しようとしたりしているのだ，と[註21]。そして，セクシュアリティや非行性などといった概念を通じて個人を一つの真理に繋ぎ止めようとする傾向が，現在においてなおその支配力を発揮していると思われる権力形態と密接な関係を持つことを指摘しつつ[註22]，フーコーは，そうした傾向に逆らうことを可能にするような新たな主体化の形式を見つけ出す必要性を強調する。自分が何者であるかを発見しつつその自分にふさわしく生きるためではなく，逆に，真の自分とされているものから身を引き離すためにこそ，自分自身の倫理を練り上げることが要請されるのだ[註23]。問題となっているのは，ここでもやはり，自由の制約に対する抵抗である。「自己の倫理」や「生存の美学」について語るとき，フーコーが自らに課すと同時に人々に説き勧めているのは，常に，「自由をめぐる反省的＝再帰的実践」[註24]なのである。

一人ひとりにおける倫理的態度の練り上げの推奨は，したがって，人々に対して法を課すことの拒絶と相容れないどころか，それを補完するものであるとすら言えるだろう。真実を率直に語る者の勇気が，それを聴く者の勇気を呼び求めるのと同様，「自由の実践」としてのフーコーの歴史研究は，人々が「自由な主体」としてそれを使用することを希求するのである[註25]。

*

フーコーの言説に見られる「生存の美学」の称揚を，古代世界への憧憬や従うべき原則の提示として理解してはならない。古代ギリシアに見いだされ，その後も絶えず再活性化されてきたというそうした「倫理的配慮」に対し，フーコーによって特別の価値が付与されているとしたら，それは，彼自身の「哲学的活動」を新たなやり方で考えるための手がかりがそこに認められるからである。そしてそうした「自己の技術」が人々に対して説き勧められているのは，それが，自分の生を自分自身で選択する方向へと人々を導くものである限りにおいてである。自らの探究を「自由の無限定な作業」として価値づけ直すと同時に，その成果を，一人ひとりの「自由の行使」によって使用されるべきものとして提示すること。「哲学的エートス」としての「生存の美学」について語ることで，フーコーが我々に示しているのは，自己および他者における自由への配慮に他ならないのだ。

▶註

本稿で使用したフーコーの著作については，註において以下の略号を用いて表す。

AS : *L'Archéologie du savoir* (1969), in *Œuvres*, t.2, Paris, Gallimard (Pléiade), 2015［槇改康之 訳(2012)『知の考古学』河出書房新社］

UP : *Histoire de la sexualité II : L'Usage des plaisirs* (1984), in *Œuvres*, t.2, Paris, Gallimard (Pléiade), 2015［田村俶 訳(1986)『性の歴史II――快楽の活用』新潮社］

DE : *Dits et écrits 1954-1988* (1994), Paris, Gallimard (Quarto), 2001, 2 vol. (I-II)［蓮實重彦，渡辺守章 監修(1998-2002)『ミシェル・フーコー思考集成』［全10巻(I-X)］筑摩書房］

HS : *L'Herméneutique du sujet*, Paris, Gallimard/Seuil, 2001［廣瀬浩司，原和之 訳(2004)『主体の解釈学』筑摩書房］

1 UP, p.819［p.113］.
2 UP, p.745［p.18］.
3 UP, p.746［p.18］.
4 UP, p.746［pp.18-19］.
5 HS, pp.240-241［pp.293-294］.
6 DE II, p.1551［X, p.250］.
7 「倫理の系譜学について」と題された対談の英語版(1983年)において，フーコーは，「美学的芸術作品の素材としてのビオスという考えに，私は魅了されます」と語っていた(DE II, p.1209［IX, p.239］)。ただし，大幅な修正が施された1984年のフランス語版では，「生が，死すべきものであるがゆえに，一つの芸術作品であらねばならないということ，これは注目すべきテーマです」という言葉に置き換えられている(DE II, p.1434［X, p.79］)。
8 DE II, pp.1430-1431［X, p.73］．以下も参照。DE II, pp.1433, 1542［X, pp.77, 238］.
9 DE II, p.1435［X, p.80］．以下も参照。DE II, pp.1433-1434, 1519-1521［X, pp.77-78, 205-206］.
10 DE II, p.1268［IX, pp.322-323］.
11 UP, pp.743-745［pp.15-17］.
12 「多くの者が，おそらく私のように，もはや顔を持たぬために書いている。私が誰であるかと訊ねないでくれたまえ。私に同じままであり続けるようにと言わないでくれたまえ」(AS, p.20［p.40］)。以下も参照。DE II, pp.860-861, 1001, 1494［VIII, pp.194, 398 ; X, pp.165-166］.
13 DE II, p.1355［IX, p.439］.
14 ボードレールにおける「生存の美学」ないし「自己の美学」へのフーコーによる言及については，以下も

参照。UP, p.746［p.43］; HS, p.241［p.293］.

15 DE II, pp.1387-1393［X, pp.12-20］.

16 以下を参照。DE I, p.1627 ; DE II, pp.154-158, 348-349, 634, 905-906, 1355-1356, 1457, 1495-1496, 1551, 1566［V, p.380 ; VI, pp.210-216, 482 ; VII, p.243 ; VIII, pp.254-255 ; IX, pp.440-441 ; X, pp.111, 168, 250, 269］.

17 「自由の実践」については，とくに，「自由の実践としての自己への配慮」と題された対談（DE II, pp.1527-1548［X, pp.220-246］）を参照。

18 DE II, pp.1393-1397［X, pp.20-25］. 以下も参照。DE II, pp.1267-1268, 1512, 1530-1531［IX, p.322 ; X, pp.192-193, 222-223］.

19 価値と規則の総体としての「道徳規範」およびそれにもとづく振る舞いと，「主体化の諸形式」との関係については，以下を参照。UP, pp.758-763［pp.34-40］.

20 DE II, p.1436［X, p.82］.

21 DE II, p.1443［X, p.91］. HS, p.241［p.294］も参照。

22 個人をその真理に繋ぎ止めることで作動するものとしての「従属化」の権力に関しては，とくに「主体と権力」と題された論考（DE II, pp.1041-1062［IX, pp.10-32］）を参照。

23 DE II, p.1051［IX, p.20］.

24 DE II, p.1530［X, p.222］.

25 「自由な主体」については，DE II, p.1057［IX, p.26］を参照。

「暴力の予感」と，証人になることについて

「朝露」，アルピジェラ，帰還兵

一橋大学大学院社会学研究科
松村美穂

はじめに

> 「たとえば人込みには近づかない，車を数える，同じ車が何回も自分の周りに戻ってきていないか確認する，運転しているときに変なものが道端に落ちていないか確認する。もう一つは，静かだったのに急に非常に強い怒りを表す。これらは，私が戦場で自分の命を守るために身につけたある種の技術です。私が持っていた暴力性でもあります。戻ってきてから，一般の社会のなかでそれをどうにか作り替えて持ち続けることはできませんし，受け入れられるものではありません。だからこそ，PTSD（心的外傷後ストレス障害）の症状，つまり病気であると言われます」[註1]

私は2012年から，イラク戦争の帰還兵が日本で証言集会やアートの展覧会をする活動を支援してきた。上に紹介したのは，その帰還兵の一人で，アーティストでもあるアッシュ・キリエ・ウールソンが，2019年8月の大阪での集会で語った証言である。前後には「モラル・インジャリー」のことが語られていた[註2]。戦争に行くとは，成長過程で習い覚えた常識を捨てて残虐性を身につけることだということや，戦争に行けば影響を受けるのが普通で，兵士たちは障害ではなく道徳的な傷つき（モラル・インジャリー）に苦しんでいる，といったことである。私はこの証言をどのように受け止めればいいのか分からず，論文のなかで，戦時／平時を分けてきた社会学的な議論やPTSDに関する精神医学の議論と並べながら，それが何を意味するのかを考えてきた。だが，最近訪問した2つのアートの展覧会のことを考えていると，この証言が少し違うものに見えてきた。本稿ではその過程を書いてみたい。

展覧会のひとつは，「朝露：日本に住む脱北した元「帰国者」とアーティストとの共同プロジェクト」である[註3]。元「帰国者」とは，日本と北朝鮮の赤十字社が主導した「帰国事業」によって1959～1984年に北朝鮮へ移住した在日コリアンで，その後脱北した人々とその子孫を指している。2つ目は，アルピジェラと呼ばれるパッチワークの壁掛けの展覧会「抵抗のダンス‘孤独なクエカ’を踊る」である[註4]。アルピジェラは，1970年代半ば頃から，チリの低所得者層の女性たちが軍事政権下で経験した失業や貧困，政治的弾圧とそれに対する抵抗などを表現してきたものである。

どちらも半ば偶然に出会ったのだが，2つの展覧会を，〈戦争や災害，政治的な抑圧，性暴力などトラウマティックな出来事について語り，聞き，他の人に伝えていく証言／アートのプロジェクト〉というふうに考えれば，帰還兵の証言活動／アート制作と遠くはないと思う。どちらの展覧会でも，元「帰国者」の経験やアルピジェラだけではなく，それらをアーティストや

その他の色々な人々がどのように聞いてきたかが一緒に示されていた。そこから私は，軍事政権下や紛争のなかで日常生活を営む人々の身構えとしての「暴力の予感」（冨山，2002, 2018；酒井，2015, 2017）というものを学び，証言が作られる・人々が証人になる過程について考えた。すると，冒頭に挙げた帰還兵の証言が，暴力に晒されている他の人々とつながろうとする態度を示しているものに見えてきた。そこには最後の節で戻ることにして，次節から「朝露」のプロジェクト，アルピジェラのプロジェクトを順に紹介し，「暴力の予感」と証人になる過程に関して述べていきたい。

「朝露」プロジェクトに出会う

「朝露」プロジェクトの展覧会は，2020年11月に東京都足立区のBUoY北千住アートセンターで開かれた。2階の広い展示スペースに入ると，右手の白い壁にパネルが並んでおり，「帰国事業」の概要や，在日コリアンが北朝鮮に渡った背景などが説明されていた。当時の北朝鮮が教育や就職の自由を誰でも享受できる「地上の楽園」としてメディアに宣伝されていたこと，また，日本では在日コリアンに多くの権利が保障されず，彼ら彼女らが差別に苦しんでいたことなどである。そして北朝鮮に渡った人々が実際には貧困と飢餓に苦しみ，不明瞭な理由で強制収容所に送られたことも多い，といったことも説明されていた。スペースの左手の長机は本棚になっており，「帰国事業」に関する記録や研究書，小説，手記などを読むことができた。

当初私は，これだけのことを知らなければ元「帰国者」の経験に近づくことができないのかと，圧倒された[註5]。何度も本棚と説明のパネルの前をうろうろしていた。やがて展覧会は，そういう観覧者に対しても開かれていることがわかってきた。作品には，元「帰国者」たちの声や姿に加え，半生や家族構成などがわかる説明や場面もあった。また，「元帰国者」とアーティストの出会い，両者の対話，共同作業そのものが作品になっていた。

スペースの奥でスライドショーとして上映されていた竹川宣彰の『トットリころころ』は，竹川が，脱北して韓国に住む女性を招き，彼女の父の故郷鳥取を一緒に旅する様子を見せるものだった。一行は，女性の父の思い出の海辺を探したり，父に贈るために鳥取の土で焼き物を作ったりしたという[註6]。パーテーションで区切られた小部屋で上映されていた山本浩貴と高川和也の『証言』は，脱北して日本に住む男性から，北朝鮮にいた頃に見た夢の話を聞いていく映像だった。3人は男性の夢に出てきた風景を一緒に絵に起こしたり，夢のなかでの人々の動きを再現したりしていた。それらを鑑賞した後，地下に降り，大きな3面のスクリーンで観た琴仙姫の『朝露』では，元「帰国者」の男性が東京の街を歩きながら，北朝鮮に渡った経緯や1990年代後半の食糧難のことを語っていた。さらに過去100年ほどの東アジアの戦争や植民地化などの出来事が，多様な映像のモンタージュで語られていた[註7]。

最初の圧倒された感じはおさまっていったものの，会場で私はずっととまどっていた。一般的には普通のことと言えそうな振る舞いのなかに，元「帰国者」の恐怖や困難があるように思え，それをどのように考えればいいのか分からなかった。たとえば竹川の作品では，一緒に展示されていた新聞記事から，女性が最後に父と話したのは10年前であることが分かり[註8]，家族にさえ自由に連絡できない様子に私は心細さを感じた。山本と高川の作品で，男性は，夢がいかに現実を生き延びる助けになったかを熱心に語っていたが，その熱心さと同じくらい，日本帰りの「帰国者」は「監視，尾行，密告」に脅かされていたという語りが私のなかに残った。

琴は，15人の元「帰国者」に会って話を聞いていたが，作品には，俳優を起用した映像やアーカイブ映像を多用したと述べていた。元「帰国者」の多くが，北朝鮮に残っている家族が収容所に連行される可能性や，日本で脱北者として差別されることを恐れているからだという[註9]。

展覧会の後，私は，このとまどいのことを考えつつ，琴の『朝露』に関する文献調査をしていった。その途中，長野市の大島博光記念館（以下，記念館と略す）を訪ね，アルピジェラの展覧会を見学する機会があった。

アルピジェラのプロジェクトにふれる

アルピジェラは，縦30cm×横40cmほどの壁掛けである。ジャガイモや小麦粉の袋から切り出した麻布を裏地とし，毛糸で縫い付けた布の上に，色とりどりの端切れ布と人形を使ってパッチワークが施されている。記念館は地域の集会所のような雰囲気で，靴をスリッパに履き替えて入った部屋の壁3面に，アルピジェラが約20点展示されていた。ここでも，アルピジェラを観る前に，なぜそれがいま長野にあるのかを説明するパネルと本棚に圧倒された。

その内容を3つに分けて書くと，第一に，チリでアルピジェラが作られた経緯である。1973年，陸軍のアウグスト・ピノチェトがクーデターを起こし，サルバドール・アジェンデの社会主義政権を倒した。ピノチェトの独裁政権は，規制緩和や民営化など今日の新自由主義の先駆けとなる政策を，反体制派に対する独断的な拘留，拷問，強制的な行方不明，処刑，暗殺といった暴力とともに推し進めていった。そのようななか，1974年頃から職業斡旋会とキリスト教系の人道支援団体が関わり，低所得者層の女性たちの現金収入のために，また，行方不明者の家族の会でも，アルピジェラが作られていったという（Adams, 2013；酒井，2017；高橋，1990）。作り手の女性の言葉が一つのパネルで紹介されていた。「チリで起きていることを告発したかった。でも文字で表現するのは怖かった。刺繍でなら少しは安心だったから」（高橋，1990，p.88）。私が訪問した展覧会のテーマ「孤独なクエカ」は，強制的な行方不明についての告発を意味していた。クエカはチリの伝統舞踊で，色鮮やかな衣装の男女で踊るため，「孤独なクエカ」は，相手の男性がいないという抗議のメッセージだったという（高橋，1990，p.36）。白いハンカチを掲げた女性がひとり，数人の女性たちに囲まれて踊っている。背景とフロアは青や赤，クリーム色にピンクだが，女性たちは一様に黒いスカートと白いブラウスで，胸に顔写真らしきカードを提げていた。

第二に，アルピジェラが記念館にやってきた旅程である。詩人で文学者だった大島博光が1974年からチリ人民連帯日本委員会に参加しており，同会はアルピジェラをチリの反体制派の「政治的主張」として紹介し，購入を呼びかけていた[註10]。また同会に参加していたラテンアメリカ研究者の高橋正明が，チリ訪問のたびにアルピジェラを持ち帰り，のちにそれらを記念館に寄贈したという（酒井，2020）。

第三に，記念館のアルピジェラ約120枚が整理され，展覧会が準備された過程である。2013年に，アルピジェラの研究家ロベルタ・バチチと，北アイルランドの紛争について研究している酒井朋子が記念館を訪問し，アルピジェラを調査し，記念館の人々とともに整理した。そこからバチチと酒井は，2017年に仙台・京都・長崎を巡回する「記憶風景を縫う：チリのアルピジェラと災禍の表現」展を開いていった。記念館でも，この整理以降，定期的にテーマを決めて展覧会を開くようになったという（バチチ，2020；「記憶風景を縫う」実行委員会，2017；酒井，2020）。

この日，私はこれだけのことを，説明のパネルに加えて，記念館のボランティアの女性たちや館長の大島朋光との会話から学びつつ，アルピジェラ全部に触りながら鑑賞した[註11]。色彩の鮮やかさや人形の可愛らしさに感嘆しては，すぐに声を落とすということが何度もあった。たとえば相互扶助として行われていた「共同なべ」は，子どもたちがお皿を手に集まっているのが可愛らしい（しかし鍋が軍人に倒されているものもあった)。電柱を横に結ぶ電線が黒糸で刺され，縦にも糸が引っかけられているのは，貧しい人々が自前の電線を伸ばして盗電するための工夫だったという（家同士も糸で結ばれており，盗んだ電気がシェアされていたことを示している)。人々がバケツを手に提げて歩いているのは，反体制派への弾圧の一環で政府に水の供給を止められた低所得者層の人々が，中産階級の人々の居住地区へ水を借りに行く場面を描いている（階級を越えた助け合いがあったことを示唆している）[註12]。ここでも私は，アルピジェラに描かれた日常生活と，そこに同居している恐怖や困難とを，どのように受け止めればいいのかというとまどいを持ち帰った。

「暴力の予感」と，証人になること

2つの展覧会の後，私は，元「帰国者」の手記や，アルピジェラの作り手の女性たちに聞き取りをした研究書などを読んでいった。だが，途中で，自分が怖がっていることに気づいた。たとえば役人の不正や理不尽な暴力の経験について一度読むと，次はいつそれが語り手やその家族に降りかかるのかと思うようになっていた。行方不明や拷問に関する記述は，その後が分かることも分からないことも怖かった。そうした怖いという思いと，語り手は生き延びたから私の手元に本があるのだという思いを行き来しているとき，「暴力の予感」という言葉が浮かんできた。

「暴力の予感」は，日本のなかで「例外化」されてきた沖縄について考えるために冨山一郎（2002, 2018）が用いてきた言葉である。酒井（2015, 2017）も，アルピジェラについて，また北アイルランドの人々の「紛争という日常」についてこの言葉を用いている。それは，過去に起こったさまざまな暴力の経験から，未来にも暴力が起こりうることを予期し，身構えながら，日常生活を送ることを示している。冨山（2018, pp.29-66）によると，「予感する」という動詞は，「暴力に晒されている」という受動性から，暴力の存在を先取りして感知する・身構える・払いのけるといった能動性へと，状況や自分を「変態」させることを示している。それは，「支配の反作用としての抵抗」をするのではなく，先んじて状況を生成し，また，暴力に晒されている他の人々やそれを「他人ごとではない」と感じる人々と出会って「新たな共同性」を生み出していくことである。このとき暴力とは，「武器の問題」ではなく，別の未来を切りひらくための「知覚の問題」であるという。

この「暴力の予感」という言葉を学んだことで，私は，とまどっていたところから，元「帰国者」の振る舞いもアルピジェラの表現も，身構えつつ，未来を切りひらいていく創造力として捉えたいと考えるようになっていった。たとえば脱北者の語りや手記にもアルピジェラにも，食料と電気と水という日常に必要なものの欠乏（これ自体が恐怖でもあるだろう）と軍事政権の暴力への恐れが示されていたが，同時に，人々の工夫や知恵や協力なども表現されていた[註13]。それは，いまの国家や社会を変えていこうとする身構えでもあっただろう。これらの身構えのなかで，元「帰国者」はアーティストや手記を出版する協力者たちと出会い，アルピジェラの作り手はそれを売買したり展示したりする協力者たちと出会ってきた。そしてその協力者たちも，未来を切りひらく創造力を引き受けてきた。たとえば姜尚中（2018）は，元「帰国者」を含む脱北者に聞き取りをした本に解説を寄せ，脱北者を「越境者」と読み替え，グローバル化の時代を生きる新たなアイデンティティとして捉えている。酒井（2020）は，2017年の「記憶風景を縫う」展において，アルピジェラを，出来事を表現する方法や手仕事を通して人々が集まる方法としても展示し，未来の「災禍」や「戦禍」の際にも参照しうることを示している。

このように2つの展覧会と「暴力の予感」という言葉を考えることは，私にとって，証言がつくられ，人々が証人になっていく過程を改めて考えることでもあった[註14]。アーサー・フランクによると，証人になるためには，生き延びることに加えて「起こったことを語るという責任を引き受けねばならない」[註15]。その過程では，生存者が聞き手に向かって証言として語ったり，生存者のつぶやきを傍らの人が証言として聞いたりといったかたちで，生存者と聞き手の「相互性」（フランク，2002，p.199）や「共同責任」（ローブ，2000，p.113）が生まれ，証言がつくられ，人々は証人になっていく。それは，生存者と聞き手が自分たちを証人に変え，いまある状況をも変えていこうと，身構えていくことであるとも言えるだろう。証人になることは，過去の暴力の「痕跡」（冨山，2018，p.72）を知るとともに，暴力や恐怖に関するいまある認識を越えて，暴力を起こしてきた支配体制とは別の未来を求めていくことでもあるからだ（Oliver, 2001）。

さらに2つの展覧会は，証言が言語的なものとは限らないことや，証人になるさまざまな在り方があることを教えてくれた。アートを制作する，手記を出版する，壁掛けを売買する，本や壁掛けを展示するといった行為も，証人になることの遂行であり，いまを変えていこうとする身構えでもある。展覧会に行く，講演を聞く，本を読むといった行為もそこに続いていく。証言が聞き手を巻き込んでいくことについて「証人たちの輪」（フランク，2002，p.198），「証人の連鎖」（Hennessy, 2013, p.70）といった言葉が使われてきたが，展覧会は，観覧者を証言／アートのプロジェクトへと巻き込んでいく過程と言えるだろう。

併記する，証人になる

2つの証言／アートのプロジェクトに巻き込まれながら，冒頭のウールソンの証言に戻りたい。この証言のことを考えるとき，私は，彼が孤独な状況にあると勝手に想像していたように思う[註16]。だが，「暴力の予感」という言葉から，彼の証言が何をしているのかをより深く考えることができるだろう。

ひとつは，この証言を，暴力に晒されている他の人々とつながろうとする帰還兵の身構えとして捉えることである。2019年の集会で，ウールソンは，自分は1年しか戦争を経験していないが，イラクの人々は何年もそのなかに置かれていると述べていた。それは，両者を比較しているというよりも，イラクの人々とつながろうとする身構え，道徳的な態度と言えるだろう。また彼は，軍隊に入らないようにと中高生の参加者に呼びかけていたが，彼ら彼女らが将来の兵士として期待されることに対して身構えていくとき，両者はつながっていくだろう。

加えて，ウールソンの証言が，帰還兵の振る舞いについて，戦場で命を守るための技術と，暴力性と，PTSDの症状という3つの側面を一緒に述べていることも重要である。それはPTSDの症状だけが取り出され，個人的な弱さの問題とみなされることに対する帰還兵の抵抗と言えるだろう[註17]。

最後に，この証言がなされた会場には暴力から逃れるイメージも一緒に置かれていたことを伝えておきたい[註18]。2019年のウールソンの証言集会では，どの会場にも，彼の後ろに，薄いクリーム色の布にプリントされた木版画がかけられていた。右側には戦車や銃など何種類もの武器が縦に並び，左半分は川になっている。荒いタッチで力強く表現された水の流れに溶け込むように，両腕を広げた彼自身がいる。銃弾はすべて水面に跳ね返され，川のなかまでは届かない。彼によるとこれは，PTSDの症状のひとつ，怒りにあふれて熱い・暑い状態から逃れていくイメージである。また，川との出会いは，証言集会をすることやアート制作をすることなど，彼が「平和活動」と呼ぶものとの出会いのメタファーでもあるという。そこでは怒りや暑さから逃れることができ，戦争の暴力からも守られていく。この絵をかけること／この絵について書くことは，帰還兵が語り，人々が聞き，誰もが証人になっていく場を，安全で安心な場にする行為になるだろう。

▶**註**

1 2019年8月4日，「イラク帰還兵アッシュ・ウールソンさんの話を聞く会」，新桧尾台地域会館（堺市）。通訳はこぶちゆきこ。

2 モラル・インジャリーについては，たとえばBrock & Lettini（2012）を参照。

3 2020年11月5～10日，BUoY北千住アートセンター。なお本稿では朝鮮民主主義人民共和国を北朝鮮と記す。

4 2020年7月1日～2021年3月31日，大島博光記念館。

5 「圧倒」が，トラウマや証言のひとつの効果であることについては，フランク（2002, pp.192-195），宮地（2007, pp.119-124）を参照。

6 竹川宣彰『トットリころころ』（朝露プロジェクト，2020）。

7 夢の話を聞くことやモンタージュという手法の，トラウマティックな経験の描写における効果については，森岡（2017, pp.149-187）を参照。

8 『朝日新聞』2020年3月31日7面。この女性については，申（2018, pp.229-237）を参照。

9 琴仙姫『朝露Morning Dew : The stigma of being "brainwashed"』（朝露プロジェクト，2020）。

10 チリ人民連帯日本委員会（1991, 33号, p.3）。アルピジェラは人権団体を通じて北アメリカやヨーロッパでも売買された（Adams, 2013）。

11 触ることができるのは，観覧者がアルピジェラを身近に感じられるようにという館長の好意による。

12 断水を描いているアルピジェラについては，「記憶風景を縫う」実行委員会（2017, p.24）より。アゴシン（1987, p.84）によると水不足は重要なテーマだった。

13 たとえば，金（2018）。アルピジェラについては前節参照。

14 松村（2013）で，帰還兵たちが集団で証言をつくる作業を論じた。だが，証言という語を既知のもののように使うとき，つくられる過程を省略して考えてしまうことがあるように思う。

15 フランク（2002, pp.191-201）は，癌を患っている人々や寛解期に入った人々が病いを語ることについて論じ，病んだ人の身体自体をも証言として捉えている。

16 聞くことと語ることの関係，「よく聞くこと」については，宮地（2020, pp.316-319）を参照。

17 アメリカ政府や軍による兵士のPTSDの扱いについては，Brock & Lettini（2012, pp.98-103）を参照。

18 キャシー・カルース（2000, p.26）は，生き延びてきた人から，トラウマティックな出来事についてだけでなく，その人が「その場をはなれること」「出立の模様」をも聞き取ることが重要であると述べている。

◉**文献**

Adams J（2013）Art Against Dictatorship : Making and Exporting Arpilleras Under Pinochet. University of Texas Press.

Agosin M［Translated by Cola Franzen］（1987）Scraps of Life : The Chilean Arpilleras : Chilean Women and the Pinochet Dictatorship. The Red Sea Press.

朝露プロジェクト（2020）朝露：日本に住む脱北した元「帰国者」とアーティストとの共同プロジェクト［展覧会会場で配布されたパンフレット］

ロベルタ・バチチ［成田まお，佐藤詩織，酒井朋子 訳］（2020）「争われる空間」のアルピジェラ．社会学雑誌 37 ; 23-39.

Brock RN & Lettini G（2012）Soul Repair : Recovering from Moral Injury After War. Beacon Press.

キャシー・カルース［下河辺美知子 訳］（2000）トラウマと経験——第I部への序文．In：キャシー・カルース 編［下河辺美知子 監訳］（2000）トラウマへの探求——証言の不可能性と可能性．作品社, pp.12-28.

チリ人民連帯日本委員会（1991）チリ連帯運動の17年——「チリ人民連帯ニュース」縮刷版．チリ人民連帯日本委員会.

アーサー・W・フランク［鈴木智之 訳］（2002）傷ついた物語の語り手――身体・病い・倫理．ゆみる出版．
Hennessy R（2013）Fires on the Border : The Passionate Politics of Labor Organizing on the Mexican Frontera. The University of Minnesota Press.
姜尚中（2018）越境者たちの艱難辛苦と成功の物語．In：申美花（2018）脱北者たち――北朝鮮から亡命，ビジネスで大成功，奇跡の物語．駒草出版，pp.260-262.
金柱聖（2018）跳べない蛙――北朝鮮「洗脳文学」の実体．双葉社．
「記憶風景を縫う」実行委員会（2017）記憶風景を縫う：チリのアルピジェラと災禍の表現．「記憶風景を縫う」実行委員会．
ドーリー・ローブ［栩木玲子 訳］（2000）真実と証言――その過程と苦悩．In：キャシー・カルース 編［下河辺美知子 監訳］（2000）トラウマへの探求――証言の不可能性と可能性．作品社，pp.101-121.
松村美穂（2013）兵士という移動．In：伊豫谷登士翁 編（2013）移動という経験――日本における「移民」研究の課題．有信堂，pp.47-70.
宮地尚子（2007）環状島＝トラウマの地政学．みすず書房．
宮地尚子（2020）トラウマにふれる――心的外傷の身体論的転回．金剛出版．
森岡正芳（2017）物語としての面接［新装版］――ミメーシスと自己の変容．新曜社．
Oliver K（2001）Witnessing : Beyond Recognition. University of Minnesota Press.
酒井朋子（2015）紛争という日常――北アイルランドにおける記憶と語りの民族誌．人文書院．
酒井朋子（2017）記憶表現としてのタペストリー――チリのアルピジェラの歴史証言．比較文化研究 125；127-140.
酒井朋子（2020）序 記憶風景，手仕事，アルピジェラ――ある展示企画のねらいと経験．社会学雑誌 37；3-22.
申美花（2018）脱北者たち――北朝鮮から亡命，ビジネスで大成功，奇跡の物語．駒草出版．
高橋正明（1990）チリ・嵐にざわめく民衆の木よ．大月書店．
冨山一郎（2002）暴力の予感――伊波普猷における危機の問題．岩波書店．
冨山一郎（2018）始まりの知――ファノンの臨床．法政大学出版局．

コミュニティを創造する

芸術のポイエシス

アート・プロジェクト・ディレクター
吉川由美

「南三陸みんなのきりこプロジェクト」の始まり

私は2010年から宮城県南三陸町に通い続けている。仙台から車で1時間30分ほど，約100キロの道のりである。そこは，東日本大震災による大津波で，約60パーセントの建物が流失し，約830人もの方が犠牲になった町だ。

そもそもの始まりは，震災の前年に，町からの依頼で，観光振興と人材育成のプロジェクトを行ったことだった。子育て世代の若い女性たちのまちおこしプロジェクトの一環として始めたのが，ここに紹介する「南三陸みんなのきりこプロジェクト」である。

それは，二つ折りにした白い和紙に描かれた絵柄を切り抜いて，左右対象の切り紙を作り，軒先に飾るコミュニティアートプロジェクトである。その絵柄は，町の店や各家の歴史や生業，風習や家人のエピソードを象ったものだ。

「キリコ」とは，宮城県北部各地の神社の神職が作る切り紙のことで，氏子たちはその切り紙を暮れに買い求め，正月の神棚を飾る。絵柄は神社ごとに異なるが，巾着，お神酒，鯛などの縁起物などを半紙を二つ折りにして切り透かして作られる。町内4つの地区の各神社でも，それぞれに美しいキリコが伝承されており，南三陸町の家々の神棚も，それらの「キリコ」で飾られている。その風習から，町に秘められたさまざまな歴史やエピソードを，この「キリコ」と同じ作り方で切り紙にして可視化するコミュニティアートプロジェクトを思いついたのである。

2010年夏，約15人の町の女性たちとともに活動を開始した。志津川地区のJR志津川駅から商店街の店や事業所などを訪ね，それぞれが大切にしている宝物や思い出などを取材した。そこで聞いた話をもとに，それぞれの家のシンボルとなる絵柄をデザインし，二つ折りにした大きめの障子紙にその絵柄を切り透かして「みんなのきりこ」を作り，解説とともに約90軒の軒先に飾りつけた。約650枚のきりこが通りを彩った。

プリミティブな絵柄ではあったが，そのシンプルな形を通して，町にさまざまな物語が宿っていることを，広く町の人たちに知らせることとなった。1960年のチリ地震津波の被害からの先人たちの復興，かつての町の姿や人々の歴史など，多様な物語が町に眠っていた。このプロジェクトに参加した女性たちは，普段話すこともなかった人を訪ね，取材することで，町の人たちと改めて知り合うことができ，特にこの町に嫁いできた女性にとってはコミュニティの一員として認識してもらう機会にもなった。

昔，醤油を作っていた旧家の佐藤家では，乳房の形のお供え餅を12個作って正月に供えるという話を聞いた。敷地には醤油の醸造や従業員が寝泊まりしていたという蔵がいくつも建ち並

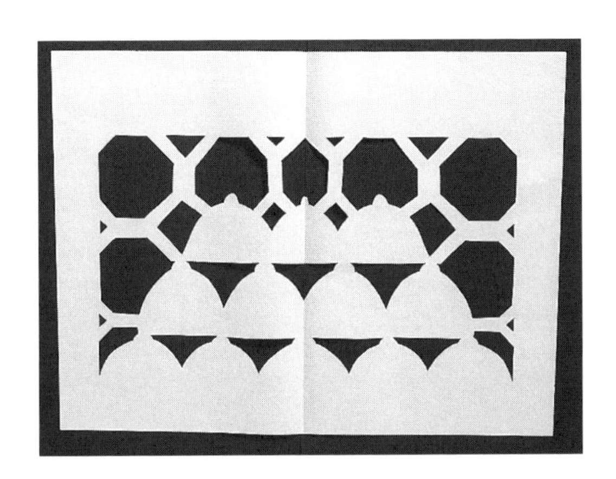

写真1　なまこ壁と乳房の形のお供え餅のきりこ

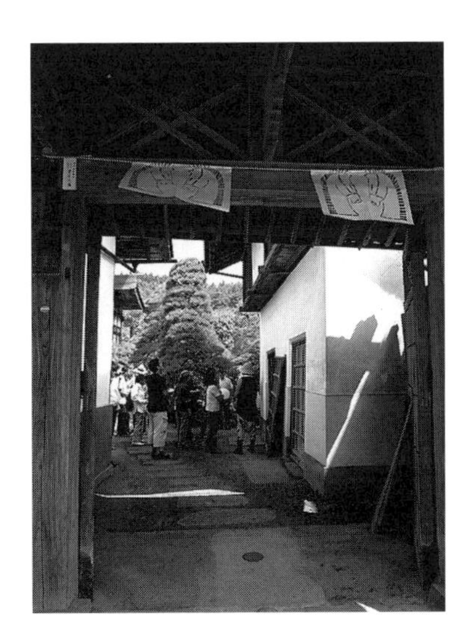

写真2　芳賀家の門構えと馬のきりこ

び，そのなまこ壁のなかには六角形の模様のものもあった。そこで，12個の乳房の形のお供え餅と壁の六角形の模様がきりこの絵柄になった(写真1)。

大火もチリ地震津波も乗り越えてきた芳賀家には，良質な絹の産地だった志津川の歴史を物語る繭の蒸し蔵や道具類が敷地内に残っていた。広い敷地で昭和の中頃まで馬を飼っていたことから，馬の絵のきりこが作られた（写真2）。

この夏，きりこを見ながら家々を訪ね歩くウォーキングツアーが行われ，町内外の人々が，町を巡った。このプロジェクトは，見えない地域資源や人材を再発見させ，無数の物語が秘められている町への愛着を醸成することにつながった。

悲しみと混乱のなかで

このプロジェクトは翌年度さらに拡大展開していく予定だった。しかし，2011年3月11日，きりこが風に揺れていた町は跡形もなく消えてしまった。

想像してほしい。ある日突然，その日たまたま身につけていた衣服や持ち物だけが，自分の所有するすべてになってしまうという状況を。隣りの人もそのまた隣りの人も，見渡す限り同じ境遇だという状況を。

先代，先々代が汗水たらし，苦労を重ね，築き上げてきた事業に関わるすべての資産，家屋や家財，宝飾品や衣類，書画骨董や思い出の詰まった宝物や写真……。そのひとつひとつは，長い時間の積み重ねによって少しずつ少しずつ蓄積されてきたものだ。それが一瞬にして無になることの衝撃は想像するにあまりある。ベテランの役場職員は，公務員人生をかけて苦心して作り上げてきた町のインフラのすべてが破壊され尽くした惨状を目の前に，これまでの人生は何だったのかと言葉を失ったという。多くの人が家も仕事場もなくし，町のインフラも失われ，生活再建までどれほどの時間を要するのか見当もつかない状況だった。実際に，それから6～7年の長い仮住まいが続くのである。

この混乱のなか，私たちはこのプロジェクトを継続した。失われた町の記憶をアーカイブする役割を担うと考えたからである。そう考えることができたのは多くの支援者の励ましによるものだ。特に忘れられないことがある。震災直後に阪神・淡路大震災を経験された新聞社の方が，「きりこプロジェクト」に注目して記事にしてくれた。その際に電話でこんなことを話してくださったのだ。「今はアートのことなど考えられないかもしれない。しかし，いつか南三陸町に新しい街ができる。それは，これまでの南三陸町ではない。町の歴史を宿すものは何もない。神戸で私たちはそれを経験した。きりこプロジェクトは，町の記憶を新しい街並みに吹き込む大切な力になるだろう。だからこそ続けていくべきだ」と。

町の記憶を宿す「きりこ」は，この町の新しい街並みに魂を入れ直すための一助になるかもしれない。「きりこ」で町のささやかな記憶の片鱗を支えていこうと，私はこの言葉を時折思い出しながら，その後を歩むことになった。

震災の年にも「きりこ」作りを時折行った。避難所や山側の集会所で集まって，切り紙に集中することは，大混乱のなかで日々を送る女性たちに心穏やかなひとときをもたらした。しかし同時に，「きりこ」を作っても，それを飾る家がないという現実の悲しさに私たちは苛まれた。

無言のコミュニケーションをもたらしたきりこボード

2012年夏，志津川地区，歌津地区の中心部に，私たちは計61枚の「きりこボード」を単管パイプで仮設した。家々が流失した跡地に，90センチ×180センチのアルミ複合板のきりこを，海に向けて設営した。亡き人たちにも見えるようにしたいという思いだった。それぞれの土地の所有者に許可を得て，2010年に作った切り紙の絵柄と，その場所の人々が今どのように生きているかを表したメッセージを，2枚組みで設営した（写真3）。

建物の基礎だけが残され，雑草が生い茂るがままになっているかつての市街地に，真っ白なボードが立ち上がり町の記憶を語り始めた。このボードが，かつてそこにあった街並み，生業

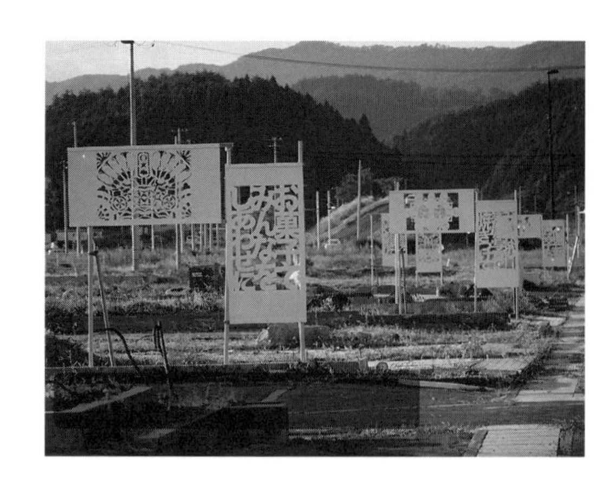

写真3　流失した町の中心部に建てたきりこボード

や店の人々の記憶を，町の人々の心によみがえらせると同時に，人間の記憶のはかなさを知らしめた。

南三陸福興市の実行委員長で，南三陸町復興のリーダーのひとりである山内正文さんが経営する水産加工会社ヤマウチの店の跡地には，「笑顔絶やさず海とともに生きる」というメッセージを掲げた。工場，加工場，店，ご自宅など，そのすべてを一瞬のうちに失ったが，山内さんが笑顔を絶やすことはなかった。いつも前向きに，町の人たちの先頭に立って，生業を再興し，仲間たちの再建の後押しも続けた。震災の年の8月に，山内さんはこう語っていた。

「海に全部持って行かれたけど，おれたちは海とともに生きていくしかないからね」と。

このきりこボードの設置に，「家が建つよりうれしい」と喜んでくれた方もいた。また，無念にも家族のほとんどが津波の犠牲になった向かいの店の跡にもきりこボードを立ててほしいと，涙ながらに頼まれたこともあった。私たちはそこに，「ここで生きて来た幸せ ここで生きていく喜び」というメッセージのきりこボードを立てた（写真4）。

きりこボードは，記憶の依り代。二度と取り戻せないかつての町の姿，人々の心のなかに生

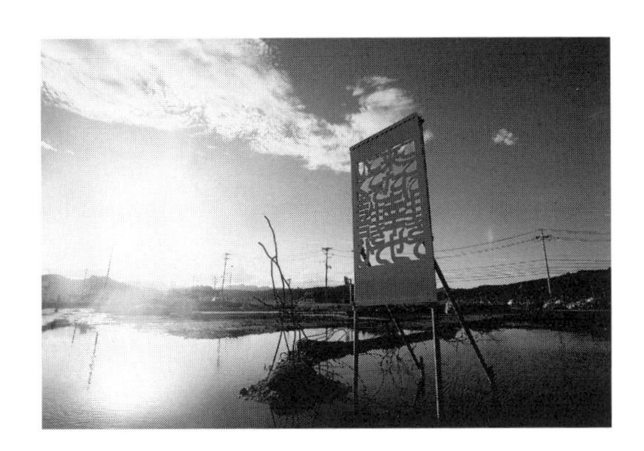

写真4　満潮になると
旧市街地に海水が上がってきた

きる記憶を可視化するよすがになった。それは自分たちがこの町で代々生きてきたことを証明する唯一の標しだ。そして，町のみんながそれぞれがんばっていることを表すメッセージは，コミュニティの人々を元気づけもした。

2012年の夏に仮設し，すぐに撤収しようと考えていたきりこボードは，みなさんの要望で，そのままそこにあり続けることになった。嵩上げ工事が始まった2013年に，南三陸ポータルセンターに移設されるまで，かつての町の姿と災禍に負けずに生きる人たちの存在を伝え続けた。目に見えるものはなくなっても，そこに生きる者の精神は決して失われないことを，このボードたちが告げていた。白いきりこが，人々の誇りを支え続けたのである。

このボードは，もの言わぬコミュニケーションツールになった。

2010年からきりこプロジェクトに関わってくださった五日町の芳賀くに子さんの家も流失した。芳賀さんの広い屋敷跡の隅にひまわりが咲いているのを見つけ，「この家の庭にひまわりの種蒔きました」というメッセージをきりこボードに添えた。2013年の夏，そのきりこボードのまわりに立派な大輪のひまわりが群れをなして咲いた。芳賀さんがここに種を蒔いてくれたのだ。言葉を交わすことなく心が通い合ったことがうれしかった。

しかし，嵩上げ工事のため，きりこボードは内陸へと移転せざるを得なくなり，もうひまわりも見られないなと残念に思っていたところ，翌年の夏，芳賀さんは高台にある小さな畑にたくさん咲かせたひまわりを私に見せてくださった。きりこボードのメッセージ通りに，ひまわりを咲かせ続けてくれる芳賀さんの胸中を思った。喪失の哀切と，今を生きている自分を見守る他者がいることへの喜びが伝わってきた。

きりこは人々の生きざまの証になりうる。これまで生きてきた証を失った人々を支えうる力になることを，芳賀さんが教えてくれた。

町民たちがこのボードを見てよく言っていたことがある。「あれを見ると，あ，そうだ，ここにお菓子屋があったとか，はっとする。こんなに早く自分が忘れてしまっていることに」。

記憶とははかないものである。コミュニティの人々が共有している，当たり前の記憶がぼやけ，やがて失われてしまうことは，コミュニティの再生にもいい影響は与えない。記憶は町のアイデンティティに密接に関係するものだ。

そして，記憶はみんなで確かめ合うことでしか継承されない。しかし，あまりに多くを失った町では，確かめ合うきっかけさえ作り出すことが困難だ。「みんなのきりこ」は，人々が生きてきた人生の記憶を支えるささやかなツールになりうるのではないかという気づきは，私たちがこのプロジェクトを続ける大きなモチベーションになった。

コミュニティの人々の出会い直しのために

2016年頃まで，町民たちはもともとのコミュニティをベースにした仮設住宅で生活した。この期間は，大切な人の不在，取り戻せないもの

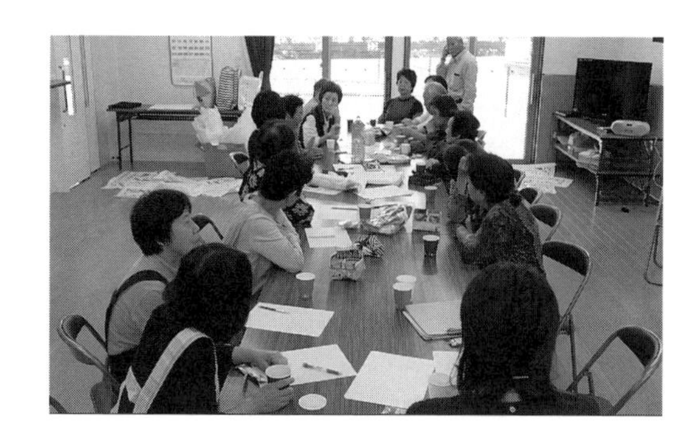

写真5　公営住宅の集会所で茶会を開く

を少しずつ受け入れる時間だった。生業，家，生活を取り戻すための山積する問題を解決するだけで精一杯だった。

公営住宅が次々と完成し，新たに造成された宅地に自力再建の家々が見られるようになった2017年頃からは，これまで暮らしてきた従来のコミュニティが解体されていき，終の棲家として移り住んだ先でのコミュニティの再生が次なる課題となっている。これまで押し寄せていたボランティアの数も劇的に減少し，プライバシーが確保された新居に落ち着いてみると，孤独や喪失感に改めて直面する人々も出てきた。特に高齢者や家族を失った方，行方不明のまま曖昧な死を認めざるをえなかった方々のなかには，苦しい日々を送っている人たちもいるだろう。

私たちは，2017年の秋から公営住宅の集会所などで茶会を開き，ひとりひとりのお話をお聞きして，その物語をきりこにする活動を始めた。きりこを作ってきた地元の女性たちと仙台からのボランティアが，交代で集会所を訪れ，そこで取材した物語を持ち帰り，みんなで絵柄を考え分担してきりこを作る。後日，それぞれの物語をご披露しながら贈呈する会を催すのである（写真5）。

茶会ではいろいろなお話をお聞きする。子どもの頃の話，青春の思い出，若い頃の仕事の苦労や武勇談，姑の話や震災の時の話，仮設住宅での楽しかった思い出などなど……。ひとつとして同じ話はない。

人生に脇役はいない。歳を重ねれば重ねるほど，その長い旅にはたくさんのエピソードがちりばめられている。

本来なら悠々自適な老後を送るはずだった多くの方々が，人生をかけて築き上げたすべてを津波で流された。人生の終盤にさしかかってからの喪失の悲しみは，察するにあまりある。

お茶会で「私の人生，いいことなんかひとつもなかった」とみなさんが呟くのをよく耳にした。

入谷の集会所で出会った佐藤つゑ子さんも，そんなおひとりだった。歌津に生まれ育ったつゑ子さんは3人姉妹だった。子どもの頃，男手がなく，他の家のようにワカメ刈りができなかったため，浜に流れ着く天然ワカメを拾おうと，三姉妹は真冬の夜中に浜に出て，震えながら待ち続けたのだそうだ。綿入れを着て震えながら闇のなかで待つ。夜明けが近づくと，他の家の人が起きてくるのではないかと気が気ではなく，一番上のお姉さんが「見てくる」と海に近づいて確かめる。濡れて戻ってきたお姉さんは歯を鳴らして震えていたという。

若い頃は，朝から晩まで働いた。田の草取り，イカ釣りのとも取り，早朝から夜まで働きづめだった。麦踏みの時期は夜中の2時頃まで，肥だめを担いで畑に撒き，土を踏んだ。子どもの頃の麦踏みの思い出をつゑ子さんは語ってくれた。長靴なども手に入らない時代に，大人と一緒に夜まで麦踏みを続けることはとてもつらいことだったという。

「でも，畑から見た月はきれいだったねえ」とつゑ子さんは笑顔で振り返った。

家族と笑い合えたひとときをつゑ子さんは思い出していた。麦畑から家族みんなで美しい月を見たこと，わいわいご飯を食べたこと。つゑ子さんには，麦踏みの足を絵柄にしたきりこを贈った。それは，長い人生で築いた家財や思い

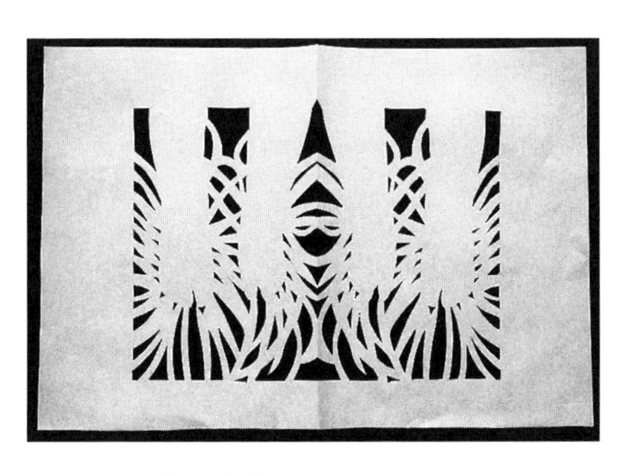

写真6　佐藤つゑ子さんのための「麦踏み」のきりこ

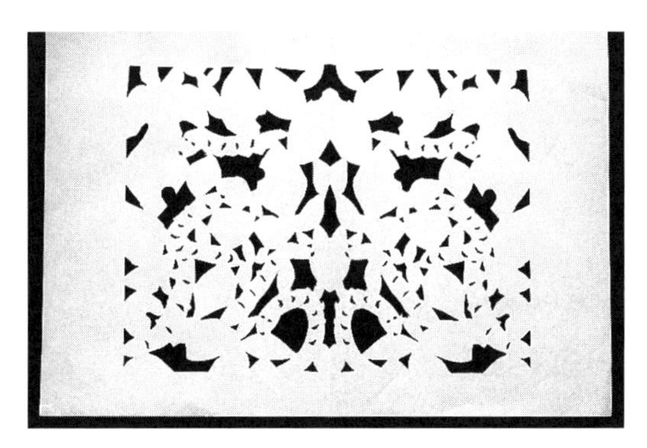

写真7　蚕と桑の絵柄のきりこ

出の品を津波ですべて失ってしまったつゑ子さんの記憶のかけらだ。

すべての人生に，輝きを放つ瞬間があり，心がほころぶような一幕があり，そしてそこではすべての人が主役なのだということに，つゑ子さんは気づかせてくれた。

こうして，本人にしか読み解けないような，さまざまな絵柄のきりこが生まれた（写真6）。

私たちはお茶を飲みながら，互いの話を傾聴し合う。

転勤族の夫に嫁ぎ，全国を転々として生きてきた70代の女性は，夫と死別したことをきっかけに，故郷の南三陸町に戻り，家を新築した。その家はたった3年で流されてしまった。彼女が話してくれたのは，生まれ育った家の思い出である。南三陸町ではかつて養蚕が盛んで良質な絹を産出していた。彼女の家も蚕棚で埋め尽くされていた。家中が蚕棚に占領されていて，家族が食事したり寝起きする場所は家の隅っこだったという。夜，まわりが静まると，蚕たちが桑を食べる音が家中に響いた。その音が異様に大きく聞こえたと，なつかしそうに笑顔で話してくれた（写真7）。

夫が作る立派な注連縄が，正月には玄関を飾っていたという自慢話，横浜から疎開してきた少女は漁家に嫁いで鮑採りの名手になったという話，防潮堤ができて消えてしまった砂浜で潮干狩りをした思い出，60kgの米を女だてらに担いだ若い頃の話，北海道の開拓地に出稼ぎに行った時のつらくも楽しかった思い出などなど。

みなさんのエピソードを象徴する絵柄を考え，私たちはきりこを作る。きりこの絵柄は，当事者が記憶への扉を開ける鍵である。そこに描かれている場面を思えば，そこには自分を支えてくれたたくさんの人々が登場し，微笑んでいる。そして，あらゆる苦難を何とか乗り越えてきた自分が，思い出をなつかしく振り返っている。さまざまな人たちと共に過ごしてきた時を振り返り，「自分もなかなか頑張ってきたじゃないか」と思えてくる。

ひとりひとりのきりこは，「それぞれの人生を肯定する」メディアなのである。そして，その人の人生がまぶしい輝きを放った瞬間をコミュニティの人々と共有するツールでもあるのだ。

私たちはコミュニティのみなさんに集まっていただき，一枚一枚のきりこの絵柄の背景となるひとりひとりの物語をみなさんにご紹介しながら，そのきりこをプレゼントする。物語の主役であるその方に，ご近所のみなさんから大きな拍手が送られる。ひとりの物語がコミュニティ

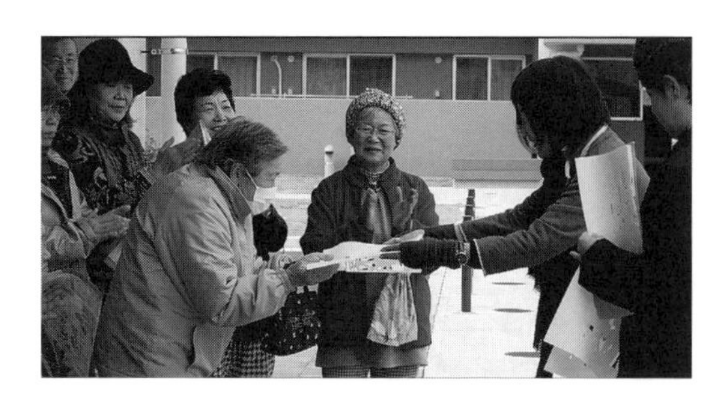

写真8　各コミュニティを回ってきりこを贈呈する

の人々に共有される瞬間である。コミュニティの人々は，きりこが描く物語のなかのその人に，未知の横顔を発見したりする。その発見が，リスペクトを生み出したりする（写真8）。

きりこが人々に新たな視座をもたらすことで，すべての人に輝かしい時間があったこと，大切な人を思う慈愛とやさしさを持ち合わせていることを改めて認識するのだ。それは，小さなコミュニティにいつのまにか形成されているステイタスや思い込みのようなものを打破するきっかけでもある。ナラティブの力が，旧知の人同士に出会い直しのチャンスをくれる。何もかも失ってなお，見えにくくなった過去の物語を他者が共有し，認め讃えてくれる喜びを体感できれば，人々は地域社会に受け入れられているという安心感を得られるだろう。

リレーショナルなコミュニティアートだからこそ，もたらすことができる小さな変化がある。淡々と過ぎてゆく日常のなかで，決まり切った関係性を越えるための視点を得ることは難しい。しかし，かけがえのない人生の物語の一場面を表す一枚のきりこがきっかけで，人々のなかにリスペクトし合う関係性が生まれることがあるのだ。尊重し合う人間関係は，信頼し合うことができる居心地の良いコミュニティを育む要である。誰かに人生を讃えられた人は，他者の人生を尊重することができる。ひとりひとりの存在を認め合う場があるところに，真のコミュニティは創造されていく。

私たちは人々の心に小さな変化をもたらすことができるような場を創り出すために，これからもこのささやかな活動を続けていくだろう。

描く（書く）こと，生きること，死ぬこと

作家
みやざき明日香

小学生の時は400字詰め原稿用紙に，賞に応募するための童話を書いていた。中学時代は大学ノートに，黒歴史確定の能力バトル漫画を書き溜めていたし，高校時代にはワープロに，太宰治に影響を受けた己の自伝的な何かを打ち込んでいたし……（この辺のことは思い出すと恥ずかしくて変な汗が出てきます）。そして35歳の今は，自分の性指向などを開けっぴろげに描いた漫画を，ありがたいことに全国の書店さんに置いてもらえております。

今も昔も，机に向かってせっせと，頭のなかの言葉や絵をひり出していく孤独な作業が好きなんです。

子どもの頃は単純に，空想すること，絵を描くことが好きだったのでしょう。しかし成長するにつれ，漫画は私にとって，苦しみを発露するための手段にもなりました。

初エッセイ，『強迫性障害です！』

今から3年前にエッセイ漫画『強迫性障害です！』（みやざき，2018）を出版させていただきました。この病気には，本当に悩まされました。中学時代から兆候はありましたが，新人賞を獲得した24歳の頃にひどく悪化させ，それから8年ほど，私はこの病気でのたうち回りました。強迫性障害，本当に苦しいんですよ。ああなったらどうしよう，こうなったらどうしよう，という凄まじい不安が毎秒毎秒湧き出てくる。手洗い，戸締り，その他生活のなかのちょっとした動作にも自分で細かいルールを作り，それを全て守らなければ発作のような不安に襲われる。はたから見れば謎の行動を必死に繰り返し，少しでも失敗するとやり直し。自分で自分を痛めつけて，疲労困憊。もはや何をするのも苦しく，排せつや風呂など，人間の当たり前の営みさえ，心の底から辛かった。32歳の頃に本格的に治療を始め，ようやくマトモな生活ができるようになりました。

正気に戻って，人生を振り返ると……やれ昇進やら，やれ結婚やら，同い年の人間が人生のコマを進めている間，私はといえば……。一人孤独に意味もなく苦しみ，ひたすら生まれてきたことを呪い……。あの8年をマトモに使えたら，私はもっと絵が上手くなっていたハズだし，もっと知識を蓄えられただろうし。ひょっとすると，今の私が想像もできないような青春くさいイベントが用意されていたかもしれない。しかしもう，貴重な，若者の時間は戻ってこないんだなあ。

「悔しいなあ，8年，無意味に過ごしたと思うのは。

うーん，私は漫画家だし，この8年のこ

とを漫画にしたいなあ」

幸いなことに，当時，強迫性障害に関する本はまだまだ少なかったのです。よし，私が強迫性障害漫画のパイオニアになってやるぞ！　と意気込み，『強迫性障害です！』の制作に着手しました。そんな訳で，『強迫性障害です！』は，この病気による直接的な苦しみ，そして人生のなかで最も輝くべき期間を病気の餌食にしてしまったことの悔しさでできております。しかし『強迫性障害です！』は，決して陰鬱な内容ではないのですよ。エッセイを描くときは，陰気な人間の陰気な日記にならないよう，気を付けております。

「描く」って，素晴らしい！

「描く」ことで，自分の脳内のぐちゃぐちゃした思考，感情を整理する。苦しみを紙に吐き出す（毒抜きのようなものです）。読み返すと，自分を客観的に見つめることができる。それを人に見せて自分の経験を伝えることができるようになりますし（私はお喋りがあまり得意ではないので，治療・カウンセリングの際は，自分の思いを絵にして持って行っておりました），私にとってはいいことずくめです。そして「作品」に昇華することができれば，仕事に繋げることができます。「描ける，ネタにできるぞ！」と思えば，不運も，幸運に変換できるのですね。

ただ，仕事として描くとなると，金銭が発生してくる訳で，お金を払う価値のあることを描かなければ読者さんが手に取ってくれないし，そもそも出版社も企画を通してくれない。「もっと具体的に強迫行為を描いて」という担当さんのリクエストに応えたくて，今まで隠れてこそこそ行っていた細かい儀式，例えば独特の下半身の洗い方，生理用ナプキンを使う際の自分ルールなど，極めてプライベートなことを描かせていただきました。恥ずかしかったですよー……。強迫行為は一人でこそこそ行っていることで，もちろん親にも隠していましたし，そもそも友達には私が病気であることさえ打ち明けていませんでしたから。

自身の苦しみの発露のために描いた『強迫性障害です！』，読者さんからたくさん反響をいただきました。紹介文にはよく，「赤裸々」という言葉を付けていただけます（恥ずかしいことを描いたかいがありました）。

出版した本によって読者さんと経験を共有できることは，孤独という苦しみを和らげてくれました。「わかる！」「共感した」という感想は，妙な症状を隠して悩んでいるのは自分だけではないのだ，と私を安心させてくれました。描くことで体内から毒を抜き，読んでもらうことで人と繋がれる。「描くこと」は，二重に私を救ってくれました（汚い話をすれば，本が売れてお金が入ってくれれば，三重に私を救ってくれるのです）。あの苦しかった8年は，作品作りのためにあったのだ！　そう思えるようになると，自身の半生を呪う気持ちが弱まりました，少しだけ。

知ってもらいたいから描く。そして，恥ずかしさへの挑戦

現在私は，『性別X』という作品を連載中です（みやざき，2021）。

私は社会的には女性として生活していますが，自分の体のなかの女性の器官に違和感を感じ続けてきました。男性は恋愛対象ではなく，男性向けのポルノが性の対象でした。女性向けのコンテンツ（恋愛ドラマや恋愛漫画など）に共感できず，話題についていけない。ずっと，自分は「変わった女」だなあと思っておりました。しかし，数年前に「Xジェンダー」という言葉に出会い，「世に存在する無数の言葉のなかで，これほど私に当てはまるものはない」そう感じました。

ジェンダー（社会的・心理的性別）のおおまかな分類
そんな私の性自認は「女性」ではなく「X（エックス）ジェンダー」である
シスジェンダー
体と心の性が同じ
トランスジェンダー
体と心の性が違う
着たくない!!
Xジェンダー
心の性が男性でも女性でもない
両性
私の場合は男でも女でもある
「両性」以外Xジェンダーの性別いろいろ
中性
このへん！
無性
俺ジェンダーレス！
不定性
昨日は男の気分だった
今日はなんか女の気分！
♂
♀
『性別X』をどうぞよろしく!!
次ページでは「レズビアンの定義」について‥‥

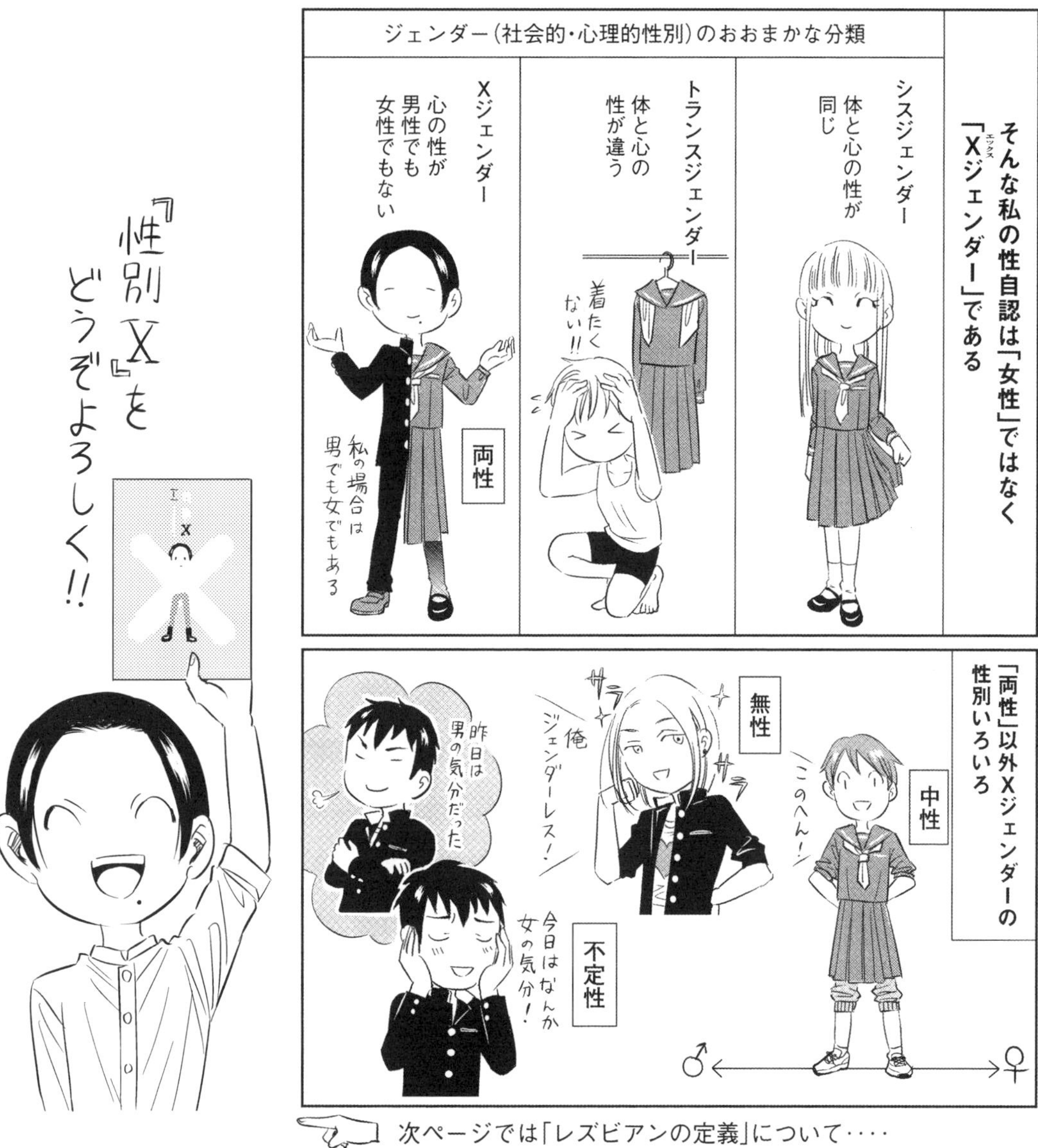

『性別X』（みやざき，2021）p.19より

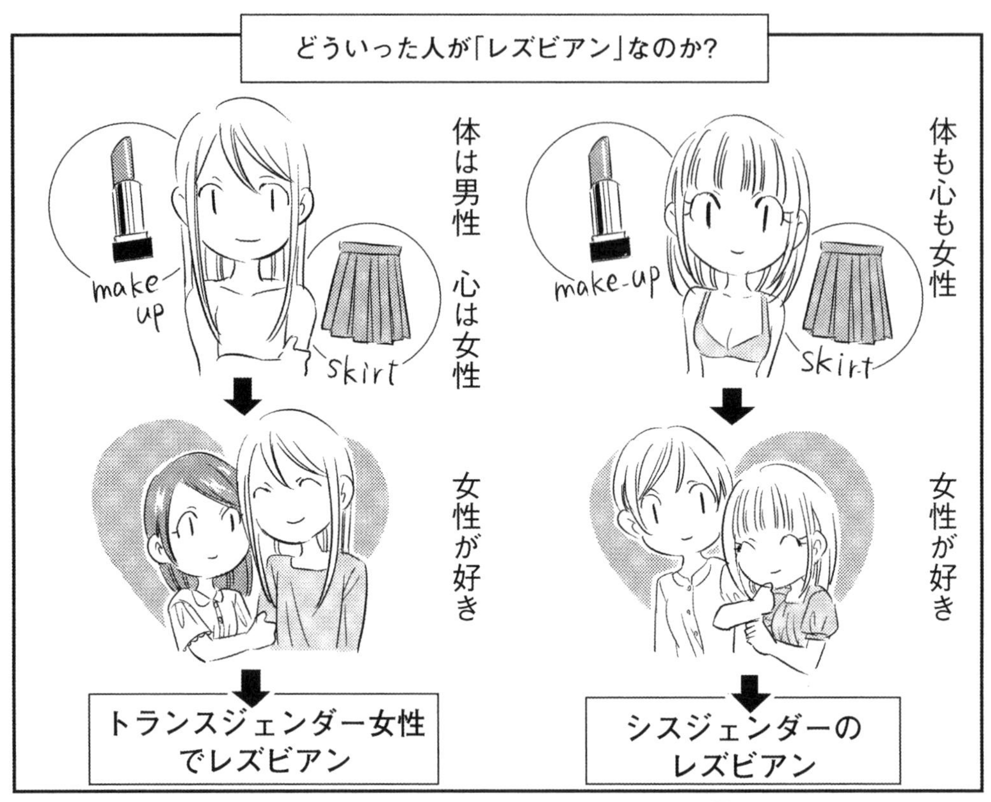

SNSでの声

化粧をしない女性は
女性ではないのか!?

スカートをはかない女性は
女性ではないのか!?

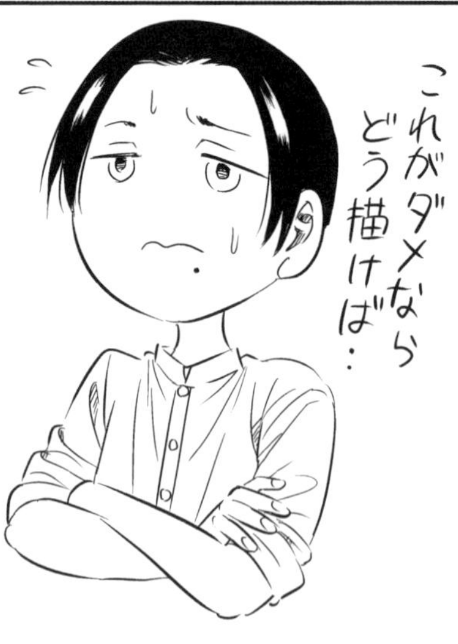

『性別X』（みやざき，2021）p.20より

自分を指す言葉を手に入れた私は，「知ってもらいたい」と思いました。私は女性だけど，女性ではないのだ，こういう人もいるのですよ，と。そして私と同じように，男性，女性，どちらにも当てはまるような気がせず，何とも言えないやりづらさを抱えつつ生活している方に，「Xジェンダー」という言葉を知ってもらいたい。『性別X』を描くモチベーションとなっているのは，「知ってもらいたい」という気持ちなんです（私は性的少数派やXジェンダーを「代表」するつもりは全くありません。ただ「知ってもらいたい」のです）。

今回の作品のテーマは「性別」「性」について。個人個人，違った指向，嗜好があり，なかなか口にはしないですね。私はこの作品で，人が恥ずかしがって描かないことをどこまで描けるか，挑戦してみたいと思っております。しかし……残念ながらといいますか，私は男性とも女性とも，性的接触の経験は一度もないのです。自分の女性の器官に違和感があり，この体で人と性行為をすることを考えられないので（あと，自分に自信がないし，モテないですし）。そんな訳で，他人とのセックスについては描けませんが，自慰行為なんかについて描かせてもらっていますよ。私は自分を男性だと思って，自分の体に男性器があるものと想定して，自慰行為を行っている，ということなんかを。これは本当に超個人的なことですから，恥ずかしいですね。常に「もっと恥ずかしいことは描けないか？」と考えているのですが，なにか，あるかな……？

『性別X』に関しては，女性への失恋の「苦しみ」も作品を描く一つのきっかけではありましたが，基本的には落ち着いた気持ちで描かせていただいています。男女どちらにも入っていけないという寂しさ，自分の女性の体への違和感は持ちつつ，「性自認がX」ということに苦しみを感じているわけではなく，「両性」を自覚しつつ割と自由に生きておりますよ。

絵で表現することの難しさ

それにしても……「性別」について描くことは，難しいです。例えば，女性性の象徴としてスカートや口紅のイラストを描くと，SNSで「化粧をしない女性は女性ではないのか？」「スカートをはかない女性は女性ではないのか？」という意見が来る。しかし，その理屈で考えると，女性を描くとき，髪を長く描くと「髪が長くないと女性ではないのか？」，胸を大きく描くと「胸の小さい女性は女性ではないのか？」ということになってしまう。そうなれば，もう女性を，性別に関することを「絵」で表すことができなくなる。あらゆる方への配慮が必要ですが，全ての方へ配慮すると何も描けなくなってしまうのですね。悩ましいところです。

死と苦しみと笑いと生と

異性と結婚し，子どもを持つという人生の選択が多数派という印象ですが，私にはその願望がありません。さて，どのように生きていけば良いのか？　私にとってそれよりも大事なことは……いつ，どうやって「死にたい」か？

「死」について私は，いつもぼんやりと考えてきました。思春期に，父が病気で苦しみながら死んでいく様子を目の当たりにしてから，「死」は常に隣に存在するものとして意識し続けています。

そうそう，「どんな苦しみもネタにすれば和らぐ」というようなことを書いてきましたが，自分のこらえ切れる限界を超えた苦しみに関しては，その限りではないのです。父のことを詳しく描くのは精神的に厳しいのです。父が死んでからもう20年以上経ちますが，未だに「父」という文字を見ることすら辛いですし，父と娘を取り扱ったエンタメ作品など，触れないようにしています。苦しみの発露としての作品作り，しかし心の傷が深すぎると，思い出すことすら，体が，精神が拒否をします（ひょっとすると10年後，20年後には描けるようになっているのかもしれませんが）。

今回，批判を恐れず書かせていただきますね。「安楽死する」ことが，私の目標です。

これまで何度も肉親の死を経験してきましたが，その全ては，私にとって悲惨な経験でした。例えば父のときは，父が病気から受けたであろう苦痛も凄まじいものでしたが，父の長い闘病生活から生じる，身内の疲弊もすさまじかったのですね。毎日長い時間をかけ，病院に通う母。両親の不在で，兄は受験勉強に打ち込める状態ではなかった。私は，学校放送の呼び出しチャイムが鳴るたび，私を呼ぶための放送ではないか，父の容体が悪化したのではないか，と発作のような恐怖に襲われていました。そういった大変なときに浴びせられた身近な人間の悪意の言葉を，今も思い出して苦しんだりします。

父方の祖母は認知症で長く施設におり，数年前に亡くなったのですが，この祖母の死で深く悲しむ血縁者が，一人もいなかったのですね（故人のことを悪く言いたくはありませんが，少々問題のある人だったので）。母と何度も面会に行きましたが，何もかも忘れてしまって，誰にも必要とされず，ただ人の手を借りて生きている祖母が本当に痛々しかった。死にたい，死にたい，と長く言い続けていましたが，そうならないことが本当にかわいそうでした。

私は『性別X』のなかで「人間にとってもっとも不幸なことはこの世に生まれてくること」と発言しておりますが，これは私が半生で得た，人の生死についての私なりの最大の真理です（生まれてしまったものは仕方がないので，生きている間は楽しくやりたい，と思っているのですよ。一見ネガティブ，しかしポジティブなのです）。私が死ぬときは，周りの人を苦しめたくない，極力迷惑をかけたくない。自殺だと死後の処理などで他人に余計な手数をかけてしまう可能性が高いですし，安楽死が最も合理的な死の方法ではないでしょうか（自分で死ぬのは怖いですしね）。

もう生き切った，と思ったときに，私はそこで人生を終わりにしたい。若い頃，十分に苦しんだつもりなので，年を取ってからさらに苦しむのはもう嫌だ。老後のためにお金を貯める方は多いと思いますが，私の将来への蓄えは，安楽死のために使いたいものです（もし余ったら有効活用してもらいたい）。

そういったことを，今後どこかで漫画作品として描くことがあるかもしれません。非常にデリケートな題材ですが，「死」は誰もが経験することで，どう死にたいか，もっと語られたり，描かれても良いのではないでしょうか。

私の作品に触れた読者さんには笑っていてもらいたいので，私も笑いながら，死について描きたいのです。生きていくことは辛いことですが，一瞬笑えると，つかの間苦しみを忘れることができますね。そのお手伝いができたら嬉しいです。私は生きている限り描きますし，描くために生きていきます。

思い返せば，いつだって，何かしら描いて（書いて）きたなあ……。そしてこれからも，なにかしら描いて（書いて）いくのです。ありがとうございました！

◉文献

みやざき明日香（2018）強迫性障害です！．星和書店．

みやざき明日香（2021）性別X［1］．講談社．

VII

ケアの公共圏——コラボレーション／イノベーション

［対談3］

心と社会

——いずれが前景で，いずれが後景か

岸 政彦＋東畑開人

対談3

心と社会
いずれが前景で、いずれが後景か

立命館大学大学院先端総合学術研究科
岸 政彦

十文字学園女子大学／
白金高輪カウンセリングルーム
東畑開人

個別性から普遍へ
――人生の物語化と有用性の複数化

東畑 岸さんと「生活史」について話してみたいとずっと思っていました。90年代の臨床心理学では，個別の物語を深く聞いていくことが，普遍的な知につながると語られていました。これを河合隼雄は「間主観的普遍性」と呼んだりもしていましたが，その背景にあったのはユング心理学です。つまり心の深いところには集合的無意識があるから，そこに至れば知は普遍的になるというロジックです。ここから，事例研究を主要な方法論とする臨床心理学の構想が出てきます。個別性を突き詰めることで，「みんな」の物語を描けると語られていたわけです。これはたしかに臨床訓練としては役立ったのですが，その後，臨床心理学が「みんな」の物語を描けたかというと，かなり心もとない。そういう状況を目の当たりにするなかで，この10年ほどの間に岸さんや上間陽子[註1]さんや打越正行[註2]さんたちが続々と書かれている「生活史」が現れたわけです。衝撃でした。個の物語を深く聞くことで，普遍へと至る道筋が，読者の心を打つものとして確かに示されていたからです。これは臨床心理学の敗北だなと，僕は思いました。

ここには2つ問題があります。ひとつは，「心を打つ物語を描けたのが，なぜ臨床心理学ではなく生活史だったのか」ということ，もうひとつが，「生活史のインタビューと臨床心理学の事例研究は，何が同じで何が違うのか」ということです。ここに心を扱うという僕らの学問の弱さと強さが現れているように思うんですね。まずはこの異同から，話ができればと思います。

岸 生活史の話に入る前に，臨床心理学は物語を描けなかったということですが，ケースを書いたものはたくさんありますよね。臨床心理学って社会学より大きなジャンルで，人気もあるし学生も多いしニーズもある，そのうえ教科書も大量に出ていて学会も乱立していると言ってもいい。そのなかでケースの共有がなされているから，物語を描けているんじゃないですか？

東畑 たしかにケーススタディ自体は本当にたくさん書かれていて，その質は低くない。いやむしろ，この10年くらいで飛躍的に高まっているようにも思います。訓練が高度化したからです。でも，残念ながらそれは聴衆の幅を広げない物語なんですね。臨床心理学の各学派の凝集性を高める物語ではあっても，新しい誰かを呼び込んでくる物語ではない。いや，他の学派の人を自分の学派に呼び込んでくることくらいはあるかもしれないけど，臨床心理学の外に新しい物語を広げていくことには限界があったように思います。

岸 たしかに臨床心理学業界には「閉じている」ところがあるかもしれないですね。私も調査で話を聴くから臨床の人に近いと言われることがあるけれど，臨床心理学とは距離を感じるし，まったく違うジャンルだと思っています。質的心理学やオーラルヒストリー心理学も似ているけれどやっぱり違っていて，私たちはどちらかというと歴史学者や文学者や哲学者に近い。だからこの対談では合意を目指すのではなく，私と東畑さんの違い，生活史と臨床心理学の違いについて語ってみたいです。

なぜ臨床心理学は「閉じて」いるのか——あるいはなぜ，それに携わる方によってさえそう思われてしまうのか。結論を言うと，単純に「役に立てちゃう」からだと思っています。臨床をして治さないといけないし実際に治せる……役に立てるというのは，存在意義をアピールできてお金や人も集まる一方，権威と権力の源泉にもなっていて，ある種の「呪い」でもある。業界の構造も，限りなく体育会系の縦型社会になっていきますよね。臨床心理学だけではなく，福祉学や看護学も「縦型やなあ」といつも感じます。でもそれって役に立つからなんですよね。私たち社会学者が好き勝手できるのは，やっぱり役に立たないからですよ（笑）。

東畑さんが今まで書いているものを読むと，この役に立つこと自体を疑って相対化しようとしていますよね。それは可能なのでしょうか？　つまり，「役に立たないけど面白い」ことをしてもいいんですか？

東畑 重要なテーマです。役に立つ以上は，「軍隊」的である必要がある。カリキュラムとガイドラインがビシっと決まっていないといけない。というのも，役に立つことは害をなすことと表裏だからです。そのとき，国家による統制を受ける必要性が出てきます。医学や看護はまさにそうだと思いますし，公認心理師という国家資格ができた臨床心理学も，国家の統制のもとに活動していく必要があります。それはクライエントを守るうえでも重要なことです。すると，臨床心理学から生み出される知も，国家の統制の範疇内に収まるものになっていく。これはこれで重要で，僕らの学問が行政的思想ときちんとマッチしていくことは必要だと思います。

でも難しいのは——そして僕はここがおもしろいところだと思っていますが——「身体」に比べて，「心」というものは，ある段階まで国家的統制が利くものの，ある段階から先は国家権力から離れる部分があり，ともすれば抵抗する部分を含んでしまうことだと思います。つまり，国家が「役に立つ」と規定することには収まらない部分が，心にはある。だから，臨床心理学は，一方で官僚主義に適応しながらも，他方では反発していくという両方をやらなきゃいけないんじゃないかと思うんです。

岸　それは，より役に立つためなのか，役に立つことを放棄するためなのか……東畑さんはどちらの考えですか？

東畑　僕は役に立つことを絶対放棄しないですね，最後まで。そこを失っちゃうと，「臨床」じゃなくなってしまう。でも，「役に立つ」って複数あると思うんですよね。国家が規定する健康像から離れた心の健康っていくらでもあるわけで，そこにこそ個人の存立がかかっていると思うんです。健康とか治癒の複数性を孕んでいるのが臨床心理学なので，なかなか軍隊のように統率が取れない。

岸　東畑さんの『居るのはつらいよ』（東畑，2019）を読んでいて，東畑さんのなかにある「ねじれ」を感じたんですよね。あくまでも臨床の現場にとどまりながら，臨床の狭い枠から出ようとしているような。

ちょっと自分が何を書いているかを，あらためて振り返ってみようと思います。

社会学者として「世に出る」主要なルートとして，東大本郷から登場して，一般向けの本を書き，メディアにも出演して……という王道が，少なくとも一時期はありました。でも私は大阪の片隅からいきなり出てきたんです。「あいつ，今までどこにいたんだ？」ってよく言われます。たぶん，社会学界では初めてのことで，「異端」でもあった。長年，大阪や沖縄で調査研究して，部落解放運動などの社会運動とも関わってきたのですが，「沖縄の生活史」は地味な社会学のなかでも特に地味なジャンルで，それじゃ就職できないって若い頃はよく言われました（笑）。でも，たしかに『断片的なものの社会学』（岸，2015）のような文体のものも書いてはいるけれど，私の根本にあるのは合理主義で，このあたりがよく誤解されるところなんです。

ただ，そこに，生きる
――合理性・中動態・社会構造

岸　社会学の道に進み，個人の語りの聞き取りを始めた頃，強く感じていたことは，「書くこと」それ自体の難しさということです。例えば，私が沖縄に25年間通って調査をしていても，結局は「よそ者」にすぎなくて，沖縄人になれるわけがない。そういった他者の不可知性，理解不可能性みたいなところに悩んで，90年代に流行った「ポスコロ・カルスタ・構築主義」みたいな，他者は理解できないよとか，世界は複数あるよとか，リアリティはそのつどその場で構築されるよ，みたいなことを勉強しはじめるのですが，この方法論で書いても，たとえば現実の沖縄社会の問題が，まるで「社会運動が捏造したフィクション」みたいになるだけで，ぜんぜん思うように「現場」を書くことはできなかったんです。だから，勉強したことを一度ぜんぶ捨てることにした。

そのとき救いになったのが，プラグマティズムや，分析哲学のドナルド・デイヴィドソン，あるいは社会学の古典のマックス・ウェーバーでした。彼らの主張は大まかに言えば，われわれはコミュニケーションができるということ――人は一見すると意味のわからないことをしているようでも，その行動の中心には「合理性」があって，そこからコミュニケーションが始まるということです。衝撃を受けました。

実際，沖縄で調査をしていると，ああこれが沖縄だな，ほんとうにこれは，沖縄でしか聞けない語りだな，と感じる瞬間があって，素朴にそこを出発点にして，文章を書きたいと思った。背中を押してくれたのが，デイヴィドソンだったり，ウェーバーだったりしたんです。私たちは他者になりかわることは絶対にできない。でも，言葉を交わして，その範囲のなかで，お互いに理解しあうことは，「ある程度は」できる。しかも，現実は，この狭い範囲の「ある程度」の理解すら，まったくされていない。だから，ほんのささやかな調査から得た断片的な語りからでも，「ある程度」——いや，もしかしたら「かなりの程度」のことがわかるかもしれない。

他者の理解不可能性とか，現実の構築性や複数性というものをすべて捨てて，博士論文を10年かけて書き直して『同化と他者化』(岸，2013) をまとめて，以来，「ポストモダニズムと闘うベタな実証主義者」(笑) になっていったわけです。

その後，現場を普通に，ベタに書こうという志を同じくする多くの人たちと出会いました。社会学で今一番面白いものを書いているのはこの仲間たちだと自負しています。社会学って，「日常を疑う」とか，「真実を疑う」とか，そういうサブカル的な，どうしようもない部分があるんですよ……もちろん，私も含めて，ですけどね。生活史の物語を私たちがおもしろく書けているとしたら，おそらく「ベタな実証主義」や「ベタな実在論」，つまり目に入ったものをそのまま書く姿勢があるからだと思います。

東畑　岸さんは一貫して暴力を描いてきたと思うのですが，でも実は複雑な暴力について書いてきた方だと思います。たとえば，『地元を生きる』(岸ほか，2020) では安定層の話を書かれています。ここにあるのは貧困に伴う暴力ではないんですね。沖縄のなかでは相対的に高所得で，雇用が安定した人たちの受けている暴力の話です。彼らの安全はある程度確保されている，でも傷ついている部分もある。地域から排除されてしまうという根無し草的な傷つきです。このとき，根無し草性を生育歴に基づいて解釈すると，ピュアにセラピーの問題になるわけですが，それでは，おそらく岸さんの本で描かれているようなみんなの物語にならない。それは社会の問題でもあるし，心の問題でもある。ここの部分を描かれているのが見事だと思ったんです。

岸　そうですね。先日『リリアン』(岸，2021) のトークイベントで江南亜美子さんに，私の小説は「孤独」がひとつのテーマになっていると言われました。アジア的なものが好きだから，東京じゃなくて大阪，大阪じゃなくて沖縄と，よりアジア的な，いわば共同体的なものに向かっていくのに，小説も社会学も，いつも「独り」の話ばかりになっているんです。一人で出稼ぎに行く人とか，安定層から離脱した人とか……社会学者としては失格なのですが，中間集団とか共同性みたいな，繋がりやネットワークが一切わからない。大学でも，教員間の派閥や力関係がまったく見えてなくて，同僚から呆れられたりもします (笑)。

共同体にも憧れつつ，共同体から出て居場所がないこと，そして「独りでいること」への愛着があるんです。もし私の小説のなかで，葛藤する個人みたいなものが描けているとしたら，そこにはひとつの「行為モデル」みたいなものがあるからかもしれない。先ほどの「合理性」というのは要するに，限られた条件のなかで精一杯よりよく生きようとすること——偶然置かれた状況のなかで，どの選択肢も一長一短だけど，あえてそこからどれかひとつを選んで一生懸命生きていくこと——を指しているんです。

東畑　わかる気がします。そこには「エージェンシー」がありますよね。社会的な問題に取り組む主体がいます。

岸　そうですね。「中動態」と呼んでもいいかもしれない (岸・國分，2017)。

「生活史」がおもしろいのは，おそらく構造や条件を描いているからでしょうね。共著者の打越正行さんや上間陽子さん，上原健太郎[註3]さんとは，沖縄社会とはどういうものかというイメージを最初から完全に共有していたから，『地元を生きる』を書いているときも，論争になったことは一度もなく，最初から4人の書くことは決まっていた。つまり私たちは，沖縄社会とは何か，という，ひとつの「社会理論」を共有していたのです。こうした社会理論がなければ，そこで必死に生きている個人の物語は，個人の心に還元されたきわめて狭い話になってしまうんじゃないかな……。『地元を生きる』ではそれは，階層とジェンダーによってこの社会は分断されている，という非常にシンプルな理論ですが，これを完全に共有できたおかげで，それぞれが独自におこなった調査を4人分並べるだけで，そのデータ自体が自然に，非常に強力な「沖縄社会の理論的分析」になったわけです。

東畑　「平成のありふれた心理療法」(東畑, 2020) という論文で，僕は「社会論的転回」というアイディアを提示しました。簡単に言ってしまうと，心理療法の理論や技法はたくさんあるわけですが，それらのいずれが有効であるのかは，そのクライエントがどのような社会的状況に置かれているのかにもよるのではないかというアイディアです。『地元を生きる』で言えば，安定層と中間層，不安定層という異なる社会的ステータスでは，それぞれに異なる心理療法理論がマッチするのではないか。さらに言えば，問題を心理学的次元に焦点化していくことそのものが暴力的な影響を与えることもあるから，そのときは心理療法以外の理論で事態を解釈したほうがいいかもしれない。本来社会的な暴力であったものを，心理的な問題にしてしまうと，背負いきれない自己責任を求めることになってしまうわけですから。

岸　心理学は「視点を心に限定したがゆえに役に立つ」という側面がありますよね。ですが一方で，現状の社会状況と容易に共犯関係になりかねないという大きなデメリットを背負ってもいて，皮肉なことにネオリベラリズムとも共犯関係にある。たとえば職場で大きなストレスを負ったとすると，労働組合に入るという選択肢はなく，デパス（抗うつ薬）を飲んでカウンセリングを受けるだけ……ということにもなりかねない。

希望と危険
──階層構造の再生産と有用性のあいだで

東畑　繰り返しになりますが，『地元で生きる』は，階層によって「健康」は異なることを描写した点が素晴らしいと思いました。心についての理論も複数ですから，本来，誰にどのような支援が合うのかというアセスメントがあるべきで，そのことを考えるヒントをもらったように感じました。

岸　たしかにそうですよね。ただ，それは階層に合わせたサイコセラピーが階層構造を再生産するという危うさもはらんでいます。先日，ある車椅子ユーザーが鉄道会社に乗車拒否され，それに対して異論を述べたとき，あらか

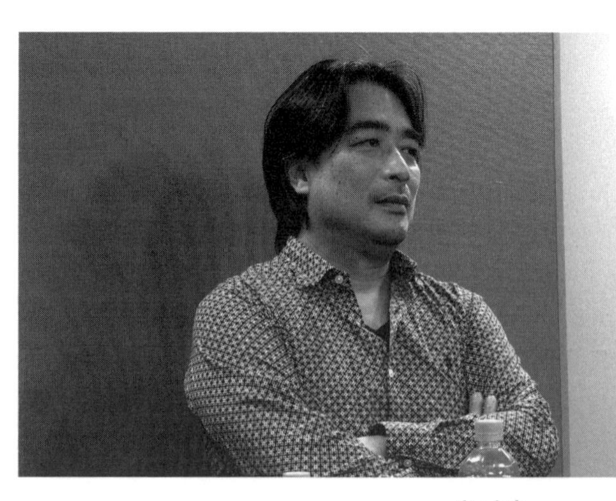

岸 政彦

じめエレベーターがあるかどうか問い合わせるべきだという意見がネットで多数寄せられたそうです。

たしかにそれには一理あって，車椅子ユーザーが事前に対処しておけばスムーズに移動することができるし，生活していくうえで必要な実践ではあるけれど，車椅子ユーザー全員が同じことを実践していたら，いつまで経っても社会は変わらない。そこである種わきまえずに声を上げる人がいるから，駅にエレベーターが設置されるわけですよね。ですから，階層に応じたサイコセラピーを提供するという発想は，実は恐ろしい結果をもたらしかねない。たとえばセラピーで，不安定層の女性に対して，ある程度は男に依存するのも仕方ない，みたいなメッセージを出してしまうと，男からの暴力も含めて現状肯定することにもなってしまう。

『地元を生きる』を書いた4人に共通しているのは，沖縄社会に幻想を抱いていないことです。私は沖縄社会に敬意をもって長年研究をしているけれど，内地の社会学者がうっかり言っちゃうような「いちゃりばちょーでー(一度会ったらみな兄弟)」，温かい共同性みたいな幻想は一切ない。それくらい過酷な社会ですから。

東畑　おっしゃる通りで，ここには本当に難しい問題があります。社会集団ごとに「いかに生きるか」についてのある程度の規範があります。この規範はカントがいうところの「世間知」とも関係していますが，「〇〇なように生きると，うまくいく」的なものですね。これは一方で，生き方をガイドしてくれるという点で役に立ちますが，同時にそれによって傷つけられている人もいるわけです。そして，ある種のローカルな規範を尊重すると適応には役立つかもしれないけど，トータルでは搾取の構造を再生産することになってしまう可能性もある。

そして，この問題をより悩ましくするのは，僕ら心理士の仕事もまた，ある種の規範をクライエントに提供するものであるということです。心理療法の提供する規範で癒される人もいれば，傷つけられる人もいる。かといって，完全に規範を手放してしまったら，セラピーにはなりません。それは価値観を放棄してしまうということですから。

岸　その点，上間陽子さんはかなり複雑な仕事をしています。目の前で苦しんでいる人に近代的価値に基づく批判を押し付けたりはしないで，その人を肯定するんですね。彼女の感覚のなかには，水商売やセックスワークでたくましく生きていくことへの，基本的な肯定があります。また，DV男性への共依存を性急に否定して，無理やり引き剝がすことは絶対にしない。しかし一方でそのことを文章に書くときには，いつかはみんなが自立できる社会が来るという「希望」を訴えることも決して譲らないんです。たしかに，ある共同体に埋没して男に依存して生きるのは安全かもしれない，それでもやっぱり，女性もみんな自立して，自由に生きてほしい。『裸足で逃げる』(上間，2017) はそういう本だと思います。この「希望」を譲ってしまうと，フィールドワークをやっている意味がないんです。つまり私たちは，その場では何の役にも立たないわけだから。

上間さんは現場に介入して目に見えて役に立っている人だからやや特例で，それ以外の私たち社会学者の仕事って，基本的に役に立つことはない。だからこそ「希望」を捨ててはいけないんですよ。だから私は規範に合わせたローカルなもの，相対主義には与しない。

東畑　つまり，役に立てないからこそ逆に「希望」を語りつづける，ということですね。

岸　そうですね。社会学者がもしローカルな視点，その現場に埋没した視点に立ってしまうと，役に立てないうえに危険を招き寄せてしまうから。東畑さんがおっしゃった，ローカルな規範に合わせたカウンセリングがありうるという発想は，悪しき部分も含み持ったローカルな規範を再生産する危険な試みでもある……ですが，なぜ臨床心理学にそういう危険なことができるのかというと，繰り返しになりますが，端的に人の役に立てている部分が大きいからですよね。つまり，たとえ大きな構造を再生産してしまうとしても，目の前のひとを助ける，ということを優先しているということなのだと思います。

私たち社会学者って調査対象者と対等なんですよ。たとえば，書いたものは調査対象者にも読まれます。『地元に生きる』は，ジュンク堂書店那覇店で，ある時期に月間総合1位になったくらいの売り上げだから，当然，沖縄の人にもたくさん読まれています。私たちはそういう現場で仕事をしているんです。

そうすると，何をどう書くべきかと考えたとき，やはり階級を再生産するテクストを書いてしまうような危険は冒せない。だから読者に向けては，基本的人権，民主主義，ジェンダー平等など，せめて最低限のラインを死守して伝えたい。これだけ近代主義の価値を前面に打ち出しているのは社会学者でも私くらいだと思いますが（笑），もし歴史のなかにおける人生が描けているとしたら，おそらく近代主義を手放さないからかな……

東畑　とても繊細なテーマですし，非常に重要だと思います。問題を含んでいるローカルな規範とどう向き合うかということですね。僕らは支援者であるからこそ，ケース・バイ・ケースでそれを利用する危険を冒すことができる。

岸　『日本のありふれた心理療法』（東畑，2017）は，社会学的な見方で心理業界をとらえていますよね。決して心理学の教科書ではなく，心理業界の力関係への視線を感じさせます。たとえばオカルト的なものを含めた民間療法があり，近代精神医学があり，カール・ロジャーズのカウンセリングがある……そんなふうに並べている。あの距離感……結構余裕だなと思ったんですよね（笑）。当然，東畑さんを臨床心理学の代表としては見られないわけで（笑）。

東畑　臨床心理学ってヒエラルキーが固定されている部分があるんですよね。『日本のありふれた心理療法』を書いた動機のひとつとして，それを「解毒」しなければならないという考えがありました。とはいえ，たしかにドカンとぶつかっても，それで臨床心理学が死んだりしないだろうという安心感はありました（笑）。

岸　私と東畑さんのポジションって，それぞれ自分の属している業界に喧嘩を売っていて，どこか似ていますよね（笑）。私は相対主義の社会学に対して実在論や合理的近代主義で論争を挑んでいて，東畑さんは，官僚的に組織された心理学のなかで人文学的な視点をもって相対化しようとしている。

東畑　なんなんでしょうね。学部生のときにプラトンを読んでたせいかもしれない。ソクラテスってひたすらいちゃもんつけていくので，学問って先輩に喧嘩を売ることなんだって勘違いしてしまった気がします。

岸　私は社会学で一番大切なテーマは暴力，ジェンダー，差別だと思っています。それはこういったものが「ガラスの壁」になっているからです。ある女子大学の授業で，天気が良い日は授業をサボって公園で本でも読んだらいい，みたいな話をしたことがあったのですが，連れあいに「女子大生が一人で公園で本なんか読んでたら，ややこしいことになるに決まってる。そんなこともわからんのか！」ってめちゃくちゃ叱られたことがあってね（笑）。別の大学のゼミで，女子学生に痴漢にあったことがあるかを尋ねたとき，彼女たちは「ない」と答えたのですが，「じゃあ，電車でこんなおっさんいなかった？」と聞くと「いた」と答える。私としては，それは痴漢に遭ったということだと説明するし，聞いていた男子学生たちも，女子はみんなそんな目に遭っているのかと驚く。一緒に育って仲良くしているけれど，そういう部分は互いに見えていないんですね。

こんなふうにジェンダー，内地と沖縄，階層に関して「ガラスの壁」があるのに，ポストモダンの社会学者はそういう現実に対して，コミュニケーションとは何か，相互作用とは何か，権力とは何かという問いを立てて，いわばシンボリックにアプローチしている。ですが，差別や暴力はもっと実体があるもの，切ったら血が出るようなものですよ。経済学的な労働市場の話なら，我々は労働力として交換可能と考えられるのですが，私は絶対に「ウチナンチュ」にはなれないし，障害者の生活も（まったくわからないわけではないけれど）本当のところはわからない。私たちの世界は，「どうしようもないほど実体的な実体」によって隔てられている――いわば交換不可能性が社会の本質だと思うんです。これが社会学の視点であるべきなんです。「そのつどカテゴリーが構築される」とか，そういうヌルいこと言ってたら何も書けません。

東畑 上間陽子さんが『海をあげる』（上間，2020）で論じていた，加害者の責任解除の問いと関係しているように思います。上間さんが出会った少年は加害者でもあるけれど被害者でもある――加害と被害が重なり合う人に関与するとき，どう考えればいいのか。彼を肯定することは，それこそローカルな階層構造や搾取構造を再生産することになってしまいます。しかし臨床的に考えて，この少年がクライエントであるならば，やはり最初に聞かれるべきは被害の体験ですよね。肯定から始めるしかありません。

岸 臨床心理学と社会学では，やはり発想が根底からまったく違うということですよね。上間さんも彼のことを肯定はしていますが，最終的に『海をあげる』に登場した「春菜」と「和樹」の話を同じ本のなかで同時には書かなかった[註4]。責任を解除せずに加害者を理解することは論理的に不可能で，そもそも理解というものは，乱暴にいえば“その立場だったらそうするのは仕方がない”と立場を交換することになるので，それは加害者の責任を解除することになってしまう。ただ，社会学では難しいけれど，臨床家の立場であれば可能だということですね。

臨床って単純化すると，こういうトラウマがあったからこういう治療をするというように，行動の因果論的な説明になっていきますよね。つまりは行動のメカニズムの説明であって，共感や介入さえ必要ではない――こういった切り離した理解の仕方は，臨床的まなざしだけが為しうることではないでしょうか。共感のエッセンスは臨床における必須要素なのか，患者とコミュニケーションをするための最低限のテクニックなのか……強いて言えば，どちらが大事だと思いますか？

東畑 いや，ちょっと誤解があるかもしれません。たしかに心理学理論は因果論的に見える部分もあるかもしれないのですが，実際には因果論で説明できることってかなり少なくて，クライエントとセラピストの解釈がフィードバックを重ねていって，円環的に説明を形成していくイメージです。ただ，おっしゃっているのは，そういう知的な作業と，情緒的なつながりと，どちらが大切なのかという問いなのかなと思ったのですが，それでいくと人によってかなり違いますね。臨床的コミュニケーションって共感がまったくないとそもそも成立しません。だけど同時に，ある時期までは共感や情緒的な絆が過剰に強調されていたのも事実です。知的な作業抜きに，共感に頼りすぎるならば，専門性が失われてしまいます。僕自身は，共感というのは普通に対人関係を持っていればしてしまうものだと思っているので，そうやって受け取ったものを整理するために知的な作業が専門家には必要なのではないか，という感じですかね。まあでも，両方大事です（笑）。

物語は細部に宿る
――「心」というフィクション

岸　社会学と臨床心理学には決定的な差異があるらしいということを話してきましたが，社会学者の書いたものは社会学的に読まれ，臨床心理学者の書いたものは臨床的に読まれる，そしてそれは書き手にコントロールできるものではない――いわば「テクストの効果」というものがありますよね。

東畑　近年，わが心理業界ではいわゆる教科書のような本が多くなりました。あるシステムを前提にして，分担執筆で書かれる本ですね。不思議なのは，実際の臨床やケースカンファレンスでは本当にたくさんの小さな物語が立ち上がっているのに，そういうものが教科書的な本になると消えてしまうことです。

岸　面白味はないかもしれないけど，私はそれでいいと思うけどな。要するに自動車教習所の教科書のようなもので，誰もが運転できるようになることが第一だから，心に響く物語が書かれる必要があるのかな……

東畑　たしかにそういう気もします。臨床心理学も普及することで，そういうフェイズに入ったのかもしれません。僕は河合隼雄がいた頃の人文知としての臨床心理学に憧れてこの世界に入ったので，オールドスタイルなのだと思います。とはいえ，精神医学も主流は国家の統制を受け入れていますが，常に傍流があってそれに抵抗するんですね。だから，メインではなく，サブとして人文知的な臨床心理学がもっとあっていいとは思います。

岸　やっぱり業界の形が逆になっているんですね。私は逆に社会学の教則本を作りたいと思ってきました。社会学の質的調査に役立つ教科書がなかったから，『質的社会調査の方法――他者の合理性の理解社会学』（岸ほか，2016）では，ICレコーダーの使い方や文字起こしの仕方から，調査実習で初めて商店街の町おこしの話を聞きに行くときは，手土産は1,000円でいいとか，手土産を渡すタイミングまで，とにかくテクニカルな基本をまとめました。

東畑　いや，おそらく「手土産は1,000円でいい」ということが，すでに文学的なんですよ（笑）。書かれたものが心に響くときって，ディテールによってなされているんだと思うんですね。物語の骨格やプロット自体は，実はそれほど種類があるわけではないのだけど，それを彩るディテールによって，物語は千差万別になる。臨床でも，ふと語られた小さなディテールが「あ，この人そんな気持ちだったのか」と教えてくれる。秋に出る『心はどこへ消えた？』（東畑，2021）はそういうやり方で心を書いてみようとした本です。そして，岸さんの『マンゴーと手榴弾』（岸，2018）もまさにその方法が使われていると思ったんです。

岸　私は聞き取りのときに「機械」になりきるから，聞いた話の内容は文字起こしするまで忘れているけれど，ディテール，話のフック，繋留点のようなものは残っていて，そこから理解が広がる瞬間はたしかにありますね。石垣島で戦時中にマラリアに罹った人がタライの水で頭を冷やしていたら，反対側から蛇がその水を飲んでいた話とか……“あぁ蛇が同じタライで飲んでたんだ”というだけの話で，だからどうしたというわけじゃないけれど……

東畑 ここがポイントで，心理療法だと，その蛇はクライエントの心のなかにあった何かの象徴として解釈されるかもしれません。同じ水を反対側から飲んでいるもののイメージから，その人の人生にあった善きものと悪しきものを考えていく。ここではディテールが，心的空間を明らかにする入り口になっている。

岸 なるほどね。私がそこで感じるのは“いかにも沖縄だ”ということですね。沖縄戦そのもの，あるいは沖縄の戦後史そのものだな，と感じます。ディテールということは共通しているけれど，ベクトルは逆なのかな？

東畑 そうですね，生活史という文脈では，このディテールから歴史が立ち上がってきますね。

岸 私の場合，沖縄戦と戦後を懸命に生きてきた人を描くとき，「心」ではなくて「人生」を書こうとしていますね。90歳くらいまで生きてきた長いスパンのなかでのディテールを，「人生」の方に引きつけているつもりです。「心」という概念が何を意味しているのか，あまりわからないかもしれない……

東畑 でも，僕には岸さんが「心」を描いているように見えているので，不思議な感じがしますね。岸さんはたしかに歴史の構造を描いているけれど，人々はただ構造に受け身で生きているわけではないですよね。そこにある暴力に対して，交渉したり，あるいは自分の生き方を形作ったりするエージェンシーをはっきり描いているように思うんです。この蛇のディテールというのも，悲惨な状況下でのユーモアですし，詩でもあって，しかもそれはすごい個人的なもので，そういうものを生み出す力を「心」というんじゃないでしょうか？

岸 人類学者や社会学者が「行為者（エージェンシー）」とするものを「心」と呼ぶわけですね……その視点は新鮮ですね。東畑さんの『日本のありふれた心理療法』に入っている「『心理学すること』の発生――Super-Visionを病むこと」（東畑，2017）という論文で，夜のバス停で突然スーパーヴィジョンの気づきを得るという記述がありますよね。こんなふうに関係性を心に還元していくことは――知識としては理解していたけれど――とても新鮮でした。同時に，私たち社会学者には起こりえないことですね。

東畑 おそらくそこが，心理学の物語の強さであり弱さでもあるんですよね。

岸 臨床心理学はこの手法を使って，限定された対象のメカニズムをつくりあげて，さまざまな療法を確立してきたわけだから，もはやそれはフィクションであっても一向に構わないのだと思います。そして私たち社会学者は心ではなく人生を描く，そしてそれが役に立たなくてもいい。ただ，東畑さんが私たちの書く生活史を読んで，そこに心が描かれていると思ったのも，わかる気がします。

東畑 岸さんが描こうとしている「人生」とは何か，そして僕が岸さんの生活史に読み取った「心」とは何かということについて，もう少し議論してみたいですね。

岸 私はよく「他者の合理性」という言葉を使います。社会学の場合，行為者の中心にあるのは「心」ではなく「合理性」です。ピエール・ブルデューの「ハビトゥス」[註5]やマックス・ウェーバーの「価値合理性」「目的合理性」など，さまざまな合理性が拡大してきた。沖縄のハビトゥス，沖縄の中間層のハビトゥス，沖縄の中間層の女性のハビトゥスがあるのかと問われると，個人的にはやや微妙に思うところはあるけれど，それもひとつの「合理性」ではある。

実は近々，「最小限の合理性がひとつあればいい」という論文を書こうと思っています。そのためにはマクロの状況をしっかり描いて，どういう階層に生まれ，どのような文化資本をもち，どの職業に就いたのか，そしてその後の人生をいかに生きてきたかを浮き上がらせる――それが私が言っている「合理性」で，要はその人なりに一生懸命生きてきたっていうだけのことです。「オッカムの剃刀」じゃないけど，「最小限の合理性」だけで人生を描くことはできる。

語りを聞き取るなかで，すごくせっかちな人だなとか，のんびりした穏やかな人だなという印象をもつことはあっても，パーソナリティを「心」とカテゴリー化することはありません。ただ，東畑さんが言う「心」という概念と，私が説明してきた「人生」という概念は，おそらく同じものを指しているんですよね。

東畑　僕もそう思います。岸さんが「人間についての理論」とおっしゃっていたものが，おそらく共通しているはずですよね。

岸　ある状況をどう生きるかということですね。ただ私はやはり個々の状況よりマクロの構造に興味がある。私は聞き取りでまったく質問をしないし，資料も用意しない。とにかく相手の目を見て聞く。そのせいで家族構成や生年月日を聞き忘れたこともあるし，出稼ぎに行ったあと地元に帰ってきた人へのインタビューで，Uターンの動機を一切聞いてなかったこともあります（笑）。ただ，そもそも因果論的に説明することに興味がないから，Uターンの動機をひとつに限定して言語化してもらうのではなく，その前後の状況を詳しく聞くなかで，“あ，こういう感じでUターンしたんだな”とわかってくることを大切にしている――つまり「心」の動きより社会的状況を聞きたいんですよね。

小説もエッセーも，対人関係だけを書いたものって意外につまらない。私は信田さよ子さんの書いたものが好きなんですが，信田さんは家族やジェンダーの理論をもっていて，かつ「舞台」を描ける人です。それほど前景化はされないけれど，信田さんには近代的な家族の理論が前提にあって，私が書こうとしているものともどこか通底しているんです。

「火柱」をみつめる
――反復された物語／歴史の瞬間の体験

東畑　心理療法の場合，クライエントがどういう家族に生まれたのか，どういう職場で働いているのかといった社会的状況の話を聴いたら，必ず「それについて，あなたはどう思っていましたか？（どう感じていますか？）」と聞きます。外的現実に加えて，それを受け取ったクライエントの内的現実を聴くわけです。これは多分，臨床の鉄則だと思います。

臨床心理学で生活史に一番近いのは生育歴インタビューだと思います。カウンセリングを本格的に始める前に，アセスメントとして最初の4～5回をかけて，患者さんが生まれてから，今に至るまでのことをかなりしつこく質問していきます。岸さんはインタビューするとき「機械」になって質問もあまりしないとおっしゃっていましたが，僕の場合，ここで探偵のように質問しまくります。母親や父親との関係，小学校時代の友達のこと，性的なことなどを聴きながら，クライエントが人生で繰り返している人間関係，つまり「反復された物語」を探っていく。人生で何度も状況が変わったはずなのに同じようなことが起こっている――あなたには「反復された物語」があるから，ある部分が変わっていくとちょっと生きやすくなるんじゃないだろうか，といったアセスメントをするわけです。そこ

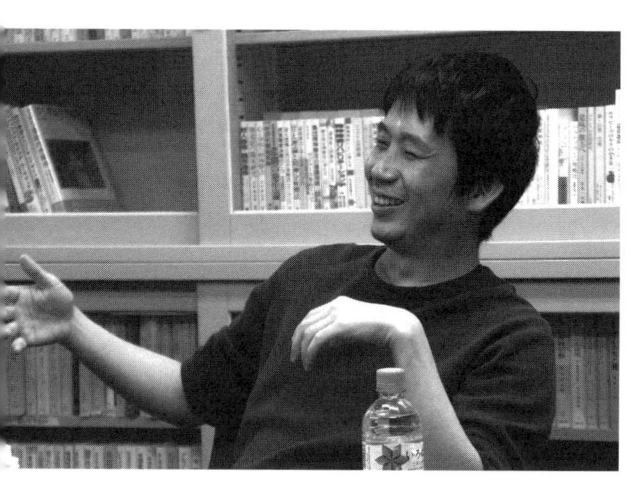

東畑開人

でなされているのは，クライエントの人生におけるモデルの発見と言ってもいいかもしれません。

やはりこのときにも重要になるのがディテールです。たとえば，あるとき母親がマーボー豆腐を投げつけてきたと語ってくれたとしますよね。母親は躁に入っていたのかもしれません。そしてそういうことはそれまで何度もあったのかもしれないけれど，「マーボー豆腐」のときのことが心に残っている。彼女にとって，突然キレる母親というのは，「マーボー豆腐」のように不可解で危険なものなわけですよね。ここに心の世界を見えるものにする詩の力があると思う。

岸 私はあまり自分の聞き取りの方法論について考えたことはないですね。話を聞いて，頷いてるだけ，そういう感じです。もちろん，沖縄戦のこと，戦後のこと，復帰のときのこと，集団就職のことなど，戦後史という歴史をどう体験してきたのかを質問していると思いますが，積極的に「聞き出してやろう」と思ったことはありません。

たとえば沖縄戦の前の年，1944年10月10日に「十・十空襲」と言われる那覇の大規模空襲をみんなが経験している。それについて首里のような高台にいた人に聞くと，誰もが必ず「港が真っ赤だった」と言う。実際に石油タンクに引火して大火災になったらしく，浦添のほうまで炎が見えたという話もあって，きっと同じ炎を見ていたんだろうなと私は想像します。生まれたところも住んでいたところも違う人たちが，同じ日の空襲で逃げまどいながら，同じ方向を向いたときに，巨大で真っ赤な火柱をみんなが一緒に見た瞬間がある。

そのあと生き延びて，みんなが違う人生を歩んできて，たまたま私に出会って，話のなかでかつての歴史が再現される。私に話をしてくれた人は知らない同士だから，自分たちが同じ炎を見ていたことは気づかないまま生きていく。けれど私のほうは，当時は少年少女だった人たちが同時にその火を見た瞬間を，いわば横断的に見ていて，それを書き留めていくわけです。

東畑 今の岸さんの話から思い出したことがあります。カウンセリングで話を聞きながら，あるときふと，「この人は男女雇用機会均等法ができた最初の世代だったのかな」と感じる瞬間があるんです。今までいろいろな話を聴いてきて，彼女の心のなかで反復されている物語を聴いているわけです。それを親との関係と結びつけて理解したりしています。でも，その外側で，女性たちの権利が損なわれていたことや，名目上回復されても，現実はそうなっていなかった苦しみが見えてくる。クライエントの葛藤の背景に，同世代の女性たちも経験してきた「生きる苦しみ」が見えてくる。それはクライエントの心に少し近づける瞬間ですね。

岸 東畑さんと話していて，わかってきたことがあります。私が心というものに関心がないのは，話を聞かせてもらっている人は，その現場では「心に問題があるひととして立ち現れていない」ということと関係しているのかもしれません。もちろん個々に悩みはあると思いますが，なにか診察室のようなところに自らやって来た，「心に問題のある人」の話を聞いているわけではない。こちらからお願いをして，人びとの体験を聞きに行っているだけなんですよ。

東畑　どうかな，心に問題がある人と問題がない人って，そんなに分けられますかね（笑）。みんな問題があるようには思うし，あってもなんとか生きていくようにも思うんですよね。あまりそこには国境線がないように思う。

岸　うーん……でも，やっぱり私は患者としてはみていないから，その違いは大きいと思います。私が聞き取りをするとき，セラピーのようなモデルは必要としていない。その代わり，社会に問題があると考えていくから，社会構造に関するモデルや理論をつくる必要はあります。

東畑　つまり，病んでいるのは個人ではなく社会である，という視点ですね。

岸　こういうことがありました。ある安定層で富裕層の30代女性への聞き取りをしたあと，その人と友達になって，また飲みに行くことになって，そのときもせっかくだからICレコーダーを回しながらインタビューをした。だから2回聞き取りをしたわけです。それで，その2回めのとき，飲みながら話したのですが，彼女は実はストーカー被害や性暴力の被害に遭っていたことがわかった。結局，自分の論文に使ったのは第1回目の語りだけだったのですが，2回目，3回目で思ってもみなかった話が，あとから出てくることはよくあります。そういうとき，そのひとの人生や心にとって「なにか本質的な語り」が聞けたと思ってしまうのですが，ただ，ここで自分なりに迷ってることもあります。

私たちの仕事は，たまたま会った人に2時間だけ話を聞く，しかも当たり障りのない範囲で話してもらうだけでいい。「どうやってその人の本当の人生を引き出すんですか」なんてよく聞かれますが，そんなことをしたいと思ったことは一度もないんです。私はただ沖縄が好きで，沖縄の人を尊敬していて，苦難の戦後史を歩んできた人から話を聞きたいだけ。だから初対面の人に向けた話もありがたくいただくし，そこから面白いものは書けるんです。それが語り手を尊重していることなのか自信はないけれど，少なくとも語り手を理論やモデルを当てはめることは絶対にないですね。

ちょっと言葉で表現することが非常に難しい，デリケートな話なのですが，もちろんトラウマや被害の語りはよく聞きます。しかし，それを「目的」にしてしまってよいのか，ということは，非常に深く悩むところです。それは何というか，そういうことを目的としてしまうと，「表面的な語りの奥底に隠された真実の語り」のようなものを社会学者が捏造してしまうことにつながってしまうのではないか。そういう危惧を抱いているんです。

東畑　岸さんはたぶん「火柱」を描いていると思うんです。その日の沖縄ではいろいろなところから火柱が見える。それがまさに歴史というものだと思う。ただし，岸さんはそのいろいろなところから見えた火柱のディテールを書いています。それが歴史のリアリティを書くということなのだと思いました。この点，僕らにとって，やはり火柱は遠景なんですよね。遠景には火柱がある。そのうえで，その火柱を見ているその人の心のなかで何が起きているのか，ということに関心は向かっていきます。火柱を舞台装置へと一度押しやって，心を主役にするという戦略です。これは多分，支援という要請があるからですね。

岸　その人の人生にとって「火柱」がもつ意味

を探っているわけですね。

社会的苦悩（ソーシャルサファリング）へ

岸 『マンゴーと手榴弾』にも登場する，沖縄戦の体験を語ってくれたおばあちゃんは，とても朗らかな人で，内地から話を聞きに行った私をなぜか気に入ってくれて，自分の夫にも話さなかったことを全部語ってくれました。あれは完全にトラウマの話だったと思います。実際，沖縄戦によるトラウマを抱えている人は多いし，大事な視点ではありますが，少なくとも私はそういう視点から聞かないようにしています。

沖縄で聞き取りをした後に御礼を伝えると，「こちらこそありがとう。誰にも話してこなかったけど，あなたに話せて昔を思い出すことができた」「久しぶりにほっとした」と逆に感謝されることがあります。ただ，たとえば他の研究者とかから，「岸さんが生活史を聞くことで癒される人もいるでしょうね」と言われるのがたまらなく嫌なんです。聞き取りをきっかけにいろいろなことを思い出して，結果的に「ケア」になるかもしれない。ですが，誰かを「ケア」できると思った瞬間に，社会学者としての研究者生命は終わると思うんです。

東畑 つまりそれはトラウマといった視点から話を聞いてしまうと，何かが失われてしまうということですよね……何が失われるのでしょうか？

岸 そうですね……おばあちゃんやおじいちゃんたちをこれほど傷つけた責任追及の矛先が，国家権力に向かわなくなる，とは言えるでしょうね。トラウマというコンテクストに落とし込むと，個人の「心」に関心が向かい，果ては病院でどのようにケアするかという話になっていくかもしれない。

東畑 これも難しい問題です。沖縄で臨床をしていたとき，非常に厳しい抑うつになっている方から，親が戦災孤児だったという話をきいていました。そこから，親自身が幼少期にトラウマを負っていて，それゆえにその人をきちんと養育することができなかった家族の歴史が見えてきました。それが今の抑うつとつながっていく。戦争の爪痕が，今の心に刻まれているわけです。

このエピソードから何が書けるのか。何を書けないのか。ここでよくわからなくなります。臨床としては，そうやってクライエントの理解が深まっていくことで十分だと思います。そして，臨床心理学コミュニティ内部のテクストならばそれ以上は求められません。

ですが，それだけではないだろうとも思っているんです。僕らはコミュニティの外に対して何かを語れるはずだと思うのですが，近年の臨床心理学にはどうもそれができていない。どういうことかと言うと，心の内側の話にすると，それが個人内部の話にとどめ置かれてしまって，社会的連帯を不可能にするように機能しているのではないかと。河合隼雄は個人の心の話を「日本人論」として語ることができました。今読むと，その「日本人」は内部の差異や暴力を捨象したもので，さまざまな限界があるのですが，それにしても心の話を社会の話として語る水路がそこにはありました。だけど今僕らは，心についての精緻な理論を手にしたことで，逆にその水路を埋めてしまったように思うわけです。

岸 なるほど。先ほど沖縄戦をトラウマの文脈に落とし込むことには意味がないといった発言をしましたが，それはちょっと修正が必要ですね。そういったテクストには大きな意味があって，ひとつの戦争が体験者だけではなく後の世代にまで影響すると伝えることで，重要な社会的機能を果たしている。むしろ最も問題があるのは，沖縄の共同性は近代合理主義に対するオルタナティブだとロマンティックに語るタイプのテクストです。それって単なる植民地主義ですよね。内地の書き手は断固として近代主義者であるべきで，たとえば沖縄の階層格差について書くべきですよ。私がみんなと違って面白いものを書いている自信があるのは，そういう視点を大切にしているからです。

素朴な質問ですけど，民族差別，暴力や権力，非正規労働，ジェンダーなど特定の社会的テーマに即して，そこで生きている人を描く……いっそのこと「社会学者」になる気はないんですか？

東畑　僕はおそらく臨床現場の社会学をやっているんだと思うんですね。デイケアにしても，心理療法にしても，それを社会的な力が働く場所として見ようとしています。その力が人をケアしたり，傷つけたりしている。ここには豊かな研究プロジェクトがあると思います。適応指導教室の社会学や，家庭裁判所の社会学，あるいは東京の開業カウンセリングオフィスの社会学など，さまざまなフィールドがあるわけですから，いろいろな研究が出てくるのではないかと思うんです。

僕個人が取り組みたいと思っているのは，社会階層の問題ですね。アーサー・クラインマンのいう「社会的苦悩」（クラインマンほか，2011）は階層ごとに異なる部分があるわけで，それを可視化する仕事です。たとえば，経済的に恵まれた層を例に挙げると，小さい頃からエリート教育を受けてきて，マッチョな価値観をもっていて，セルフコントロールに長けていて，とても禁欲的な人たちがいます。そういう彼らがパートナーとの間でさまざまな問題を抱えます。いわばコントロールが効かない他者と出会うことになるからです。これもまた，生育歴からくる個人的な問題でもあるけど，現代社会のある種のカルチャーがもたらす「社会的苦悩」でもあります。一方で，ホームレス支援に携わっている人たちは，ホームレスの人たちの「社会的苦悩」を知っているでしょう。そういうことをきちんと書いていくことは，心の支援を豊かにするように思います。ただ，やはり書くことに難しさがある。心理士たちはたくさんの物語を聴いているのに，それをどう書けばいいのかわからない。

岸　「社会的苦悩」が階層の問題であるとは誰も言わない，ということですね。

東畑　そうですね，うまく言えない。なぜなら最初に岸さんがおっしゃったように，臨床家がそれを語ってしまうことが階層固定的に働くからです。階層の問題は臨床心理学では未だ十分に語られていないところです。おそらく，分厚い中間層があった時代にこの学問が発展してきたので，そういう暴力をいかにして考えるかという回路が未発達なのだと思う。そして書くことそのものが暴力になってしまうという問題もありますね。

岸　何重にも書きづらいでしょうけれど，それはぜひ挑戦してほしいですね。『地元を生きる』は調査開始から8年かかりました。それは，「ナイチャー」が沖縄の内部の分断を描くようなことをしていいのかという恐怖があったからです。沖縄は「いちゃりばちょーでー」でつながっているといった話は書きやすいだろうけど，やっぱり書く側が怖くなるくらいのことを書かないとね。

「個」をめぐって
――隔てられた壁，間（あわい）を漂う人

東畑　岸さんは『リリアン』など小説も書かれていますが，小説のなかでも「社会」を描くところはあるのでしょうか？

岸　社会学者が小説を書くということについて

よく聞かれますが，自分でもわからなくて……。ただ，社会学者として意識して書いているわけではぜんぜんないです。完全に個人的なものだとは思っています。聞き取りのデータは一切入れていないし，沖縄の話も一切書いていない。描いているのは，長いこと日雇いで土方の仕事をして，30歳を過ぎてもずっと大学院生でいたこと，そのつらさや暗さみたいなものですから。

それでも最近やっぱり，それも一人の人間がやることだから，社会学と小説はどこかでつながっている気もしています。聞き取りのトーンが，小説に出てくる会話のリズムに入っているかもしれないし。実際，読んでくれた人は会話文をほめてくれるんです。生活史の聞き取りといっても要するにそれは普通の会話ですよね。だから，私の脳のなかには，他者との会話がずっと鳴り響き続けているのかもしれません。

小説はどれも実話の断片のようなエピソードではあるけれど，自分のなかで消化して書いてはいます。頭のなかで響いている声を書いている，隣のカップルのおしゃべりを書き写しているような感じ……だから書いているときはあまり考えていなくて，それこそ中動態ですね。

東畑 岸さんは小説で「孤独」を書かれていると思うんです。一緒にいるのに離れている，時々ちょっと触れるけれどまた一人になる……これは僕からすると「心」を描いているようにも見えるんですよね。

岸 そうなのかな（笑）。おそらく自分の生育歴も関係しているとは思います。犬や猫が出てくるのも，私は犬や猫しか友達がいなかったからで，それは私の心を書いているとは言えるかもしれない。同時に，物語の背景に，デフレで没落していく大阪の街のことなど，普段考えている社会理論が反映されている部分もあります。

東畑 後景に社会理論があって，前景に個人的な心があるわけですね。今日の対談では，ずっとこのバランスについて話してきた気がしています。僕と岸さんは，おそらく同じところを見ているけれど，それを正反対の立場から話している。だから語り口の違いが際立ってもいるのですが，岸さんはどう考えていますか？

岸 私の小説もエッセイも沖縄の社会学の話も，中間集団が一切存在しない，むしろ破壊された形でしかつながりが出てこない。今やアクターネットワーク理論の時代ですから（笑），マクロの構造とミクロの個人しか書いてない私は社会学者として失格で，そこにはおそらく私自身の成育歴が関係しているんですよ。

東畑 ここでもおそらく僕は岸さんと同じ光景を見ているのかもしれません。カウンセリングに来談される方って，良き中間集団から切り離された人たちが多いんです。それが結局，原家族における親子関係といったものに還元されることもあるし，あるいは中間集団におけるハラスメントやそのトラウマなどが問題になることもあるのですが，いずれにせよ中間集団から切り離されて，孤独になったときに，カウンセリングが必要とされる。

岸 カウンセリングでは孤独になっている人を相手にするから，親密圏が重要になってくるんですね。

沖縄の語り手の人たちはみんなとても優しくて，25年間の調査でトラブルになったことはほとんどありません。ですが，沖縄の親友と一緒にお酒を飲んでいても，「私はナイチャーだ，あまり踏み込んじゃだめだ」と思ってしまう。つまり私にとっての壁はマクロな構造にあって，親密圏では目に見えない。おそらく臨床家や教育・福祉の専門家が私の仕事を見ると，沖縄に根づいて濃密に関係をつくっているように見えるかもしれません。でも私としては自分がナイチャーであることにずっと悩んでいる――神経症的オブセッションとして。

目の前の人と仲良くしているからといって壁が存在しないわけじゃないし，マジョリティ側の人間はその壁は乗り越えてはいけないし，むしろマジョリティが壁について書かないといけないと思うんです。ナイチャーの沖縄研究者のなかには，自分がいかに沖縄に深く入り込んで，地元の人と親しくなって，特別な資料を見せてもらったかを自慢する人もいますが，私は自分がいかに沖縄を知らないかを書きたいし，書くべきだと思っています。だからこそ，マクロの構造に漂う個人を書いているんですよね。変な言い方ですが，「つながりに甘えたくない」んです。

ふたたび，生きるために
――合理性・規範・価値

東畑　「マクロの構造に漂う個人」というテーマに関連して，今日はもうひとつ，岸さんと話してみたかったことがあります。僕はずっと医療人類学にコミットしていて，その知は臨床を理解するうえで有効だと思ってきました。ただ，臨床家としては限界もあると思っているんですね。というのも，人類学はすべてを相対化して並列化する学問でそれが良いところなのですが，臨床をするうえでは，そこからもう一歩踏み込んで，強い「価値」や規範が必要になります。つまり，「どう生きるのが良いのか」についての信念ですね。これがあやふやではクライエントの人生に立ち入るという危険を冒すことが難しい。この「価値」を模索していたときに出会ったのが社会学でした。社会学は現代社会の生きづらさを書こうとしていて，そこには「価値」基準があります。それが多分，近代主義なんでしょうね。信田さよ子さんが社会学を背景に持っている強さもそこにあるように思います。

岸　人類学には歴史的に植民地主義のトラウマというか原罪があって，たとえば「旧植民地のアフリカの人々はみんなたくましく，植民地主義の暴力にも負けず戦っている」というストーリーを描かないわけにはいかない。それは人類学が過去の植民地主義を完全には清算できていないからです。また同時に，ちょっと意地悪な言い方になりますが，例えばアフリカの人は日本語の本を読まないから，人類学はいくらでも現地の人びとのことを楽観的かつポジティブに書くことができる。人類学の相対主義は，基本的にはこうしたポジティブさにとって必要なのだろうと思っています。ジャッジしない，ということです。

でも対象者が読む可能性がある社会学の本はそうはいかない。たとえば沖縄の人は私たちが書いたものを確実に読みます。だから逆に，沖縄の人々はたくましいなんて，嘘くさくて私は書けないんですよ。在日米軍基地を押しつけておいて沖縄はたくましいって言うことには欺瞞がありますから。私たち社会学者は対象者と問題を共有した書き方をしないといけないし，同時に規範も書かなければ少なくとも沖縄で研究はやっていけない。これはしかし一方で社会学の限界でもあって，だから非常に「狭い範囲」のなかでしか書けない。人類学に比べると社会学は退屈で狭量です。

東畑　それは東京でも言える問題ですよね。規範があるから援助につながりうる。

岸　社会階層論を書きにくいのは相手がいるからですよね。とりわけ社会学は書かれた本人が読みうるから，より書きにくくなる。それは事前チェックをお願いすればいいとか，調査倫理を守ればいいといった問題ではなくて，テクストが及ぼす効果に潔癖でなければ社会学はできない。

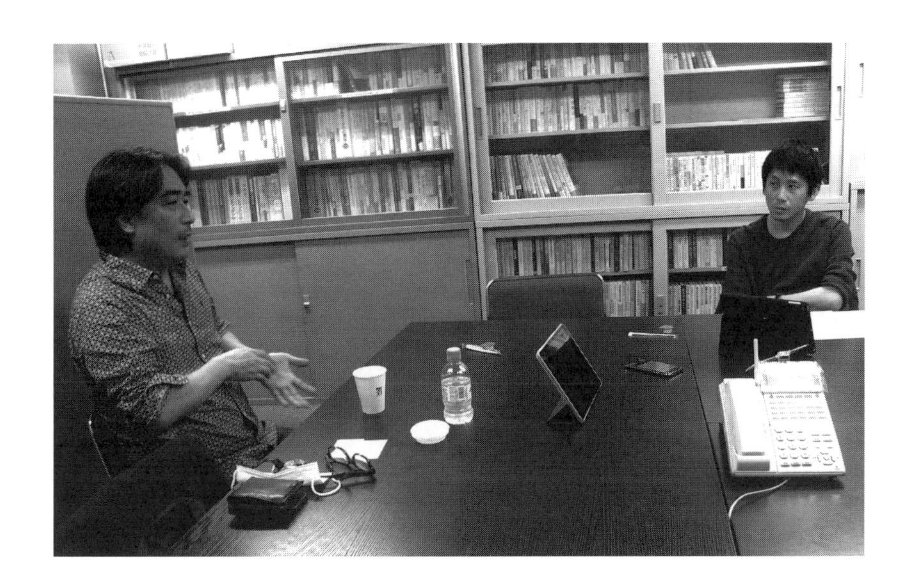

社会における規範を書くことと，臨床心理学が役に立てるということは，きっとどこかでリンクしていますよね。ただ，臨床心理学はあくまで心の専門家がテクニカルに役に立てるということで，その場合，社会的規範は留保しますよね。臨床心理学の専門家なら，たとえ相手が殺人を犯した人でも，悩んでいる以上は話を聞かないといけないわけだから。

東畑　「心」というものは単体では存在できなくて，つねに社会に包まれて存在している。ですから，社会的規範を抜きにして心のメカニズムだけ考えても，うまく生きていけるかどうかはわからない。そういう意味で，心理主義の時代にはあまり評判のいい言葉じゃありませんでしたが，「適応」という概念は再考されるべきではないかと思います。それは社会と心の接合面にある概念ですから。

岸　そうですね，沖縄の人も生活していかなければならないから，基地に賛成する沖縄の人を私は否定できない。

東畑　やっぱり生きていかなくてはいけないから，リアリティが大事になってくるんですよね。

岸　ですがこの問題は，上間陽子さんに叱られたことでもあります。「県内の力関係を再生産しちゃうから，そういうことは言わないでほしい」って。基地賛成派には基地の仕事で子どもたちや家族を養っていく「合理性」があるから，私たちナイチャーがそれを否定してはいけない。でもそれを書いてしまうと，その書かれたテクストが階層構造の再生産にもなる……ここが本当に難しい。目の前の人を傷つけないでその合理性を尊重したうえで，矛盾するようだけど，それでもなお規範を語れるはずだということ――私はこの2つの課題に取り組んでいるつもりです。東畑さんは，そのうえさらに「心」の役に立つという課題があるから，私よりひとつ課題が多いわけですよね。

東畑　どの集団にどの規範が役立つのかという視点は臨床的には実際にはあるはずです。ただ，繰り返しになりますが，このマッチング的な思想には格差の再生産という批判を免れない難しさがあります。とはいえ，この問題を避けて通るのではなく，難しさや暴力性も含めて取り組んでいかないといけないなと今回の対談で覚悟をいただいた気がします。

岸　そうですね。これはあくまでもテクストの効果の問題であって，心構えや技術的なことでクリアできる問題ではないんでしょうね。

［2021年4月5日｜金剛出版］

▶註

1　上間陽子……琉球大学教育学研究科。著書に『裸足で逃げる——沖縄の夜の街の少女たち（太田出版［2017］），『海をあげる』（筑摩書房［2020］），共著書に『地元を生きる——沖縄的共同性の社会学』（ナカニシヤ出版［2020］）がある。

2　打越正行……和光大学現代人間学部。著書に『ヤンキーと地元——解体屋，風俗経営者，ヤミ業者になった沖縄の若者たち』（筑摩書房［2019］），『サイレント・マジョリティとは誰か——フィールドから学ぶ地域社会学』（ナカニシヤ出版［2018］），共著書に『地元を生きる——沖縄的共同性の社会学』（ナカニシヤ出版［2020］）がある。

3　上原健太郎……大阪国際大学人間科学部。共著書に『ふれる社会学』（北樹出版［2019］），『社会再構築の挑戦』（ミネルヴァ書房［2020］）がある。

4　『海をあげる』に収録された「ひとりで生きる」の章には，「自分の恋人の春菜に援助交際をさせて荒稼ぎしている松山のホスト」として登場する「和樹」へのインタビュー記録が掲載されている（上間，2020，pp.65-107）。

5　ピエール・ブルデュー（Pierre Bourdieu）はフランスの社会学者。『ディスタンクシオン』および『実践感覚』において考察された「ハビトゥス」概念について，後者では次のように定義されている——「ハビトゥスとは，持続性をもち移調が可能な**心的諸傾向**のシステムであり，構造化する構造（structures structurantes）として，つまり実践と表象の産出・組織の原理として機能する素性をもった構造化された構造（structures structurées）である」（詳細は，岸（2020）参照）。

◉文献

岸政彦（2013）同化と他者化——戦後沖縄の本土就職者たち．ナカニシヤ出版．

岸政彦（2015）断片的なものの社会学．朝日出版社．

岸政彦（2018）マンゴーと手榴弾——生活史の理論．勁草書房．

岸政彦（2020）ブルデュー『ディスタンクシオン』——私の根拠を開示する（NHK100分de名著）．NHK出版．

岸政彦（2021）リリアン．新潮社．

岸政彦，石岡丈昇，丸山里美（2016）質的社会調査の方法——他者の合理性の理解社会学．有斐閣．

岸政彦，國分功一郎（2017）それぞれの「小石」——中動態としてのエスノグラフィ．現代思想 45- 20 ; 42-63.

岸政彦，打越正行，上原健太郎，上間陽子（2020）地元を生きる——沖縄的共同性の社会学．ナカニシヤ出版．

アーサー・クラインマンほか［坂川雅子 訳］（2011）他者の苦しみへの責任——ソーシャル・サファリングを知る．みすず書房

東畑開人（2017）日本のありふれた心理療法——ローカルな日常臨床のための心理学と医療人類学．誠信書房．

東畑開人（2019）居るのはつらいよ——ケアとセラピーについての覚書．医学書院．

東畑開人（2020）平成のありふれた心理療法——社会論的転回序説．In：森岡正芳 編：治療は文化である——治癒と臨床の民族誌（臨床心理学増刊第12号）．金剛出版，pp.8-26.

東畑開人（2021）心はどこへ消えた？．文藝春秋［近刊］．

上間陽子（2017）裸足で逃げる——沖縄の夜の街の少女たち．太田出版．

上間陽子（2020）海をあげる．筑摩書房．

〈ケア〉とは何か？
横臥者たちの物語

上智大学
小川公代

男女二元論を越える〈ケアの倫理〉

ケア実践――家事，育児，看護，介護――を担うのは今でも圧倒的に女性が多い。伝統的に女性が担ってきた〈ケア〉，すなわち他者への気遣い，他者との結びつきを重視することに価値をおいたのは心理学者キャロル・ギリガン（Carol Gilligan, 1937-）である。しかし，彼女が『もうひとつの声』（*In a Different Voice*, 1982）で提唱する〈ケアの倫理〉は，多くのフェミニストから，本質主義的である，あるいは女性の“自己犠牲”的イメージや“家庭の天使”像の再強化をもたらすという批判を受けてきた。

ギリガンはけっして女性だけがケアを実践すべきだと主張しているわけではないにもかかわらず，その点について〈ケアの倫理〉は長いこと誤解されてきた。ギリガンが他者へのケアを擁護するのは，女性の“自己犠牲”の精神を奨励するからではなく，ローレンス・コールバーグ（Lawrence Kohlberg, 1927-1987）による従来の発達モデル，つまり〈正義の倫理〉が，女性的なケアの価値を低く評価していたからだ。ギリガンが対立項とするのは，自律した個が他者と競合する「男性原理」と，他者に寄り添い，配慮する「女性原理」である。コールバーグは，公平な裁判官のような形式的，抽象的な思考でもって諸権利に正しい優先順位が割り当てられるべきとする立場を取る。他方，ギリガンは「実在しており，しかもそれと見て分かるような苦悩」を見つけてケアしようとする倫理を擁護する[註1]。人は現実世界の複雑な関係性のなかから生じるジレンマによって，ときに抽象化された判断を下すことが困難になるが，その葛藤も〈ケアの倫理〉の一環として捉えている。ギリガンは，中絶をめぐる決断に関する研究を行い，自己完結型の思考ができないことをそれ自体の価値として評価した。そして，コールバーグの研究については，「男性だけを研究対象にし，そこから導き出された結論を客観的なものとして提示」してしまっていることの問題や，「知的な推論・思考の在り方にのみ関心を向け」ることの方法論的な問題を的確に炙り出している[註2]。

〈ケアの倫理〉を擁護してきた哲学者のエヴァ・フェダー・キテイ（Eva Feder Kittay, 1946-），そして政治学者のジョアン・C・トロント（Joan Claire Tronto, 1952-）や岡野八代らも，〈正義〉と〈ケア〉の価値をそれぞれ男女二分法にあてはめられるものとは考えていない。彼女らは，自他の利益のあいだで葛藤するケア実践者たちの「声」を回復しようとするのだ。心理学者，哲学者，そして政治学者らが公私領域におけるケアの営みに従事する人間の声に耳を傾けてきたのだとすれば，文学研究者である筆者はケアをめぐる物語に埋没する「声」を掬い取ろうとしてきた。本稿では，イギリス人のモダニスト作家ヴァージニア・ウルフ（Virginia Woolf, 1882-

1941）が「病気になるということ」というエッセイで綴った横臥者の「声」について考察し，そのひとつのケーススタディーとして，アメリカの作家シャーロット・パーキンス・ギルマン（Charlotte Perkins Gilman, 1860-1935）の短篇小説を紹介したい。

横臥者の匂い立つ想像力

『ダロウェイ夫人』（*Mrs. Dalloway*, 1925）や『自分ひとりの部屋』（*A Room of One's Own*, 1929）などの著者として知られるウルフは，ヴィクトリア時代の女性たちの心のなかに巣食う“家庭の天使”を敵視していた。それとはまるで矛盾するようだが，ウルフがじつは共感力やケアの精神を擁護していたことはあまり注目されていない。

ウルフが批判したのは，“家庭の天使”を体現する母ジュリア・スティーヴンの看護道であって，「病気になるということ」（'On Being Ill', 1926）というエッセイでは，他者に思いを馳せることについて深い思索を行っている。ウルフ自身，59歳で自殺するまで，高熱，頭痛，不眠症，インフルエンザ，肺炎，拒食症，躁鬱病，神経衰弱といった心身の病いとの闘いを繰り返していた。自身の病の経験をもとに書いたこのエッセイは，母ジュリアによる「病室での覚え書き」（'Notes from Sick Rooms', 1883）のまさにアンチテーゼである。ジュリアは，両親や鬱病の夫といった病人を看護した経験に基づき，健常者の立場から「看護の技術（art of nursing）」について詳述している[註3]。それに対して，ウルフは病人の立場から，看護者の“上から目線”を批判的に捉えている[註4]。「直立する（vertical）」健常者の「親切そう」な「見せかけ」の同情よりも，ウルフが重視したのは「横臥する（horizontal）」病人の「率直な物言い」や繊細な感受性，匂い立つ想像力である。想像力こそが，ウルフが比喩的に「警察」と表現する序列関係を解体する鍵なのだ[註5]。「健康なときには意味が音を侵食し［…］知性が五感を支配している」が，病気のときには「警察も一休み。マラルメやダンの難解な詩や，ラテン語やギリシャ語のフレーズの下に潜りこむと，言葉は香りを放ち，美味しそうな匂いを発する」[註6]。この感覚は長年病人としての経験を重ねてきたウルフならではのものだろう。

ウルフが「病気になるということ」を執筆する少し前に文通していたのが画家ジャック・ラヴェラである。多発性硬化症と診断されたラヴェラは，1922年に南仏に移住した。この文通はウルフが病に伏す1925年まで続いたが，彼女の手紙には，病人が先鋭化させる想像力と共感力がひとしきり強調されている（Coates, 10）。ケア実践をする健常者，あるいは医師が〈ケア〉であると信じて疑わない行為，あるいは「同情」がじつは患者の立場からは無意味だったり，過保護に思われたり，そして場合によっては有害でありうるという考え方がある。ウルフにとって，“家庭の天使”は「過度に同情心があり」，「無私無欲」である女性を具現する。そしてこの天使は，ウルフの耳元で「同情的で優しくありなさい。［…］そして，なにより，純粋でありなさい」と囁く[註7]。このような義務感から生じる同情こそ，ウルフが“家庭の天使”を否定した根本の理由であった。病人は横臥しているからといって同情されるだけの存在ではない，そうウルフは考えていた。

ウルフがなぜここまで看護者／健常者の「同情」を嫌悪するかというと，彼女自身が1914年頃に精神疾患の患者として治療を受けていた際に，医師や看護師たちの無理解によって苦しんだからだ。主治医であったジョージ・サヴェッジの指導でウルフは「安静療法（rest cure）」を受け，手紙や読書，訪問を受けるといった知的，身体的活動を厳しく制限された[註8]。夫のレナード・ウルフはその頃の彼女の状況を次のように説明している。「最初は，鬱の症状で深く沈んでおり，食べたり話したりできず，自殺願望があった。次の段階では，激しい興奮状態にあって，長い時間喋り続けた。彼女は最初の段階で看護師たちに激しく反抗した」が，レナードによれば，このような一見「狂気（insane）」にみえる症状は，医師による診断の誤りによって引き起こされたごく自然な感情の吐露であった。ウルフの主治医は，彼女の症状から躁鬱病／双極性障害（manic depression）の症状を神経衰弱（neurasthenia）であると誤診したことで，「安静」にしていればいずれ治るだろうと推論してしまった。医師やその治療法に従った看護師たちに対して「狂ったように激怒した（insanely angry）」ウルフの反応はいたって「正常」だったとレナードは振り返っている[註9]。

「安静療法」は，19世紀末に活躍したアメリカの医師サイラス・ウィアー・ミッチェル（Silas Weir Mitchell, 1829-1914）が考案した神経疾患の治療法で，20世紀初頭にはイギリスでも普及していた。この治療法によって回復した患者が一定数いたものの，ウルフのように大きなダメージを受けた患者も少なくなかった。ウルフは，この苦悩を『ダロウェイ夫人』でセプティマスという男性登場人物に重ねている。シェルショック（戦争神経症）を患っているセプティマスは，ウルフも苦しんだ「安静療法」を処方されているが，彼は物語のなかで自殺をしている。

「黄色い壁紙」の横臥者

シャーロット・パーキンス・ギルマン（Charlotte Perkins Gilman, 1860-1935）はイギリスのウルフより一つ前の世代で，しかも大西洋を隔てていたが，数多くの共通点を持つ作家である。鬱病と頭痛に悩まされ，ミッチェル医師のもとに駆け込んだ。その結果，彼女は「極力，家に閉じこもり，毎食後数時間横になり，知的な活動も一日に二時間までなら許容するが，生涯ペンも鉛筆も絵筆も持ってはいけない」という厳しい管理下におかれ[註10]，それに耐えきれず，自分で治療を中断したのだった。短篇小説「黄色い壁紙」（'The Yellow Wallpaper', 1892）はまさにギルマン自身の物語である。

〈ケアの倫理〉とは，私的領域に押し込められてきた女性たちがどれほどの葛藤を抱いてきたか，その「声」を聴こうとする営為であると先述したが，ギルマンの小説は，まさにケア実践者である母が自分の声を聴いてもらえずに狂気に追い込まれてしまう物語である。医師である夫ジョンが借りた大きな家で，出産後に赤ん坊と引き離された「私」が安静療法に専念しているのだが，「私」はそのことに反論できないでいる。

> 彼〔ジョン〕は，自分では感じられないもの，自分の目で見えないもの，それから数値化されないものをおおっぴらに莫迦にする。ジョンは医者で，たぶん――（他の人には絶対言えないのだけれど，まあこれは誰にも読まれない文章だし，それで私は安堵感を感じられる）――それが，私が早く治らない理由のひとつなのかもしれない。彼は私が病気だって信じてくれないの。
>
> いったい私に何ができるのかしら。
>
> 著名な医者で，夫でもある人間が，周りの友人や親戚に，神経症――若干ヒステリーの傾向があって――という以外はまったくもってなんの問題もないと主張していたら，いったい私に何ができるのかしら[註11]。

この引用箇所で注目すべきは「いったい私に何ができるのかしら」といった母親の無能感である。語り手は「公的領域」で医師という役割を担う夫から威圧感を感じながら，「私的領域」における自分の存在を卑下している。

ケアの倫理論者のひとりであるジョアン・C・

トロントは，公私領域という社会構造のなかに深く埋め込まれているジェンダー構造を浮かび上がらせることの重要性を指摘している。

> 男性は，金，キャリア，理念，そして出世を気にかけている（caring about）。すなわち，男性は，自分がしている仕事や，抱いている価値，そして自分の家族のためにどれだけ稼いでくるかで，ケアしていることを表わす［…］。女性は，自分の家族，近隣，そして友人たちに気遣う（caring for）。すなわち，女性は，ケアするという直接的な仕事をすることによって，家族の世話をしている。それだけでなく，この筋書きはさらにこう続く。男性は，より重要な物事について考えている（caring about）。他方で女性は，さほど重要でないことを考えている［註12］。

女性の日常レベルの「気遣い（care for）」は公共圏における男性の活動（care about）と同じくらい尊いはずだが，二次的なものとして見なされている。トロントは，「さほど重要でない」と不当に評価されている女性のケア実践に目を向けているが，「黄色い壁紙」ではこの価値観を内面化した自己肯定感の低い女性に語らせることで，社会的構造の深部を見せている。

「私」は懸命に外出したいと訴えるが，夫は彼女の声に耳を傾けない。まだその体力がないと考えており，また彼は数値化されないものは信じない性質だ。興味深いことに，ジョンのモデルとなったミッチェル医師にとってよい医師の条件とは，「能動的かつ陽気な気質」と「忍耐，厳しさ，裁量」であったが［註13］，ここには「傾聴」という二文字はない。「私」は嫌悪さえ感じる黄色い壁紙の部屋から出たいと考えている。しかし，最終的には赤ん坊ではなく自分がこの部屋に入れられたことを幸運に思い始める（Gilman, p.35）。横臥者である前にケア実践者である「私」の意識が顔を覗かせる場面である。

ギルマンとウルフの共通点はもうひとつある。ギルマンもまた，横臥者の想像力を不可視の世界の可能性として捉えている。他方，小説のなかの医師ジョンは患者の想像力を蔑んでいる。彼は「自分の目で見えないものを［…］おおっぴらに莫迦にする」のだ。また彼は，語り手に「想像力があり，物語を創作する（悪しき）習慣がある」ことを懸念している。そもそも「神経症の患者には特徴的な弱さがあり，そのせいで，あらゆる種類の鮮やかな空想世界」がもたらされると信じているジョンは，「私」に過度な制限をかけるのだ（ibid., p.32）。これはまさにウルフが「病気になるということ」で対比していた横臥者と直立人の視点の違いである。病人の想像力の肥大化を恐れ，知的活動までも制限した「直立人」的な視座はミッチェル医師の安静療法の特徴であった。語り手は，「体がよくなるまでは「仕事」をしないよう固く禁じられている」（ibid., p.29）。ここまで制限された「私」は，密かにこう思っている。「自分が楽しいと思える仕事は，その刺激と気分転換の相乗効果で体にいいはずなのに」（ibid., p.29）。それでも，ジョンの方針に対して反論できない。それどころか，声すら上げられない。

ジョンは「私」に「〔安静療法で〕早く治らなければ，秋にはウィアー・ミッチェルのところに送り込むぞ」とまで脅している（ibid., p.33）。そもそもこの治療法は，アメリカの南北戦争当時に，フィラデルフィア陸軍病院に勤務していたミッチェルが銃弾によって末梢神経に損傷を受けた兵士たちのために考案したものだったが，のちに女性の神経症患者にも応用したのだった。ギルマンが「安静療法」を処方されたとき，あらゆる活動が禁止され，それが原因で彼女の精神状態に異変が起き始めたという。同じように小説の「私」も，部屋の黄色い壁紙のなかに幻覚を見る。「私」には閉じ込められている女性が見えていて，彼女を外に出そうと壁紙を剝がし始め，最後に発狂する。

むすび

創始者のミッチェル医師にとって「安静療法」は女性患者たちのための「苦い薬」であった[註14]。安静にしているよう強制し，あるいは病人に言葉や思考の沈黙を強いることによって，おとなしく性規範に戻っていくように仕向ける家父長的な処置でもある[註15]。しかし，ギルマンやウルフにとって，想像を含む知的行為の一切を禁じられる経験は精神的に苦しみを伴うものであっただろう。彼女たちの文学世界には，女性を沈黙させようとする家父長的な医療実践に抗する語りの力がある。古代ギリシャ時代から語り継がれてきたメドゥーサの神話は，女性が規範から逸脱しようとするときの破壊力を表す強力なシンボルだが[註16]，『もうひとつの声』でギリガンが紹介するペルセポネーの神話は，いわばメドゥーサのアンチテーゼである。この神話で象徴的なのは，ハデスによって娘のペルセポネーをさらわれた豊穣神の母デメテルが娘に対して示す「愛着（attachment)」，すなわち特別な情緒的結びつきである。ウルフが「病気になるということ」で心に思い描く物語も女性の連帯をテーマにしたオーガスタス・ヘアの『二人の貴婦人伝』であり，ギルマンのヒロインが発狂する前に思い描くのは別の部屋にいる我が子の安全である。彼女が綴った横臥者の物語は，ギリガンの「もうひとつの声」を具現しているといえないだろうか。

▶註

1 キャロル・ギリガン［岩男寿美子 監訳］(1986) もうひとつの声──男女の道徳観のちがいと女性のアイデンティティ．川島書店，p.176 (Carol Gilligan (1993) In a Different Voice : Psychological Theory and Women's Development. Harvard University Press).
2 岡野八代 (2020) 民主主義の再生とケアの倫理．In：ジョアン・C・トロント［岡野八代 訳・著：ケアするのは誰か？──新しい民主主義の形へ．白澤社，p.88.
3 Vanessa Curtis (2002) Virginia Woolf's Women. University of Wisconsin Press, p.17.
4 Kimberly Engdahl Coates (2012) Phantoms, fancy (and) symptoms : Virginia Woolf and the art of being ill. Woolf Studies Annual 18 ; 3.
5 ヴァージニア・ウルフ［片山亜紀 訳］(2020) 病気になるということ②．早川書房 (https://www.hayakawa-books.com/n/n775c24379791).
6 ヴァージニア・ウルフ［片山亜紀 訳］(2020) 病気になるということ③．早川書房 (https://www.hayakawa-books.com/n/n42f048683ddf).
7 Virginia Woolf [Michelle Barrett (Ed.)] (1979) Women and Writing. Harcourt Brace Jovanovich, pp.58-59.
8 Quentin Bell (1972) Virginia Woolf : A Biography vol.1 of 2vols. The Hogarth, p.164.
9 Leonard Woolf (1964) Beginning Again : An Autobiography of the Years 1911 to 1918. Harcourt, Brace, and World, Inc, pp.161-162.
10 Charlotte Perkins Gilman (1990) The Living of Charlotte Perkins Gilman : An Autobiography. U of Wisconsin P, p.96.
11 Charlotte Perkins Gilman [Julie Bates Dock (Ed.)] (1998) "The Yellow Wall-paper" and the History of Its Publication and Reception. The Pennsylvania State University Press, p.29.［拙訳］
12 同前，p.96；Joan C Tronto (1995) Women and caring : What can feminists learn about morality from caring. In : Virginia Held (Ed.) Justice and Care : Essential Readings in Feminist Ethics. Westview Press, p.101.
13 S. Weir Mitchell (2009) Doctor and Patient. Valde Books, p.ii.
14 Silas Weir Mitchell (1877) Fat and Blood, and How to Make Them. Lippincott, p.41.
15 ミッチェルは男性患者には特別に乗馬といった活動的な治療法の選択肢を設けていたが，そのことからも女性は家庭にいるべきというジェンダー・バイアスが働いていたことがうかがえる。Mark Micale (2007) Medical and literary discourses of trauma in the age of the American Civil War. In : Anne Stiles (Ed.) Neurology and Literature, 1860-1920. Palgrave, pp.184-206.
16 メアリ・ビアード［宮﨑真紀 訳］(2019) 舌を抜かれる女たち．晶文社，pp.67, 77.

ひとり生きるために
ケアされる自由のエスノグラフィ

千葉大学大学院人文科学研究院
髙橋絵里香

安全電話と排泄

フィンランド西南部の自治体「群島町」（仮名）には，安全電話というサービスがある。電話といっても装置自体は腕時計形をしていて，時計盤にあたる部分に丸く大きなボタンがついている。このボタンを押すと利用者宅に設置されたスピーカーフォンが自動的に起動し，オペレーターと会話することができる。必要があれば，24時間体制で待機する担当者が利用者宅に急行する。このサービスは，例えば転倒や体調の急変といった緊急時に，とっさに助けを求める相手がいない独居高齢者にとって重要な意味を持っている。だが，安全電話の利用者がボタンを押す理由は，サービスを供給する側がもともと想定しているものに限られない。

2020年10月30日。私は安全電話の担当者に同行し，利用者宅にスピーカーフォンを設置する手伝いをしていた。すると安全電話のオペレーターから担当者のタルヤ（仮名）に連絡が入った（オペレーティング業務はヘルシンキ市の民間企業にアウトソースされている）。ある利用者からトイレ介助のための出動要請があったという知らせである。タルヤと私は，安全電話の事務所から車で5分ほどのところにあるアパートへ向かった。安全電話のボタンを押したのは80代前半の男性グスタフである。彼は両足が外科手術によって切断されているために車椅子を利用しているが，それでも独居生活を送っているのだ。

彼の家には町立病院から貸し出されたリフトがあって，これを使えばケアワーカーが一人で車椅子からベッドに体を移動させることができる。合鍵を使って家に入ったタルヤは，慣れた様子でグスタフをベッドに移動させると，ズボンを脱がせ，差し込み型の床上便器を体の下に入れた。しかしなかなか排便は進まず，タルヤはグスタフにことわったうえで大腸の動きを促進する座薬を使った。それでも変化がないので，5分ほど待ってからグスタフを車椅子に戻し，私たちは彼の家を辞去した。

結局，座薬の効果が現れたのは30分ほど経過してからのことだった。再びヘルシンキのオペレーターからの連絡を受け，事務所からグスタフの家に急行し，リフトを使ってベッドに移動させる。今回は無事に排便が完了したので，タルヤは排泄物を処理し，床上便器を洗浄してから，オフィスに戻った。最初のコールから，実に1時間以上が経過していた。

群島町の安全電話サービスにおける出動理由として，もっとも多いのはトイレ介助である。本来，転倒や体調急変といった身体に害を及ぼす緊急事態に対応するためのサービスを使ってトイレ介助をするというのは，安全電話の本来の目的から外れているようにも思える。だが，例えばグスタフのように自立生活動作の程度が低い人々が自宅で暮らすためには，目的外の利用が不可欠となっていることも確かである。実際，グスタフもほぼ毎日安全電話のボタンを押してトイレ介助を依頼している。

ここまで記述したきたようなルーティンは，ケアワークとしては専門性の低いタスクにも思える。だが，食べる，排泄する，自らの清潔を保つ……そうした自立を保つことができない人が独りで生きていくためには，それらのシンプルなタスクを適切なタイミングで積み重ねていかねばならない。

また，医療において患者の身体に負担をかける治療行為が「侵襲性が高い」と称されるように，ケアもまた時として侵襲的であることを忘れてはならないだろう。もちろん，身体にメスを入れるような治療行為とは異なり，身体そのものへかかる負荷は低いかもしれない。だが，植田らがまとめているように，「人は排泄行為や排泄物が人目に触れることに対して羞恥心やタブーの意識が強く，自力で排泄することが困難になった場合，他者の援助を受けることに抵抗を感じる」（植田ほか，2009，p.68）。自己の尊厳に強く働きかけるという意味で，排泄ケアは侵襲性が高いと言えよう。

排泄ケアの侵襲性が高いと感じるのは，排泄ケアのやりとりが顕著に饒舌になるからである。安全電話サービスのトイレ介助においても，介助中の利用者は日常的な話題をひっきりなしに喋り続ける。それは沈黙という気まずさを埋める行為であるのではないか。ケアワーカーたちもまた，介助という行為から気をそらすような利用者たちとのお喋りに付き合っている。それはいずれも，ケアの侵襲性を紛らわせる振る舞いなのだろう。

このように自力で排泄できない状態の人々がひとり自宅で暮らし，それを行政が支えるという体制は，日本ではあまり想定されていないように思う。グスタフのような状態であれば，居住型介護の方が手間がかからないからだ。どうして，群島町ではそこまでして高齢者が在宅生活を継続することが支援されているのだろうか。そして，高齢者にとって，侵襲性の高いケアを受け止めながらひとりで暮らすということは，何を選びとる行為であるのだろうか。

独居者たちの国で

私は2001年からフィンランドの群島町で高齢者ケアについての調査研究を続けている。仮称が示す通り，群島町は大小さまざまの島々からなる自治体である。人口は2021年時点で約15,000人，高齢化率は28.1%とかなり高い。これは群島町の中心部は近年では通勤・通学者のベッドタウンとして人口は増加傾向にある一方で，周辺部では高齢化が進行しているためである。さらに，フィンランドでは，75歳以上人口の半分以上が単身世帯であるため（OSF, 2020），公的介護のニーズは大きい。

この群島町で，私は，高齢者福祉にかかわる多様な活動，特にさまざまな健康状態にある人々が自宅で独居生活を続ける様子をフィールドワークしてきた。そのなかで，冒頭のエスノグラフィに代表されるような，ケアワーカーと利用者が構築する複雑な日常生活のリズムに感嘆しつつ，それを単純化して「先進的な北欧社会の思想」に還元してしまうことに躊躇してきた。

グスタフのような人々を支えるケアの配置について，フィンランドには自立を尊ぶ価値観が根づいており，自己決定が尊重されていると解釈するのは簡単だ。だが，文化人類学においては「文化」という概念自体が批判と反省の対象となって久しい（cf. Abu-Lughod, 1996）。何か人々によって共有される一枚岩の領域があり，それはグローバルな市場経済や政治思想の潮流とは明確に区別されるような基層的な共通感覚によって支えられているという発想は，現代の調査現場にそぐわないからだ。

実際，群島町で独居高齢者の在宅介護に力がそそがれている背景に，近年の社会保障政策の流れがある。北欧型福祉国家として知られてきたフィンランドでも，大きな国家を縮小しようという新自由主義的な動きがみられる。特に施設介護は在宅介護と比べてコストがかさむことが，社会保障予算の抑制にあたって問題視されてきた。フィンランド社会保健省は「自宅でサービスを提供することは，もっとも人道的で費用効果の高いアプローチであり，利用可能な資源を使って福祉の大きな効果を上げることができる」（The Finnish Ministry of Social Affairs and Health, 2003, p.101）と述べ，施設介護から在宅介護への重点の移動を進めてきた。在宅介護が「人道的」であると表現されているように，こうした政策は高齢者の自己決定を推奨するという目的によって裏打ちされている。特に2014年の「社会サービス法」（sosiaali huolto laki 1301/2014）は，自宅生活の継続を望む高齢者の決定を顧客の選択として尊重することを行政に求めている。この法律は通称「自己決定法」と呼ばれており，高齢者は自宅に留まりたいと望む限り，それが保障される。

以上のような方針を受けて，フィンランドの高齢者向け居住施設の収容可能数は1990年の22,180人から2015年時点で8,203人と半数以下に減らされた（THL, 2017, p.4）。群島町においても，1983年には108人を収容することが可能だった町立の高齢者向け長期介護施設は収容可能人数を減らし続け，2020年には老年医学の病棟へと転換されたことで，居住型の介護施設としては完全に閉鎖された。こうして，群島町における脱施設化を中心とした新自由主義的な地域福祉の構造改革は，高齢者の在宅生活を長期化させたのである。在宅生活が長期化すれば，自宅生活者の平均的な日常生活動作の程度も低下していく。こうして，定時の訪問介護ではカバーしきれないような，随時的に生じるケアのニーズが増した。それを受け止めているのが，安全電話サービスなのである。

グスタフも20年前であればとっくに町立の介護施設に入居していたかもしれない。だが，現在は自宅生活を選ぶことが可能となっている。それは，本人の自己決定を尊重していると解釈すればうらやむべきことであるし，社会保障予算の抑制という国家全体の方針に適うものだと解釈すると暗澹たる話であるように思えてくる。いずれにせよ，政治経済的な要因と切り離して人びとの日常があるわけではないことは確かである。いずれにせよ，こうした自宅生活においては，冒頭で示したように，時として侵襲性の高いケアが不可欠となるが，それはどこまで当事者の選択であると言えるのだろうか。

ケアと選択の背反

ここで参照してみたいのが，医療人類学者アネマリー・モルがオランダの糖尿病患者外来の参与観察を元に記したエスノグラフィである。モルは『ケアのロジック』（モル，2020）において，医療従事者と患者とのやり取りに通底する2つのロジックを見出している。ひとつは「選択の論理」であり，これは医療現場において患者が市民や顧客という自由を行使する主体として，自律的な判断を下し，自らが欲する治療を選び，要求することを保証するものである。それに対して，「ケアの論理」は人々が生活を続けていくために必要な身体の世話を中心としており，さまざまな道具や周囲の人々との間で結ばれる関係性を実際的な態度で調整していく行為だとされる。

このように整理すると，グスタフの生活にも2つの異なる論理に基づく支援が混淆していることが見えてくる。彼の在宅生活は選択の論理に基づいて承認され，支援が決定されている。それがグスタフの自由意志に基づくものであるのか，それとも政策や法律によって後押しされ，仕向けられたものであるのか，第三者が判断することは困難である。それでも，行政による承認・支援はグスタフ自身を自立した利用者とみなすことによって正当化されていることは確かである。

一方で，その場その場の必要に基づく介助の求めは，ケアの論理に基づいて召喚されている。人間は排泄しなければ死ぬし，排泄を処理しなければ，不快なだけではなく褥瘡によって身体に深刻な危害が加えられる。誰かが排泄を介助しないかぎり，グスタフの独居生活どころか生そのものが危うい状態に置かれるだろう。もちろん，グスタフは安全電話のボタンを押すことで，積極的にケアを招喚（＝選択）している。それでも，排泄自体はまさに必要に基づく行為であり，そこに選択の余地などないようにも思えるのである。

ケアの論理は，世界各地の医療・介護現場において見出されるような，ある意味でありふれたロジックである。オランダの大学病院にも，フィンランドの高齢者介護の現場にも，日本の家族介護を行う家庭にも，ケアの論理は見出されるだろう。ただし，ケアの論理に基づいて実践が発動する配置自体は，それぞれがローカルな条件に拘束されている。モルらによると，ケアは現前にあるモノや人々の連関を「いじくりまわす（Tinkering）」（Mol et al., 2010）実践であるという。実際，政治経済的な制約，地理的条件，世帯の構造などを前提として，グスタフのアパートには安全電話やリフト，介助ベッドや床上便器といったさまざまな道具が配置されている。それらを使い，安全電話の担当者たちは，他の在宅介護サービスや行政官たち，そして（グスタフの場合は遠方に暮らす）家族といったさまざまなアクターと連携しながら，グスタフの生をぎりぎりのところで保っているのである。

このように，群島町の高齢者たちの独居生活は，選択の論理によって正当化されながら，ローカルに固有な配置から立ち上がるケアによって支えられている。とはいえ，選択の論理もまた，マクロな見地から投げかけられ，人々の行動を均一化していく威力をもったロジックではないことに注意すべきである。

料金と受益者負担

排泄ケアは，ケアワーカーたちにとってことさらに不快であるわけではなく，あくまでも淡々とこなされる日々の業務である。実際，グスタフは毎日だいたい同じ時刻に安全電話のボタンを押すので，ケアワーカーたちの業務のルーティンに組み込まれている。グスタフのほかにも，必要な介助の程度はさまざまであるが，安全電話のボタンを押してトイレ介助やオムツの交換を要求する利用者は一定数存在する。

とはいえ，日によっては優先度の低いトイレ介助が億劫に感じられることもあるだろう。グスタフの排泄ケアに同行する5年ほど前のことである。彼とは別の利用者のトイレ介助に急行した帰り道，当時の安全電話担当者であったピーアは，「これは面倒くさいわ」と愚痴をこぼした。

「今はそれほど他の仕事が忙しくないから大丈夫だけど，でも出動するたびに5ユーロ（約650円）くらい取っても良いんじゃないかしら。T市（近隣の大都市）では安全電話のサービスを自治体がやっていないから，個人で契約しないといけないのよ。そうすると，1回の訪問に36ユーロ払うの。それは高すぎるけど，でもお金を払うとなれば，人は何度も呼んだりしないんじゃないかしら。群島町では月に24ユーロ払うだけで，何度でも呼べるの」

ピーアが予想する通り，価格をつりあげればトイレ介助を要求する人が減るのだろうか。受益者負担の規則を導入することで，人々は選択を強いられるようになり，合理的な行動をするようになるのだろうか。実は，2020年の8月から群島町では安全電話の価格体系が大幅に変更された。これは，都会においては随分と前から浸透していた新自由主義的なやり口が，群島町にも少しずつ浸透しつつあることが背景にある。それまでは月に一律で24ユーロを払えば，安全電話の担当者が毎日のようにトイレ介助のために訪問したとしても同一料金であった。それが，1回の出動ごとに日中であれば10ユーロの料金が加算されるようになったのである（ただし，上限料金は月に100ユーロであり，月に10回以上の訪問は同一金額となる）。

ところが，グスタフをはじめとしてトイレ介助の要求は料金体系の改定後もあまり減ることがなかった。トイレ介助のほかにも簡易便器を空にしてほしいという依頼，オムツを変えてほしいといった依頼が続いている。これは，人々は必ずしも合理的で経済的な行動を取るわけではないからだと解釈すべきだろうか。それとも，料金を払っても惜しくないほどに，当人にとっては切実な理由であったと解釈すべきだろうか。さらに言えば，一部の認知症をわずらう利用者にとっては，料金のことを覚えておくことが難しい場合もあるだろう。おそらく，どの理由もそれぞれ当てはまる利用者がいるに違いない。いずれにせよ，選択の論理においても，マーケティングや市民社会の倫理をそのまま現場に持ち込んだ過程は複雑で，常に思いがけない形で適用されていくものだと言えそうだ。

もちろん，グスタフの在宅生活が不安定なバランスの上に成り立っていることは厳然たる事実である。安全電話の1回ごとの出動料金がこれ以上値上げされたら，上限料金が撤廃されたら，あるいは安全電話の担当者が減らされたら，出動業務も民間企業に外部委託されたら，彼の生を支えるケアの網の目はたちまち破れるだろう。それは新自由主義が浸透するなかで，十分にあり得る未来である。それでも，さまざまな制度や技術による統治をかいくぐって，グスタフの生を支える方途が見出されてきたことも軽視するべきではないだろう。

ここまで見てきたように，安全電話をはじめとするケアサービスにおいて，社会保障の予算や人々の健康状態，ケアワークの組織構成といったさまざまな要素が混淆するローカルな編成のなかから，ケアの論理と選択の論理のユニークな解釈と実践が立ち上がっている。その意味で，フィンランドの高齢者たちがひとり生きることは，時として予想外の偶有性を受け止めることでもあると言えよう。それは「文化」と呼ぶにはあまりにも複雑であり，一枚岩の領域としてとらえるには多様である。だが，脆さを抱えた人間がひとり生きることを支える共同性は，そうした編成のなかで醸成されているのである。

◉文献

Abu-Lughod L (1996) Writing against culture. In : RG Fox (Ed.) Recapturing Anthropology : Working in the Present. School of American Research Press, pp.137-162.

アネマリー・モル［田口陽子，浜田明範 訳］（2020）ケアのロジック――選択は患者のためになるか．水声社．

Mol A, Moser I, & Pols J (2010) Care : Putting practice into theory. In : A Mol, I Moser, & J Pols (Eds.) Care in Practice : On Tinkering in Clinics, Homes and Farms. Bielefeld, Germany : Transcript Verlag, pp.7-26.

Official Statistics of Finland (OSF) (2020) Dwellings and Housing Conditions. (http://www.stat.fi/til/asas/2019/asas_2019_2020-05-20_tie_001_en.html［2021年5月20日取得］)

Terveyden ja Hyvinvoinnin Laitos (THL) (2017) Sosiaaliturvan menot ja rahoitus 2015. (https://www.julkari.fi/bitstream/handle/10024/132142/Tr_07_17_kokonaisraportti.pdf［2021年5月20日取得］)

The Finnish Ministry of Social Affairs and Health (2003) Trend in Social Protection in Finland 2003. Ministry of Social Affairs and Health Publications.

植田彩，辻村真由子，岡本有子，園田芳美，松浦志野，望月由紀，石垣和子（2009）排泄ケアにみられる身体性――国内文献に記述された実践事例のメタ統合を通して．千葉看護学会会誌 15-1 ; 68-75.

食事行為の緊張と緩和
縁食空間のケアについて

京都大学 人文科学研究所
藤原辰史

食べることとケア

食べるという行為はケアという現象とどういう関係にあるのだろうか。

家族や友との食事で落ち込んでいた気持ちが少し穏やかになった体験をした人は，私も含めて多いはずだ。高齢者介護施設で言語聴覚士の仕事をしている友人の話では，食事が喉に詰まるようになって急に元気がなくなる人や，逆に飲み込む訓練をしているうちに元気を取り戻した人も多いという。また，生徒数の少ない小学校で働く給食調理員の話では，給食の残し具合でその日の体調のみならず，家庭での状況までもわかることがあるという。会食の雰囲気が悪かったり，会話のテーマがリラックスしたムードにそぐわなかったりしたときに，「せっかくの料理がまずくなる」という常套句もある。食べることが，単なる栄養補給以上の精神的，肉体的な影響を与えることは，経験上否定することは難しい。

さらにいえば，何か重要な仕事が控えていて精神が高揚しているときや恋愛に心を奪われているとき「食事が喉を通らなくなる」し，「食べることを忘れて仕事に没頭する」こともあろう。これらの常套句はむしろ，気分が高揚しているときに食事に興味がなくなる，という普遍的現象を示している。薬物依存の人が食べることや寝ることを省こうとすることも，これらの現象と近いのかもしれない。

つまり，食事というのは原則として人の緊張を高めるのではなく，人の緊張を解きほぐす。それはもちろん，食べて消化しているときは副交感神経が働き，体をリラックスさせ，場合によっては眠気をもたらすという生理現象と深く絡んでいる。たとえ食事が豪華なときでも，その光景は人の心を一時的に高めようが，それらを口にして，話を交わしているうちに，最終的には人の心を開放する傾向にある。だから会食は，人と人のあいだを流れる空気を穏やかにし，人をケアする可能性を持つのである。

犯罪の前の食事

では，具体的に食が人の緊張を解きほぐすメカニズムはどんなものだろうか。

津村記久子は『ポースケ』や『ディス・イズ・ザ・デイ』などの小説で，そういった人間の心理状況を巧みに描いてきた。近刊『つまらない住宅地のすべての家』では，近所の人たちが丸い座卓を囲んで食べる「縁食」[註1]で，人びとの心の解除が巧みに描かれている。

妻が家を出て，息子をひとりで育てている丸川明は，女性の脱走犯が自宅の周囲に近づいているという情報をつかむ。明の提案で，住人たちが協力して，犯罪者から住宅地の一角を守るために，老夫婦の笠原えつ子と足の悪い武則の家の二階で，交代で寝ずの番をすることになった。笠原夫婦は晩婚で子どもがいない。最初の当番の人が集まってくると，えつ子は大皿の揚げそばとノンアルコールビールを二階に持ってくる。そこには，丸川のほかに，25歳の一人暮らしの大柳望と，妻と息子と三人で暮らしている三橋朗善がいる。実は，二次元アイドルの布宮エリザの世界にどっぷり浸かりつつも，上司に馬鹿にされ，うだつのあがらない生活をしている大柳は，そこから脱出しようと近所の女の子の誘拐を企んで周到に準備をしている人間であり，三橋は制御が効かない12歳の息子を離れの部屋を居心地のよい空間にして鍵をかけて監禁しようと妻と考えている最中の人間，つまり，犯罪の一線を越えようとしている人間であるのがポイントである。ここでは食事が犯罪の心を萎えさせる大柳の事例を追ってみよう。

> 朗善が一皿目の揚げそばを食べ終わると，また窓際の見張りを交替した。やはり自宅の部屋に他人が何人も詰めていることが気になるのか，何か足りないものはありませんか？　と再び笠原夫妻が部屋にやってきた。松山さんは，特に意見をとりまとめたわけでもないのに，ないね，と言い切り，あ，そうだ，七並べしようよ，と提案した。丸川さんは，いやいやそんな場合じゃないですって！　と抗議し，大柳さんは無言で首を傾げて目を眇め，少し馬鹿にするような表情で松山さんを見やった。
>
> 「えー。窓が開いていてそこから人の声が聞こえたら，逃げてる人も来ないかもしれないじゃん。防犯になるよ」
>
> 松山さんの反論に，丸川さんは，それもそうだという顔をしたのだが，やはり示しがつかないと思い直したのか，とにかく見張りの時は集中してくださいね，と釘をさした[註2]。

このあと，笠原武則と，大柳と松山でトランプの七並べが始まる。そこに三橋朗善も加わる。意外に楽しい，と三橋は感じる。笠原えつ子が，もう寝ると伝えるついでに，残りの揚げそばは一階の食卓にあって，上にかけるあんは冷蔵庫にあるので，レンジで温めてください，と二階に言いに来る。昼間に，防犯のために笠原家の植え込みを切るのを手伝った大柳は，お礼に牛すじの煮込みをもらっていたのだが，「意を決したように」，「おいしかったです」とお礼を述べる。そのあと松山と三橋が知っている駅前の居酒屋の牛すじ煮込みが美味しいことを大柳に伝え，「自分も行ってみようかな」と呟く大柳に，「店で会ったら飲もうよ」と声をかけられ，「必要以上に驚いたように目を見開いて，数秒沈黙した後，わかりました，と聞こえないぐらいの小さな声で窓際から答えた」。大柳は，食べものを通じて，普通の会話に巻き込まれていく。

牛すじ煮込みは
なぜ犯罪を止めたのか

皿うどんと七並べを経て，家に戻っても，大柳はまだ誘拐計画を諦めない。だが，その大柳に，75歳である笠原えつ子の「皿うどん」と「牛すじ煮込み」はボディブローのように効いてくる。最後のとどめは，いつの間にか大柳の家の玄関前に立っていたえつ子が，大柳が壁に貼っている布宮エリザのポスターを見て放ったこんな一言だった。「その着物，すごくすてきですね。その絵の女の子にものすごく似合ってる」「長崎更紗だと思うんですよ，それ。母の故郷の伝統的な染め物なんです」「絵を描かれた人，すごく着物がお好きなんですね」。大柳の憑きものが落ちる。

> あんなアニメやゲームに縁遠そうなばあさんでも感心するくらい，彼女には価値が

> あるのか，と望はじっと布宮エリザのポスターを眺めた後，ゆっくりと納戸の扉を閉じる。
>
> ならば自分は，彼女に恥じない人間でいるべきなんじゃないだろうか。自分が罪を犯すようなことを，彼女に共有させてはいけないのではないか［註3］。

誘拐のためにレンタカーを借りてビニールで座席を覆い，DNA鑑定がしにくい状況を作り上げるまで，大柳が綿密に練った犯罪計画が，音を立ててガラガラと崩れていく過程が，津村の綿密に練られた文体で見事に描かれている。笠原えつ子のちょっとした言葉で，上司に馬鹿にされていた布宮エリザを「絵以上の存在だ」と思いたい，そう大柳は感じた。布宮エリザを褒められたことが，大柳の，誘拐を実行しなければならないという「緊張」を解きほぐしていったことは間違いないだろう。だが，言葉だけでは大柳は寛解しなかったことがこの物語のミソである。

大柳は，毎朝「雑巾みたいな味」のするトーストを食べていた，と描写されている。他方で，誘拐計画を練るなか，隣の菅原家からは「肉じゃがにしろ，シチューにしろ，何かの煮込みにしろ，やたらいい匂いをさせて作っている」とも書かれている。

> 帰宅時間にばあさんの料理の時間が重なることに気付いた当初は，ひどいストレスになるだろうと望は身構えたのだが，そうでもなかった。いい匂いのものはただいい匂いで，望はときどきその匂いに促されるように，少し遠いコンビニに行って同じようなものを買ってきて家で食べていた［註4］。

しかも，隣家から流れてくる食べものの匂いは，犯罪と無関係である。「いい匂いのものはただいい匂い」という表現はそのことを意味している。においは，犯罪に直接向かってくるものではないが，それゆえに，犯罪に取り憑かれた大柳の緊張を解きほぐす。計画そのものからふっと自分自身を離すような感覚である。

> ただ，今隣の家の料理の匂いに包まれながら自分の計画をなぞっていると，「何を考えているんだ」というようにも思えてくる。バカなことだとか，穴だらけだとか，子供をかわいそうだと思わないのかという以上に，ただ「何を考えているんだ」と思う［註5］。

大柳の描写で重要なのは，牛すじ煮込みや皿うどんだけではない。食べものを通じて醸し出された間の抜けた空気と，食べものが自宅の壁を超えて漂ってくるにおいである。なぜ皿うどんは，犯罪者をして，いい歳した大人の男たちと七並べさせることができたのか。それは強制的と言っても何ら差し支えない，食事のにおいがもたらす空気の緩みであり，縁食がもたらす円卓の和んだ空気である。いささか強引に緊張が解かれる。強制的に人間と人間のあいだに空隙を挿入する。抜けた「あいだ」に，布宮エリザの評価の言葉が沁みていく。

味と雰囲気

味覚や嗅覚が人間と人間の関係に影響を与えることを精神医学の立場から論じた本に，ドイツの精神病理学者フーベルトゥス・テレンバッハの『味と雰囲気』(1968) がある［註6］。味Geschmackとは，ここでは，嗅覚と味覚，あるいは口腔内の触覚も連携するような飲食の，場合によっては人と人のあいだにも発生する感覚を意味する。

テレンバッハは，ヴィクトール・フォン・ヴァイツゼッカーの議論を参考に，顎，舌，頬，歯の運動は食事行為において切り離しがたく結びついていることを確認する。たしかに，私たちは歯のような硬質な素材の器官と頬や舌の傷つきやすい粘膜で覆われた器官とをほとんど意識することなく，お互いに傷つけ合わないように動かすことができる。その上で，テレンバッハは，統合失調症の患者の「異常体験」にしばしば，味覚や嗅覚が薄れたり強くなったりして不調になる事例があると指摘しつつ，それらの口腔感覚が主体と現前する世界のあいだの「境界」を溶かすことを指摘する。とりわけ，においは，ちょうど笠原家から大柳の自宅まで食事のにおいが届いたように境界を容易にまたぐからである。

> ここで明らかになるのが，**口腔感覚は近さの感覚である**という第二の決定的標識である。その徴候のなかで**最初から**親密なものと疎遠なものとが分かれる。なぜなら，乳を飲ませる母親は子供にとって近さと親密さの総体だからである。なお長いあいだ子供は他人からも他人のところでなにひとつものを受けとらないだろうが，しかし，食卓で一つのテーブルにつけば，他人との距離は縮まる。一緒に食事をすることの親密さは相互信頼をその本質とするが，これは守秘の義務を負わせる[註7]。

ここで母乳が例として出されているのは的確であろう。乳児にとって母親は味であり，においである。距離がゼロであるどころか，場合によっては相互浸透する。このような，お互いに浸透しあうような感覚が，食事の原体験であるとすれば，それは乳離れをしても，大人になっても，食事にはこの「浸透」が重要な役割を果たすことになる。

しかし，重要なのは，こうした親密さの深まりは，決して食事による雰囲気作りを成功させるだけではない，ということである。近すぎるために諍いにもなりやすい。守秘義務が生まれるため，それが一種の縛りにもなる。さらに，においや味わいは身体に浸透してくるので，嫌悪感も倍増する。関係が冷え切った人間と食事をするときの気詰まりの感覚はここに由来するだろう。

つまり，食べものとそれをめぐるにおいや味が人と人のあいだの距離を近づける，という表現では十分ではない。お互いの領域に入り込む可能性が高いのであって，それが心地よいときと不安にさせるときがある。前者の場合は人に対するケアになるが，後者の場合は逆に人を不快にさせ，緊張感を高めるだろう。

緊張する食事

以上，食を通じて人の緊張感が解けていく過程について論じてきたが，ここまできて思い出す事例が二つある。

第一に，ドイツのドレスデンのホテルで朝ごはんを食べていたとき，ドイツ人の厳格な父母とその子どもが隣のテーブルでやはり朝ごはんを食べていた。父母は食べ方を厳しくしつけて，ニコリとも笑わず，子どもも，まるで旅行とは思えないほど緊張していた。食事のしつけは，体が最もリラックスすべき時間に緊張をもたらす。学校給食で嫌いなものを無理矢理食べさせることが，子どもの精神状況にとって悪く働くのは，リラックスせよ，しかし，緊張せよ，という二重縛り状態をもたらすからであろう。

第二に，京都市内で子ども食堂を実施していた女性たちから教えてもらったことである。父親と女の子が二人で子ども食堂にやってきた日のことだ。父親があまりにも厳しく女の子をしつけていたので，スタッフもみんな気になっていた。ところが，近くに座ってご飯を食べていたおばあちゃんが，やんわりと女の子に向けて，まあそんなんいうてもなあ，というような曖昧な言葉をかけたことで，場の緊張がすっと解けたという。一対一では垂直的な関係になりがちな食事も，第三者が無責任に入り込むことで，一気に水平に開かれる。「優しい私があなたを助けてあげているのよ」という恩着せがましさは人と人のあいだの緊張を高めてしまうことがあるが，突発的な優しさの発露はしばしば緊張を緩ませる。緊張の逃げ道が仮設的に形成される可能性が高い空間では，ますます食事が持つケアの力は発揮されやすいかもしれない。

食事は，原則として緊張をほぐす効果を持つゆえに，逆説的に，食事時間に人を緊張させる行為は，人間を厳しく制御する効果を持つ。その緊張は，親や先生や刑務所の看守でなくても成り立つだろう。ダイエットしなければ好きになってもらえない，という気持ちから，食べることに嫌悪感を持ち，食べては吐くことを繰り返す摂食障害もまた，それに近いものがあるかもしれない。

おわりに

食事のマナーを教えることが家族内でエスカレートすると，子どもに二重縛り状態をもたらす危険性がある。孤食でダイエットの縛りに苦しむ場合も二重縛りになる。もちろん，この状況では，食卓の空気は澱む。

他方で，家族以外の人間とも一緒に食べる縁食であれば，その縛りを一時的にでも崩す可能性がある。副交感神経が存分に働く空間が生まれる。だが，ここからが重要なのだが，それが他人と深く交流しすぎると，不快をもたらすこともある。だから，ある程度の決まりや緊張も実は必要なのである。食事のマナーが必要なのは，こうした背景によるだろう。笠原家の二階で犯罪を計画している大柳の気持ちが揺らいでいく過程も，おそらく，逃亡犯を見張るという緊張感と，他人の家を間借りするという緊張感が多少なりとも漂っていたことで，より促進されたことは想像に難くない。

それはケア全般に当てはまることだろう。どこかで緊張を保ちつつ，ゆっくりとそれをほぐしていくケアの場の空気は，意識せずともケアの担い手と受け手のあいだでいつの間にか形成されているのが通常だ。だが，その均衡の現象をクローズアップして観察すると，崩れやすく脆い綱渡りの連続であることがたちまちわかる。ちょうど，食事行為が，簡単なように見えて，唇と歯と舌と頬を連動してお互い傷つけずに動かすという高度な連携を保つことで，かろうじて成り立っているように。

他人との食事行為がケアの分野に何らかの肯定的な役割を果たしているならば，それはおそらく，場を和ませるだけではない。食のもつ距離感を縮め，においなどを通じて入り込んでくる強引さが，場の緊張と緩和の均衡を不断に保ち続けるからだろう。

▶註

1　拙著『縁食論――孤食と共食のあいだ』（ミシマ社，2020）で論じた筆者の造語である。共同体のメンバーシップを重視する共食でも，強制的にひとりぼっちで食べる孤食でもない，食のあり方。子ども食堂のように家族の枠を離れて人びとが食を通じて集う場所のこと。

2　津村記久子（2021）『つまらない住宅地のすべての家』双葉社，pp.99-100

3　同上，p.143

4　同上，p.71

5　同上，p.73

6　フーベルトゥス・テレンバッハ［宮本忠雄，上田宣子訳］（1980）『味と雰囲気』みすず書房

7　同上，p.30

権威に背を向けて
オルタナティヴ医療を貫く患者たち

同志社大学文学部文化史学科
服部 伸

科学の時代の
オルタナティヴ医療

帝政期（1871～1918）のドイツでは，自然科学を取り入れた医学が急速に発展し，基礎医学から臨床医学に至るまで，さまざまな成果が生まれた。そして，このような医学の進展を反映させるように医学教育の充実も図られた。また，1883年に労働者向け疾病保険制度が導入されたことにより，幅広い労働者層も科学的医学の治療を受ける機会を得た。こうして，科学的医学が社会に広く受容されていった。

しかし，帝政期には，科学的医学に異議を申し立てるオルタナティヴ医療も人びとを引きつけていた。患者に現れる症状と類似した症状の原因となる薬物を，極限まで希釈して投与するというホメオパシー療法の患者は，ヴァイマル期にはドイツの人口の約10％程度を占めており，帝政期もほぼ同程度と推測されている。科学的医学が進歩・普及し，その医学の実効性が評価されるようになった帝政期のドイツで，これに背を向け，あえてオルタナティヴ医療に向かった患者たちについて，ホメオパシーを信奉する患者たちの協会活動をとりあげ，その実像を明らかにしてゆこう。

ホメオパシー信奉者の
正統医学批判

ホメオパシー患者向けに出版された健康雑誌には，多くの患者が正統医学と決別してこの治療を選んだ理由を述べる記事がしばしば掲載された。悪寒・頭痛とともに激しい喉の痛みがあったある人物は，「有名な」医師から長期にわたる治療を受けたが快癒せず，友人からもらったホメオパシーの本を読んで治療をしたところすぐに完治したため，以後は正統医学の治療を受けなくなったと報告している（服部，1997，pp.105-108）。

ある牧師は，自伝の中で自分のホメオパシー経験について述べている。勤務する教会の移動で無医村への赴任が決まったこの牧師は，手軽にできる家庭内治療としてホメオパシーの教本を購入し，その治療法を習得していた。無医村に赴任中に，牧師の子どもが病気になり，近くにある町の郡医（郡内の医療・衛生について管理をする責任者であり，自分で開業もする）に往診を依頼したが，往診に来た郡医は「子どもひとりが病気になったくらいで，いちいち呼びつけることは今後はやめていただきたい」と不機嫌そうに言った。この言葉に驚いた牧師は，以後できる限り家族や自分をホメオパシーで治療するだけでなく，教区内の信者の治療も行うようになった（服部，1997，pp.110-111）。このほかに，近代的な医薬品の副作用や，手術への恐怖感なども，患者が科学的医学を忌避する理由としてあげられる。

とくに帝政期に目立つのは，種痘に対する嫌悪感である。1870年代から1930年代までのホメオパシー患者向け雑誌『ライプツィヒ・ホメオパシー民衆雑誌』に掲載された記事の分析からは，1870年代から1890年代にかけて，種痘に関する記事が多数掲載されていたことが分かる（服部，2008，pp.180-181［表4］）。

ジェンナーが考案した種痘は，天然痘の予防接種として，19世紀前半に各国において普及が促進された。住民の間では，これまでにはない予防法に対する拒否感が強く，接種を拒否することも少なくなかった。天然痘は子どもへの感染率が高く，症状も悪化することが多かったために，種痘は乳幼児を中心に行われた。種痘の予防効果や副作用への疑いもあり，種痘のために医師が村を訪れると，村の母親たちが子どもを連れて逃亡するということもあった。このようななかで各国君主や教会という社会的権威が積極的に種痘普及に努め，ヨーロッパ社会では次第に受容されるようになった。ただし，19世紀前半の段階では，住民に種痘を強制する制度が整っておらず，接種率は低かった（ベルセ，1984）。

状況が変わるのは，19世紀後半である。普仏戦争中独仏両軍兵士の間で天然痘が流行し，戦後，兵士が復員して，両国の国民の間で天然痘が蔓延した。このために，1874年にドイツでは種痘接種が義務化された。種痘法によると，新生児は，医師による天然痘罹患証明がない限り，出生年の年内に第1回目の接種を，また日曜学校と夜間学校を除く公立・私立の学校の生徒は全て，過去5年以内に天然痘罹病したという医師の証明がない限り，満12歳になる年に第2回目の接種を受けることになった。種痘を受けなかった場合には，親権者が罰せられることが定められた。罰則による強制力をもつ法律の施行によって，種痘忌避は困難になった。

しかし，接種者数が増加したことで，1870年代には種痘をめぐるさまざまな問題が表面化した。ホメオパシー患者向け雑誌には，接種後に天然痘に罹患する，あるいは，他の疾患を発症するという事象が多数報告されている。接種後に天然痘を発症する原因の一つは，接種時に，すでに天然痘に感染していたケースも考えられるが，ワクチンの質や接種方法に問題があった可能性もある。種痘後に他の感染症に罹患する問題も深刻であった。1876年には集団接種を受けた26人の少女のうちの18人が梅毒に感染した。この事故が発生したのは，少女たちへのワクチン提供者となった生後7カ月の女児が梅毒に感染していたことを，接種を行った医師が見抜けなかったからである。

当時，ワクチン株の培養・保存が難しく，人を介してワクチンを伝達した。種痘の際には，腕に傷をつけて，そこにワクチンを注入する。接種後しばらくするとこの傷口に発疹ができて，そこに膿がたまってくる。これで接種は成功したことになるが，この膿を新たなワクチンとして，さらなる接種に利用していた。このワクチン提供者が感染症にかかっていた場合に，そのワクチンを接種された人に感染が広がったのである。とくに，普仏戦争後のドイツでは，復員兵によって梅毒も広がっていたため，1870年代には先天性梅毒の子どもが出産され，被害を広げた。

このような事故が頻発したことで，各地で反種痘運動が活発になった。ホメオパシー信奉者たちは，種痘および正統医学の危険性を力説し，自分たちが信奉する治療法の優位さを宣伝した。その後，ワクチン供給が安定したことで接種事故は次第に減少したが，19世紀末までは彼らは反種痘運動を展開していた（服部，1997，

第4章)。

以上のように，正統医学に否定的なホメオパシー信奉者たちは，科学的医学の進歩が見られた帝政期ドイツにあって，科学的医学およびその担い手である医師の問題点を告発し，自分たちの信じる医療の正当性を主張していた。

地域協会での患者たちの活動

ホメオパシーや自然療法を信奉する患者たちは，地域ごとに協会を結成して，自分たちが信じる治療法を用いて治療と健康維持を実践しようとした。ここでは，実際の活動の事例として，西南ドイツにシュトゥットガルト市ヴァンゲン地区で活動していたホメオパシー協会について見てみよう。この地区は市の東部ネッカー河畔に位置し，1905年にシュトゥットガルト市に合併したが，第一次世界大戦に至るまで，小規模な事業所と農業が混在する地域であり，近代化から取り残されていた（服部，2021，p.229)。筆者は，1887年に設立されたヴァンゲンホメオパシー協会の活動記録（ロベルト・ボッシュ財団医療史研究所所蔵）を分析中で，活動記録からの引用は，本文中に（　　）で年月日のみ示す。

この協会でも，前章で述べたように，正統医学に対する不信感はさまざまな形で現れていた。上部団体の幹部が種痘問題について講演し（1890年11月13日)，協会代表が種痘反対の記事を朗読した（1896年4月19日)。また，種痘法の廃止を要望する請願書を帝国議会や連邦参議院に提出するために，会員の署名を集めていた（1891年1月18日，1892年12月18日)。さらに，このような活動を単独で行うのではなく，反種痘同盟に加入することが提案され，上部団体に対して，種痘法廃止を帝国議会に働きかけるように要望することも決議された（1907年10月20日)。

この協会の月会では，正統医療で治療する地元の医師についての悪評もしばしば話題にのぼっていた。ある女性は4週間にわたって出血が止まらず，この医師の治療を受けたが，かえって症状が悪化した。そこで，協会会計を務めるとともに，会員やその家族を無償で治療してきたヴィルヘルム・ラング（Wilhelm Lang）という石工が，シュトゥットガルトで開業するホメオパシー医を呼び，治療に当たらせたところ，出血は止まって快癒した。別の娘は，長期間にわたって咳が止まらなかったので同じ医師の治療を受けたが回復せず，ラングがホメオパシーの治療薬を処方すると健康を回復した（1911年11月19日)。同様の事例は，この協会の月会でたびたび報告されており，前節で述べたような正統医学への不信感をこの協会の会員も共有していたことが分かる。

それでは，この協会ではホメオパシーによる治療・健康維持のために，どのような活動を行ったのだろうか。ヴァンゲンホメオパシー協会が，ホメオパシー治療を提供するための手段として制度化されたのが協会薬局である。ここでいう協会薬局とは，ホメオパシー療法で必要な治療薬を患者団体があらかじめ購入し，団体が定めた薬局管理者の自宅に設置したものである。会員やその家族は，疾病の際に，薬局管理者から助言を受けたうえで，必要な治療薬を安価に受け取ることができた。ただし，19世紀末には，薬剤師資格をもたない者が治療薬を第三者に頒布することが，帝国刑法367条第3項の規定に違反するとして，ヴュルテンベルク邦国内では禁止された。組織維持のために協会薬局解消に方針転換した上部団体とも対立しつつ，ヴァンゲンではこの制度を維持したが，警察からの強い圧力により，1926年末でその運用を停止した。薬局管理者はいつでも待機していなければならず，ときには治療薬の調製を行い，会員に治療薬の服用について助言した。わずかな謝礼を受け取るだけで，会員のために激務をこなしたのである（服部，2021)。

ヴァンゲンホメオパシー協会では，会員とその家族を安価で治療する医師を確保することにも努めた。協会設立の翌年に当たる1888年5月には月会の際に，一人の医師を協会医として雇用すると報告されている。しかし，同年11月には別のホメオパシー医が，協会書記宅で診療を行うことになったと報告されている（1888年11月18日）。その後もたびたび医師との交渉を行っているが，安定して協会医を確保することはできなかった。

医師からはさまざまな厳しい要求が突きつけられた。ある医師は赴任に当たって引越費用捻出を，別の医師は，会員一人あたり年額3マルクを支払を要求した（1908年11月26日）。協会の予算規模を考えると，これらの要求に応じることは不可能であった。他方，協会側でも，ホメオパシーの研修を受けた信頼できる医師であるかを確認したうえで，会員のための講演を行うことができるか，地域疾病金庫の保険医として格安に診察することができるかなど，条件を持ち出した。

1920年代まで協会は協会医を探し続けたが，活動記録を見る限り，このような努力が報われることはなかった。協会員やその家族が必要とする治療を提供したのは，前述のラングである。彼は，会員とその家族の治療を一手に引き受けていた。彼は協会員とその家族を無償で治療してきたが，それは協会と会員への愛であり，ホメオパシーを振興するためであったと自ら語っている（1914年1月18日）。とくに第一次世界大戦中は，批判の対象ともなった地元唯一の開業医が出征してヴァンゲンは無医地区になったが，このような状況下で地域にとってはなくてはならない医療提供者だった（1917年2月25日）。ラングの働きに感謝して，協会は彼に記念品を贈り，会長が次のように挨拶した。「長期間にわたって，主として会員とその家族の健康を守ってきた。会員やその家族のなかには，すでに成人になって自分の家族をもっているものもあり，彼に見守られてきたことを心から感謝している」（1918年4月4日）。このように，志のある会員が，協会員とその家族の健康を守るために奮闘することで協会は成り立っていたともいえる。

治療を受けるだけではなく，「学ぶ」こともまた，ヴァンゲンホメオパシー協会では重要なことだった。ラングは治療を行っただけではなく，協会の月会や講演会で，さまざまな疾患の治療方法を助言した。月会の最後に，出席者がいろいろな質問や意見を表明する時間が設けられており，この場で，さまざまな疾病の治療法について助言することがあった。たいていの場合は，会員やその家族が日常的にかかりそうな疾患に関するもので，インフルエンザ，リウマチ，痔などのほか，とくに，小児に多い，吐瀉，ジフテリア，クループ，百日咳，猩紅熱，麻疹，脳炎などは繰り返し話題になっている。また，自宅内や野外で起こる熱湯による火傷，虫刺され，熱中症なども取り上げられた。ほとんどの場合は，会員の治療を担っていたラングが解説していたが，他の協会幹部も話すことがあった。

日常的な相談だけではなく，年に数回は外部からの講師を招いて講演会も開催された。1899年以降は女性治療師を招いて，女性を対象とする講演会が催され，多くの聴衆を集めた。当時の正会員は男性に限られていたが，会員の妻に出席を呼びかけた（1906年10月28日）。また，上部団体書記のホメオパシー医で，ハーネマンの伝記作者でもあるリヒャルト・ヘール（Richard Haehl）も招聘され，疾病に関してだけではなく，ホメオパシーの歴史について講演した。さらに，上部団体の幹部，近隣地区のホメオパシー協会関係者などが招聘された。人体モデルを使って器官や疾患について説明したり（1910年2月26日），スライド映写機を所有する近隣地区協会と共催で，スライド講演会を行うこともあった（1907年11月30日）。

学びとしてのもう一つの大きな柱は協会文庫である。1893年当時の協会文庫蔵書リストが残っており，39冊の図書と雑誌2種を所蔵していた。数百頁に及ぶ家庭医学書もあるが，多くは100頁以下のブックレット類である。月会では，図書購入について議論したり，会員が希望する図書の購入を提案することもあった（1896年7月19日，同年8月11日など）。月会では，図書の延滞問題がしばしば問題となっていたほか，図書が損傷した際の修理などについても話し合われた（1893年4月9日）。こうしたことから，図書を利用して治療についての知識を得ようとする会員が少なからずいたことも分かる。

まとめ

帝政期のドイツでは，科学的医学が急速に発展するとともに，医療保険の整備によって近代的な医学が労働者にまで身近になった。しかし，この時代の発展途上の医学はさまざまな問題をはらんでいたうえ，その担い手である医師の権威主義的な態度は，患者にとっては不愉快なものであった。ホメオパシーをはじめとするオルタナティヴ医療は，科学的医学に満足しない人びとの受け皿となった。この治療法を信奉する人びとは地域に根ざした組織のなかで，自分たちの理想を守るために，自ら学び，ときには大きな犠牲を払いながら，積極的に活動したのである。

◉非刊行史料

ロベルト・ボッシュ財団医療史研究所（Institut für Geschichte der Medizin der Robert Bosch Stiftung）所蔵：Homöopathischer Verein Stuttgart-Wangen, Varia 370（1887-1896），Varia 371（1896-1912），Varia 372（1912-1927），Varia 373（1927-1933），Varia 379（Frauengruppe, 1926-1939）.

◉文献

イヴ＝マリ・ベルセ［松平誠，小井高志 監訳］（1984/1988）鍋とランセット．新評論.

服部伸（1997）ドイツ「素人医師」団．講談社.

服部伸（2008）世紀転換期ドイツにおける病気治療の多元性．In：川越修，鈴木晃仁 編著：分別される生命．法政大学出版局，pp.163-202.

服部伸（2021）治療薬を確保するための闘い．In：服部伸 編著：身体と環境をめぐる世界史．人文書院，pp.221-244.

編集後記

Editor's postscript

治療文化というコンセプトはまだ，十分に成熟したものではない。しかし面白い。見る人によって見えてくるものが違う多面体。光の当て方で違ってくるスペクトラム様の概念だ。掘り起こされるべき治癒と文化に関わるストーリーは，日々の生活，巷にも，まだ潜伏しているはずだ。たとえば情動の表現には，その土地に固有の慣用表現（イディオム）が用意されている。それらを蓄積することで，治癒文化のストックになる。

ご覧の通り執筆陣は重力級である。現在各領域で活躍されている最前線の研究者，実践者の方々に，主旨をお送りし，執筆さらには対談の企画を依頼したところ，ほとんどの方々から即了承をいただき，しかも精度の高いご論考や対談の加筆などもスピーディにお送りいただいた。これは企画者としても望外の喜びであった。編集を通して新しい多面体が現れてくることをつぶさに見，それ自体が一つの世界の構成であり，編集子にとっても意味深い体験となった。これは何よりも，金剛出版・藤井裕二さんのきめ細かく正確なお仕事なしにはとうてい成しえぬものであった。あらためて心より感謝の意を表したい。

（森岡正芳）

治療(ちりょう)文化(ぶんか)の考古学(アルケオロジー)

臨床心理学 増刊第13号 2021年8月25日発行
定価（本体 2,400円＋税）

発行所…………（株）金剛出版
発行人………………… 立石正信
編集人………………… 藤井裕二

〒112-0005 東京都文京区水道 1-5-16
Tel. 03-3815-6661 / Fax. 03-3818-6848 振替口座 00120-6-34848
e-mail rinshin@kongoshuppan.co.jp（編集）
eigyo@kongoshuppan.co.jp（営業）
URL https://www.kongoshuppan.co.jp/

装丁…永松大剛 本文組版…石倉康次
印刷・製本…音羽印刷
